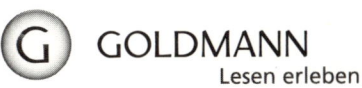

GOLDMANN
Lesen erleben

Buch

Sich vital fühlen und gut aussehen, das möchte jede Frau. An einen Twen stellen der Körper und das Leben jedoch andere Anforderungen als an eine reife Frau, die Bedürfnisse verändern sich im Laufe der Jahre. Dr. Nadia Volf setzt in diesem Buch sowohl ihre medizinische Ausbildung nach westlichem Vorbild als auch ihre Kenntnisse der Traditionellen Chinesischen Medizin ein, um mit dem Besten aus beiden Welten für jugendliches Aussehen, optimale Gesundheit und Energie zu sorgen. Anhand zahlreicher Beispiele und mit mehr als hundert illustrierten Übungen zeigt sie, wie jede Frau mit einfachen Maßnahmen, zum Beispiel Akupressur, einer angepassten Ernährung, Bewegung und einer entsprechenden Lebensführung, mehr Energie gewinnen, besser in Form sein und einfach jünger aussehen kann. Außerdem kann sie so auch für die Zukunft vorsorgen, um nicht nur länger zu leben, sondern auch länger jung zu bleiben.

Autorin

Nadia Volf ist ausgebildete Ärztin und arbeitet an einem Pariser Krankenhaus. Außerdem promovierte sie in Naturwissenschaften, war Dozentin für Neuropharmakologie an der Universität von Leningrad und machte einen interuniversitären Abschluss in Akupunktur am Lehrstuhl für Medizin der Universität Montpellier. Sie hat bereits mehrere Ratgeber veröffentlicht.

Dr. Nadia Volf

Einfach jünger aussehen

Verwöhnen Sie sich mit Akupressur, Antioxidantien, Vitaminen und Spurenelementen

In Zusammenarbeit mit
Marie-Christine Deprund

Aus dem Französischen von
Susanne Lötscher

GOLDMANN

Alle Ratschläge in diesem Buch wurden von der Autorin und vom Verlag sorgfältig erwogen und geprüft. Eine Garantie kann dennoch nicht übernommen werden. Eine Haftung der Autorin beziehungsweise des Verlags und seiner Beauftragten für Personen-, Sach- und Vermögensschäden ist daher ausgeschlossen.

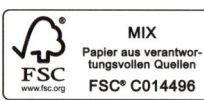

MIX
Papier aus verantwortungsvollen Quellen
FSC® C014496

Verlagsgruppe Random House FSC-DEU-0100
Das für dieses Buch verwendete FSC®-zertifizierte Papier
Classic 95 liefert Stora Enso, Finnland.

1. Auflage
Deutsche Erstausgabe Dezember 2011
Wilhelm Goldmann Verlag, München,
in der Verlagsgruppe Random House GmbH
Copyright © 2011 der deutschsprachigen Ausgabe
Wilhelm Goldmann Verlag, München,
in der Verlagsgruppe Random House GmbH
Copyright © 2009 XO Éditions. All rights reserved.
Originaltitel: Être jeune à tout âge
Originalverlag: XO Éditions, Paris
Umschlaggestaltung: Uno Werbeagentur, München
Umschlagillustration: © ZenShui/Milena Boniek/Getty Images
Illustrationen: François Dimberton
Redaktion: Angela Troni, München
Satz: Barbara Rabus
Druck und Bindung: GGP Media GmbH, Pößneck
CB · Herstellung: IH
Printed in Germany
ISBN 978-3-442-17189-7

www.goldmann-verlag.de

Allen Frauen gewidmet

»Das Leben ist eine Anstrengung,
die man in jedem Augenblick vollbringt.«

LEO N. TOLSTOI

Inhalt

Vorwort 13

Die wichtigsten Prinzipien der
Traditionellen Chinesischen Medizin 21

Wie wirkt die chinesische Medizin? 22

Wie man Akupunkturpunkte massiert 25

Wie Sie mit diesem Buch arbeiten können 28

Von zwanzig bis dreißig
Die Zeit der Neuanfänge 29

Wenn Sie ständig müde sind 33

Die Ernährung ist die wichtigste Energiequelle 35

Sodbrennen 37

Geschwächte Immunabwehr, Atemwegsinfektionen, Blasenentzündungen und Pilzkrankheiten haben dieselbe Ursache 38

Ihr Körper hat schon viel geleistet 39

Hautprobleme 40

Regelbeschwerden 41

Empfängnisverhütung 42

Erkennen Sie schlechte Angewohnheiten 43

Was Sie tun können 46

Täglich Vitamin E 46

Finden Sie einen neuen Lebensrhythmus:
Die wundersame Taigawurzel 49

Mit Prüfungsstress umgehen 51

Andere Essgewohnheiten 55

Blasenentzündungen und Pilzerkrankungen 59

Regelbeschwerden 63

Rückenschmerzen 69

Das Wichtigste in Kürze 70

Von dreißig bis vierzig
Das leistungsfähige Alter

. . . . 71

Chronischer Stress 73

Schlafstörungen 75

Müdigkeit 76

Kopfschmerzen 78

Die Haut 79

Nasennebenhöhlen- und -schleimhautentzündungen,
Allergien und Ekzeme 80

Was Sie tun können 82

Immer wieder Vitamin E 82

Schöne Haut 83

So bieten Sie dem Stress die Stirn 88

So finden Sie Ihren Schlafrhythmus wieder 90

So tanken Sie wieder neue Energie 92

So beugen Sie Migräneanfällen vor 95

Lösungen für den Hals-Nasen-Ohren-Bereich 97

Ekzeme und Hautallergien 101

Das Wichtigste in Kürze 104

Die Schwangerschaft 107

Genießen Sie Ihre Schwangerschaft 110

Die Entbindung 115

Babymassage 116

Stillen ist wichtig – für das Baby und für Sie! 116

Was Sie tun können 121

Vorbereitung auf die Schwangerschaft 121

Während der Schwangerschaft 122

Helfen Sie dem Baby, in die richtige Lage zu kommen 128

So fördern Sie die Öffnung des Muttermundes 128

Geburtsschmerzen lindern: Die Väter können sich beteiligen! ... 129

Schonen Sie Ihren Rücken 130

Nach der Entbindung 131

Babymassage 134

Stillen 144

Das Wichtigste in Kürze 145

Von vierzig bis fünfzig
Das Alter der wesentlichen Dinge 147

Sichtbare Veränderungen 150

Der Organismus wird langsam vergiftet 156

Rückenschmerzen 159

Was Sie tun können 162

So kaschieren Sie die ersten Alterserscheinungen 162

So erleichtern Sie Ihrem Organismus die Arbeit 167

Wenn Sie abnehmen müssen 172

Die Folgen schlechter Durchblutung 181

Tun Sie etwas gegen Rückenschmerzen 185

Ellbogenentzündungen 190

Kreuzschmerzen 191

Das Wichtigste in Kürze 195

Von fünfzig bis sechzig
Die Menopause: Bloß keine Panik! 197

Die Menopause 201

Die Unannehmlichkeiten der Menopause 202

Vorbeugende Maßnahmen gegen Krebs 207

Was Sie tun können 209

Tun Sie etwas gegen Ihre Anfälligkeit 209

So umgehen Sie die Erscheinungen der Menopause 212

Tun Sie etwas gegen das Verstreichen der Zeit 226

Achten Sie auf Ihre Ernährung 227

Stärken Sie Ihre Abwehrkräfte 230

Bewegen Sie sich 231

Das Wichtigste in Kürze 233

Von sechzig bis siebzig
Die Freude am Leben 235

Allgemeinbefinden: Lassen Sie die Muskeln spielen! 238

Arthrose 240

Durchblutungsstörungen, Schwindelanfälle 243

Die Sehkraft 248

Was Sie tun können 249

　Bringen Sie Spannkraft in Ihren Körper 249

　Unterstützen Sie Ihren Körper durch richtige Ernährung 254

　Tun Sie etwas gegen Arthrose 258

　Der Blutkreislauf 266

　Tun Sie etwas für Ihr Gleichgewicht 268

　Erhalten Sie Ihre Gedächtnisleistung 270

　Die Augen 273

Das Wichtigste in Kürze 274

Schlusswort – Die Unsterblichen 277

Anhang 1: Die Kunst der Verführung
und des Liebesspiels 281

Anhang 2: So gehen Sie gegen Suchtmittel an 283

　Alkohol 283

　Tabak 285

Anhang 3: Unbeschwert reisen 287

　Die richtigen Maßnahmen auf Reisen 287

Anhang 4: Ein starkes Immunsystem
zu jeder Jahreszeit 290

Anmerkungen 293

Register 312

Vorwort

Als Estelle zu mir in die Praxis kam, freute ich mich sehr, sie wiederzusehen. Ich wusste fast alles über sie: Ich hatte sie schon in ihrer Kindheit und der Pubertät begleitet und mich auch während ihrer Schwangerschaft um sie gekümmert. Normalerweise war Estelle ein fröhlicher Mensch, aber an diesem Tag machte sie ein düsteres Gesicht. Mitten im Gespräch brach sie dann in Tränen aus. »Frau Doktor, ich habe das Gefühl, mein Leben ist zu Ende. Ich habe eine gute Arbeit, eine wunderbare Familie, ich liebe mein Baby über alles, und trotzdem habe ich plötzlich schreckliche Angst vor dem Älterwerden. Ich weiß nicht mehr, was ich essen soll. Ich traue mich nicht mehr in die Sonne. Was kann ich tun, damit die Zeit ein bisschen langsamer vergeht?«

Ich praktiziere inzwischen seit dreißig Jahren und war als Expertin für Akupunktur schon mehrmals mit dieser Situation konfrontiert: Immer wieder kommen Frauen zu mir, die sich ernsthaft Gedanken um ihre Zukunft machen und Angst haben, dass ihre körperlich gute Verfassung und ihre Gesundheit mit fortschreitendem Alter nachlassen.

Nach der chinesischen Tradition hängen körperliche Verfassung, Gesundheit und Reaktionsfähigkeit von der Lebensenergie, dem *Qi*, ab. Heutzutage interessieren sich zahlreiche Ärzte in der westlichen Welt für diese Energie, so beschäftigen sich etwa Fachärzte für Krebs und chronische Krankheiten in ihren Forschungsarbeiten damit. Die alten Chinesen, die die Vorzüge der Akupunktur entdeckt hatten, erklärten sich deren Wirksamkeit ihrem damaligen Wissensstand entsprechend – in einer Zeit, als Philosophie und Wissenschaft noch nicht voneinander getrennt waren. Inzwischen sind wir in der Lage, die Vorteile dieser Behandlungsmethode aus heutiger medizinischer Sicht zu betrachten. Immer mehr Studien liefern mithilfe moderner wissenschaftlicher Modelle den Beweis für die wiederholbaren Wirkungsmechanismen der Akupunktur[1], und ich bin sicher, dass wir auf diesem Gebiet noch mit zahlreichen weiteren Entdeckungen rechnen dürfen. Außerdem ist Akupunktur ein wichtiger Teil meiner Forschungsarbeit.

Die Lebensenergie ist nichts Starres, sondern verändert sich täglich, ja in jedem Augenblick – sie ist ein dynamisches System, das sich mit seinem Umfeld wandelt. Sie hilft dem Organismus dabei, zu leben und sich allen Veränderungen anzupassen, und schützt ihn vor Angriffen von außen. Das Anliegen der Traditionellen Chinesischen Medizin (TCM) ist es, dafür zu sorgen, dass diese Lebensenergie nie versiegt. Meine jahrelange Tätigkeit als Ärztin hat mich dazu bewogen, dieses Buch zu schreiben und zu erklären, wie ein jeder sich diese Energie erhalten kann.

Mit der chinesischen Medizin kam ich schon recht früh in Berührung, und zwar unter recht dramatischen Umständen im Alter von vierzehn Jahren. Damals lebte ich mit meinen Eltern in Leningrad (heute Sankt Petersburg) in der UdSSR – nicht gerade unter den besten Umständen. Mein Vater hatte seit einer Kriegsverletzung chronische Atemprobleme.

Am Neujahrstag 1976 – wir wollten gerade zum Neujahrsfest zu Freunden in der Nähe fahren – erkrankte mein Vater und bekam einen schweren Asthmaanfall. Meine Mutter, selbst Ärztin, konnte nichts für ihn tun. Sie holte einen ihrer Kollegen zu Hilfe, der eine Pneumopathie diagnostizierte und beschloss, meinem Vater ein neues Antibiotikum zu verabreichen, das gerade erst auf den Markt gekommen war. Zunächst zeigte es keinerlei Wirkung, doch kurz darauf bekam mein Vater Erstickungsanfälle. Er rang nach Luft und lief blau an. Der Arzt vermutete eine Allergie auf das Antibiotikum, dessen Wirkungen noch nicht hinreichend erforscht waren. Daraufhin brachten wir meinen Vater trotz der Risiken schleunigst in die Notaufnahme nach Leningrad, wo man ihn an den Tropf hängte. Sein bester Freund, der Leiter der chirurgischen Station, kümmerte sich um ihn und zeigte sich sehr besorgt.

In der Nacht verschlechterte sich der Zustand meines Vaters weiter. Die Fachärzte lösten sich an seinem Krankenbett ab, aber das Asthma war stärker. Mein Vater wurde immer schwächer und war von dem verzweifelten Ringen nach Atem irgendwann völlig entkräftet.

Einer seiner Freunde brachte schließlich die Rettung – oder vielmehr war es die zierliche Frau, die den Freund begleitete. »Ich möchte dir Doktor Maria Sergejewna Shamsina vorstellen«, sagte er, an meinen Vater gewandt, »sie wird dir wieder Luft verschaffen.«

Meine Mutter und ich hatten eine schlaflose Nacht verbracht und waren erschöpft und besorgt. Ehrlich gesagt, glaubten wir nicht an ein Wunder ... Doch dann geschah etwas, das sich für immer in mein Gedächtnis eingebrannt hat. Die kleine Frau ging auf meinen Vater zu, setzte sich auf die Bettkante und nahm sein Handgelenk – ohne ein Wort zu sagen oder Fragen zu stellen. Aufmerksam betrachtete sie ihn von oben bis unten, sah sich seine Ohren an und bat darum, man möge die Lampe näher rücken, weil sie Licht benötige, um auch das kleinste Detail, das winzigste Anzeichen auf den Ohrmuscheln, zu erkennen. Genauso konzentriert inspizierte sie seine Zunge und drückte auf bestimmte Körperstellen, um deren Empfindlichkeit zu prüfen.

Nach einer Weile verkündete sie ihre Diagnose: »Sie haben Malaria gehabt, stimmt's?«

Mein Vater war zu müde, um zu sprechen, und nickte bloß.

»Und Skorbut auch ...« Dann sprach sie über seinen Magen – mein

Vater hatte ein Magengeschwür gehabt – und seine Leber. »Ihre Leber ist von der Malaria geschwächt, sie arbeitet nicht mehr so gut. Deshalb haben Sie auf das Antibiotikum allergisch reagiert. Ihr Stoffwechsel hat nicht mehr richtig funktioniert, und durch die allergische Reaktion kam es zu den Bronchialkrämpfen.«

Damals überraschte mich diese gründliche, seltsame Untersuchung, und ich war über Marias exakte Diagnose verblüfft. Heute weiß ich, dass sie lediglich eine klassische Akupunkturuntersuchung gemacht hat.

Beunruhigend schweigsam holte die zierliche Frau am Bett meines Vaters kleine Nadeln aus ihrer Tasche. Wir begriffen nicht recht, was sie damit vorhatte, aber da bisher kein anderes Medikament gewirkt hatte, hatten wir nichts zu verlieren. Sie setzte die Nadeln, und dann hieß es wieder warten. Am Anfang wagten wir es gar nicht zu glauben. Meine Mutter und ich sahen uns an: Es kam uns so vor, als fiele meinem Vater das Atmen wieder leichter. Nach einer Weile teilte Maria Sergejewna uns mit, sie müsse jetzt gehen, werde aber morgen früh wiederkommen.

In der Nacht konnte mein Vater wieder normal atmen und nach mehreren qualvollen Tagen auch endlich wieder einschlafen. Seitdem hatte ich nur noch eines im Sinn: Ich wollte die Mechanismen dieser schnell wirksamen Behandlung kennenlernen und verstehen, wie man damit derart schlimmen Beschwerden beikommen kann, um sie noch mehr Menschen zugänglich zu machen. Maria Sergejewna wurde noch während meiner Schulzeit meine Lehrerin, und ich arbeitete als ihre Assistentin täglich mehrere Stunden mit ihr zusammen.

Als ich mein Medizinstudium begann, wollte ich das in den Kursen Erlernte mit dem verknüpfen, was mir Maria Sergejewna beigebracht hatte. Ich fing also an, meine Dozenten mit Fragen zu diesem uralten empirischen Verfahren, der Traditionellen Chinesischen Medizin (TCM), zu löchern – leider ohne Erfolg. Sie zeigten an dieser Fachrichtung nur geringes Interesse, weshalb ich beschloss, mich selbst auf die Suche nach Antworten auf meine Fragen zu machen. Mit der Zustimmung meiner Dozenten – und anfangs noch in sehr kleinem Rahmen – durfte ich bei »Testpatienten« bestimmte Punkte drücken, um deren Wirkung zu studieren.

Seit dem Tag, an dem ich beweisen konnte, dass an Scharlach erkrankte Kinder, bei denen ich den Punkt *hegu* stimuliert hatte, schneller gesund wurden als andere[2], sah mich mein Umfeld mit anderen Augen. Dasselbe gelang mir mit den beiden Punkten *chize*, die bei asthmakranken Kindern den Husten stillen und allergische Reaktionen zum Stillstand bringen[3].

Ein paar Jahre später – ich arbeitete in Leningrad gerade an meiner Dissertation – versuchte ich, am Lehrstuhl für Medizin einen Akupunkturkurs ins Leben zu rufen. Aus Erfahrung wusste ich, dass dieses Fach in wissenschaftlichen Kreisen bisher als »nicht ernstzunehmend« galt und daher ausgegrenzt wurde. Zunächst bekam ich eine Absage vom Kultusministerium. Da ich aber fest entschlossen war, nichts unversucht zu lassen, reiste ich bis nach Moskau zu einem persönlichen Treffen mit dem Minister, um ihn von meinen Argumenten zu überzeugen. Zu meiner Überraschung brauchte ich fast nichts zu sagen, denn der Minister litt damals an Heuschnupfen und Kreuzschmerzen. Spontan bot ich ihm eine Akupunkturbehandlung an, und bereits nach einer Sitzung verspürte er so große Erleichterung, dass er die Notwendigkeit eines Akupunkturkurses einsah.

Erfährt ein Patient, dass seine Symptome allein durch Akupunktur verschwinden, mag es ihm manchmal so erscheinen, als handele es sich dabei um eine »Zauberbehandlung«. Doch die Traditionelle

17

Chinesische Medizin ist kein Wunderheilmittel – ebenso wenig wie man der westlichen Medizin ihre Heilkraft absprechen kann oder Allopathie der Gesundheit abträglich wäre. Diese beiden Wissenschaften ergänzen sich vielmehr bei der Behandlung von Erkrankungen. Dasselbe gilt für schwere Krankheiten: Man muss sie mit allen Mitteln behandeln, die der modernen westlichen Medizin zur Verfügung stehen, und zur Unterstützung die traditionelle Medizin heranziehen, die eine schnellere Heilung sowie gesteigerte Lebensqualität ermöglicht und Rückfällen vorbeugt.

Die chinesische Medizin spielt aber nicht nur beim Heilungsprozess eine Rolle, sondern kennt zudem auch eine besonders wirksame Methode zur Diagnose und Prävention.

In einer bekannten Legende aus China heißt es, eines Tages habe einer der Ärzte des Kaisers bei diesem eine Krankheit diagnostiziert, zum Glück in einem so frühen Stadium, dass sich noch kein Symptom bemerkbar machte. Da sich der Kaiser wohl fühlte, schickte er den Arzt nach Hause und versicherte ihm, es gehe ihm gut. Sechs Monate später kam der Arzt wieder und riet dem Kaiser, sich von ihm behandeln zu lassen, da sich sein Leiden verschlechtert hatte. Dieser entgegnete, er habe zwar tatsächlich ein paar kleinere Beschwerden, aber keine Zeit für eine Behandlung. Wieder vergingen sechs Monate, und der Arzt konnte den Kaiser noch immer nicht von der Notwendigkeit einer Behandlung überzeugen. Weitere sechs Monate später verließ der Arzt das Reich. Auf die Fragen seiner Freunde antwortete er: »Der Kaiser wollte nicht auf mich hören, als ich ihn über sein Leiden informiert habe. Jetzt ist es zu weit fortgeschritten, und ich kann nichts mehr für ihn tun. Bald wird er mich deswegen verurteilen, daher gehe ich lieber weg.«

In der westlichen Medizin gelten die Symptome einer bereits bestehenden Krankheit als Alarmsignale; dabei sind die auftretenden Beschwerden nur das Ergebnis einer seit langem bestehenden Funktionsstörung eines Teils des Organismus, die man lange vor Ausbruch der Krankheit hätte behandeln können.

Ich habe dieses Buch aus genau dem Grund geschrieben, damit jede Frau so früh wie möglich etwas für ihre Gesundheit tut. Wenn sie die Funktionsweise ihres Organismus kennt und um die Veränderungen weiß, die jeder einzelne Lebensabschnitt mit sich bringt, kann sie ihre Stärken und Schwächen besser verstehen und die Ursachen möglicher Beschwerden direkt angehen, damit es gar nicht erst zu Erkrankungen kommt.

Unsere Gesundheit liegt weitgehend in unserer Hand. Wir kommen mit einem genetischen Erbe zur Welt, das uns darauf programmiert, hundertzwanzig oder hundertdreißig Jahre zu leben, und wir haben die Aufgabe, uns nicht vorzeitig zu verschleißen, sondern unser Kapital – die Gesundheit, die wir bei der Geburt mitbekommen haben – zu erhalten, wenn nicht gar zu verbessern. Unsere Eigenheiten begleiten uns ein Leben lang. Würden wir sie leugnen, gegen unsere Natur handeln und ständig versuchen, es anderen recht zu machen, würde dies nur zu Frustrationen und damit Krankheit führen. Vielmehr ist ein langes, erfülltes Leben nur möglich, wenn wir unser Wesen verstehen, es akzeptieren und sein Wachstum fördern – so wie eine Pflanze am besten in der für sie geeigneten Erde gedeiht.

Wir müssen in der Lage sein, Angriffe von außen abzuwehren: in erster Linie klimatische Einflüsse (Kälte, Wind, Hitze, Feuchtigkeit, Regen und so weiter), aber auch Infektionen (wir sind tagtäglich von Millionen Bakterien, Viren und Pilzen umgeben), Gifte (Radioaktivität, Umweltverschmutzung, chemische Substanzen in der Nahrung) sowie psychologische und soziale Faktoren. Wollen wir ihnen die Stirn bieten, müssen wir uns die Mittel beschaffen, um gegen sie anzukämpfen. Gegen einen entschlossenen Widerstand kommt der Feind nämlich nicht an! Und diese Mittel sind, je nach Alter und Eigenheiten, bei jeder Frau unterschiedlich.

Dieses Buch hilft Ihnen, die typischen Merkmale, Vorteile und Schwachstellen jeder Lebensphase zu verstehen und zu erlernen, wie Sie ihnen begegnen müssen, um die Möglichkeiten, die jede dieser Phasen bietet, maximal auszuschöpfen.

Ich betrachte dieses Buch als Ratgeber, der Ihnen ein langes Leben und Freude in jedem Alter schenken kann.

Die wichtigsten Prinzipien der Traditionellen Chinesischen Medizin

Im alten China war es üblich, dass man seinen Arzt bezahlte, wenn es einem gutging. War die Krankheit erst einmal ausgebrochen, war die Behandlung kostenlos. Krankheiten vorbeugen – dieser Punkt benennt die Philosophie der Traditionellen Chinesischen Medizin. Deshalb lautet ein altes Sprichwort: »Ein schlechter Arzt sieht die Symptome und lindert sie, ein guter Arzt spürt die Schwachstellen im Organismus auf und beugt der Krankheit vor.«

In der Traditionellen Chinesischen Medizin ist es undenkbar, dass drei Patientinnen, die an Kopfschmerzen leiden, mit ein und demselben Wirkstoff – Aspirin – behandelt werden. Natürlich sollte man zunächst einmal die Schmerzen lindern, aber das ist nur der Anfang. Ursache für eine Migräne kann ebenso der weibliche Zyklus sein wie ein feuchtfröhliches Mahl oder gar ein erhöhter Blutdruck. Jeder dieser Fälle muss anders behandelt werden.

Es ist wichtig, zu verstehen, welchen Stellenwert die traditionelle Medizin und vor allem die Akupunktur in der Behandlungskette hat. Je nach Krankheitsbild wird sie nämlich nicht immer in gleicher Weise eingesetzt. Einen steifen Nacken könnte man beispielsweise ausschließlich mit Akupunktur behandeln, wohingegen bei einer zervikalen Arthrose (Arthrose der Halswirbel) ein entzündungshemmendes Medikament zum Einsatz kommen sollte. Umgekehrt kann man dank der Akupunktur schwächere Dosen verabreichen, wodurch sich die Nebenwirkungen einschränken lassen.

Nehmen wir als Beispiel mal eine bakterielle Angina. Die Streptokokken müssen als Auslöser dieser Krankheit mit Antibiotika bekämpft werden. Allerdings kann auch hier die Akupunktur zum Einsatz kommen, denn sie potenziert die Wirkung der Medikamente, indem sie die Immunabwehr stärkt, Schmerzen, Erschöpfung und Fieber beseitigt und der Patientin mehr Energie verleiht.

Wie wirkt die chinesische Medizin?

Wie ich weiter oben ausgeführt habe, zirkuliert im Körper das *Qi* oder vielmehr die Lebensenergie. Diese dynamische Kraft ist ständig in Bewegung und von der Umgebung abhängig. Die einzelnen Organe werden nicht isoliert, sondern wie ein System betrachtet, also in Verbindung mit allen anderen Organen und Bestandteilen des Organismus. Der Körper ist in fünf Organsysteme unterteilt: Lungen und Dickdarm, Nieren und Blase, Leber und Gallenblase, Herz und Dünndarm sowie Milz, Bauchspeicheldrüse und Magen. Dieses System arbeitet mit Organpaaren, die jeweils entweder *yin-* oder *yang*-betont sind. Yin und Yang sind entgegengesetzte, sich ergänzende Kräfte, die für das Gleichgewicht des Organismus sorgen. Alle Organe sind wiederum über Meridiane (unsichtbare Leitbahnen) miteinander verbunden, welche die Bahnen des *Qi* im Körper beschreiben.

Bei jedem Symptom muss man zuerst feststellen, welches der fünf großen Systeme betroffen ist. Bleiben wir beim Beispiel der Migräne. Wurde sie durch den weiblichen Zyklus ausgelöst, ist das System Nieren-Blase betroffen. Stellt sie sich nach einem feuchtfröhlichen Mahl ein, gilt es, das Gleichgewicht im System Leber-Gallenblase wiederherzustellen.

Die Lebensenergie zirkuliert in den Meridianen, und wenn der ganze Körper gut funktioniert, strahlt die betreffende Person Schönheit aus. Bei Frauen hängt die Schönheit allerdings besonders davon ab, wie die Energie des Nierenmeridians zum Ausdruck kommt, der als uns allen innewohnende Quelle der Lebensenergie gilt. Zum Nierenmeridian gehören die Energien der Nieren, der Eierstöcke, der Gebärmutter und der Nebennieren, aber auch die ererbte Energie, die unsere Eltern auf uns genetisch übertragen. Eine einwandfreie Funktionsweise dieses Meridians im weiblichen Organismus garantiert daher gute Gesundheit, Ausgeglichenheit und körperliche sowie psychologische Widerstandskraft und Langlebigkeit.

In alten chinesischen Texten steht:»»Wenn die Nieren stark sind, strahlt das Licht auf dem Gesicht und in den Augen, die Züge sind entspannt und fest, die Haut ist zart und glatt, die Bewegungen sind schnell und anmutig.« Den biologischen Rhythmen der Frau liegen die Rhythmen der Energieveränderungen des Nierenmeridians zugrunde: Das Einsetzen und Ausbleiben der Regel, Fruchtbarkeit, Schwangerschaft, Niederkunft, Stillen und die Menopause, aber auch Sexualität und Sinnlichkeit hängen davon ab.

Umgekehrt stimuliert der Nierenmeridian die Energie des Lebermeridians, die sich an den Augen ablesen lässt. Dass die Energie ungehindert strömt, erkennt man an einem strahlenden Blick und vorzüglicher Sehkraft. Folgt die Lebensenergie dem Magenmeridian, zeigt sie sich im Mund und an den Lippen. Sie sorgt für eine gute Verdauung und die Umsetzung der Nahrung und verleiht wohlgeformte Muskeln sowie eine schöne Silhouette. Über den Herzmeridian macht sich die Lebensenergie in der Sprache bemerkbar. Sie steuert den Blutkreislauf, das emotionelle Gleichgewicht, das Gedächtnis und die Redeweise.

Auf jedem dieser Meridiane liegen nun viele Punkte, so genannte Akupunkturpunkte, die direkt auf das jeweilige Organ einwirken.

In der Akupunktur gibt es zahlreiche Mechanismen, wovon einer an die biochemischen Reaktionen geknüpft ist. Die Stimulierung der Akupunkturpunkte bewirkt nämlich, dass im Organismus hochaktive biologische Substanzen freigesetzt werden – die Endorphine. Die Akupunkturpunkte sind geradezu »Tresore« für diese Substanzen.

Das Auffinden der Akupunkturpunkte

Da alle Menschen verschieden sind, unterscheiden sich auch ihre Körperproportionen. Die anatomischen Gegebenheiten – Knochen, Gelenke, Knochenstruktur – sind hingegen dieselben. Deshalb hat die Traditionelle Chinesische Medizin das System der Proportionalmaße und damit die Maßeinheit *cun* eingeführt, die der Breite eines Fingers der betreffenden Person entspricht. Damit gilt:

1 *cun* = 1 Daumenbreit

3 *cun* = 4 Fingerbreit (Zeigefinger bis kleiner Finger)

Um Ihnen das Auffinden der einzelnen Akupunkturpunkte zu erleichtern, verwende ich in diesem Buch das Proportionalmaß. Auf diese Weise kann jede von Ihnen anhand der individuellen anatomischen Gegebenheiten und des Proportionalmaßes herausfinden, wo der zu massierende Punkt genau liegt.

Der Abstand zur Hautoberfläche ist bei jedem dieser winzigen Punkte (von 0,2 bis 0,8 mm²), die alle unter der Haut liegen, von Mensch zu Mensch verschieden. Mit etwas Übung erkennen Sie dies an einigen typischen Merkmalen: Die Haut über dem Punkt ist ein bisschen fragiler und die Nervenleitfähigkeit höher, außerdem sind Empfindlichkeit und Temperatur unterschiedlich. Mit etwas Übung werden Sie die Punkte jedoch schnell finden, denn wenn Sie mit dem Finger auf die Stelle drücken, spüren Sie einen leichten Schmerz.

Die Endorphine, vom Körper selbst produzierte Opioide, sind Neurohormone mit unterschiedlichen Funktionen: Unter anderem haben sie eine schmerzstillende Wirkung und sind im zentralen Nervensystem für die Regulierung aller anderen neurohormonalen Systeme verantwortlich. In dieser Funktion beeinflussen sie die Stressresistenz, das emotionale Gleichgewicht und die Immunabwehrkräfte. Über die Endorphine wirken die Akupunkturpunkte letztlich auf alle Funktionssysteme ein.

Akupunktur ist jedoch nicht die einzige »Waffe« der Traditionellen Chinesischen Medizin. Auch Pflanzen spielen eine wichtige Rolle – genau wie in der westlichen Medizin handelt es sich bei den meisten Medikamenten um Pflanzenextrakte.

Besonders typisch für die Akupunktur ist, dass sie den Menschen als Einheit und als einzigartiges Ganzes betrachtet. Die individuellen Besonderheiten der Patienten werden dabei jedes Mal in Betracht gezogen – genau wie bei Pflanzen: Die eine braucht viel Licht, um zu wachsen, eine andere gedeiht besser im Schatten.

Wie man Akupunkturpunkte massiert

Unser Körper ist ein kleiner Planet, durchzogen von Meridianen, auf denen insgesamt 361 Punkte verteilt sind. Alle Meridiane sind *Yin* und *Yang* unterworfen, den Kräften, die das ganze Universum mit Leben erfüllen. Mit Akupunktur oder der etwas sanfteren Methode, der Akupressur, bei der die Punkte mit dem Finger massiert werden, kann man diese Energien regulieren. Je nachdem, welchen Punkt man bearbeitet, führt man dem Organismus fehlende Energie zu oder entzieht ihm überschüssige Energie. Der Körper verfügt über ein natürliches System, wie sich der Organismus anpassen und selbst regulieren kann: ein Kreislauf, der dem Blut- oder Nervensystem vergleichbar ist.

Natürlich hat die westliche Wissenschaft versucht, mit physikalischen und elektronischen Experimenten mehr über diese Meridiane und die einzelnen Akupunkturpunkte in Erfahrung zu bringen – ohne Erfolg! Man kann die Auswirkungen einer Akupunkturbehandlung zwar wissenschaftlich feststellen, aber das feinstoffliche System hinterlässt keinen sichtbaren anatomischen Hinweis – wie auch ein elektrisches oder magnetisches Feld nicht sichtbar ist. Hingegen konnte bewiesen werden, dass etwa bei der Stimulierung des ersten Punktes des Blasenmeridians im inneren Augenwinkel die Temperatur im letzten Punkt desselben Meridians an der Spitze des kleinen Zehs ansteigt[4]. Letztendlich kann die westliche Wissenschaft auch nicht genau definieren, was das Gedächtnis ist – was uns jedoch nicht daran hindert zu wissen, dass wir Erinnerungen haben ...

Bleiben wir also pragmatisch: Dass Akupunktur wirkt, konnte sowohl anhand von Tierversuchen als auch durch klinische Tests bei Menschen bestätigt werden. Die modernen, auf Magnetresonanz basierenden Bildgebungsverfahren zeigen, dass die Stimulation eines Akupunkturpunktes bestimmte Bereiche im Gehirn aktiviert[5]. In zahlreichen wissenschaftlichen Arbeiten haben Forscher vor allem die Wirksamkeit der Akupunktur bei der Linderung von Schmerzen, Übelkeit und Erbrechen in der postoperativen Phase bewiesen, und zwar sowohl bei Erwachsenen als auch bei Kindern[6].

Die Traditionelle Chinesische Medizin lässt sich also auf zweierlei Art einsetzen: einerseits als Behandlungsmittel und andererseits als Präventionsmethode, die vor allem auf drei Säulen ruht: Ernährung, sportliche Betätigung und Akupunktur.

Moxibustion

Statt die einzelnen Akupunkturpunkte zu massieren, können Sie sie auch »erwärmen«. Entzünden Sie dazu ein Beifußstäbchen und halten Sie es über die Meridianpunkte, die Sie stimulieren möchten.

Beifuß ist bekannt für seine entzündungshemmenden, keimtötenden und regenerierenden Eigenschaften. Hippokrates, der berühmte griechische Arzt, nannte diese Pflanze *Artemisia vulgaris* und bezog sich damit auf Artemis, die Göttin der Jagd und Hüterin der Frauen und Kinder. Man hat herausgefunden, dass brennender Beifuß ähnlich wie ein Laser Infrarotstrahlen aussendet, die bis zu zwölf Zentimeter in die Haut dringen können und in der Tiefe entzündungshemmend und regenerierend wirken.

In China wird Beifuß seit Anbeginn der Akupunktur verwendet. Dort heißt diese Medizin übrigens nicht Akupunktur, sondern *jhen zu*, also »Stimulierung von Punkten durch Nadeln *(jhen)* und Erwärmung« *(zu)*. Bis heute konnte die westliche Medizin die Moxibustion nicht verdrängen. Man setzt sie, vor allem bei Kindern, häufig anstelle von Nadeln ein.

Die Anwendung ist sehr einfach. Kaufen Sie in einem Asialaden Moxastäbchen. Zünden Sie die Spitze eines Stäbchens an (Vorsicht, die Temperatur kann bis auf 734 Grad steigen!) und halten Sie es direkt über den Akupunkturpunkt, den Sie stimulieren möchten. Legen Sie den Zeigefinger neben den Punkt, damit Sie die Wärme spüren und sich nicht verbrennen. Dabei entwickelt sich ein starker, sehr angenehm duftender Rauch mit keimtötenden Eigenschaften, und Sie spüren die Wärme auf der Haut. Mehrere Minuten einwirken lassen.

Wie Sie mit diesem Buch arbeiten können

Jeder wichtigen Lebensphase habe ich ein Kapitel gewidmet, damit Sie sich schnell zurechtfinden können.

Alle Kapitel sind in zwei Teile gegliedert: Der erste, erklärende Teil hilft Ihnen, die Veränderungen Ihres Organismus zu verstehen, der zweite, praktische Teil stellt konkrete Behandlungsmöglichkeiten vor.

Natürlich können sich in jeder Lebensphase gewisse Krankheitsbilder oder bestimmte Schwachstellen bemerkbar machen. Statt nun jedes Mal denselben Ratschlag zu wiederholen, habe ich hinten im Buch ein Register erstellt, damit Sie alles zum gewünschten Thema schneller finden.

Im Anhang gibt es außerdem praktische Tipps, die sich, unabhängig vom Alter, auf verschiedene Zeitpunkte im Leben beziehen. Zum Beispiel Ratschläge für unbeschwertes Reisen, worauf Sie achten müssen, wenn Sie Ihre Immunkräfte im Wechsel der Jahreszeiten stärken möchten, oder wie Sie mithilfe von Akupressur das Rauchen aufgeben können.

Von zwanzig bis dreißig

Die Zeit der Neuanfänge

natomisch betrachtet ist der weibliche Körper mit Anfang zwanzig voll entwickelt. Schon die chinesischen Ärzte gingen davon aus, dass sich der weibliche Organismus in Sieben-Jahres-Zyklen entwickelt. So vertraten sie die Ansicht, dass das Wachstum und das Heranreifen der Organe einer Frau mit dem einundzwanzigsten Lebensjahr abgeschlossen seien. Dieses Alter entspricht auch dem Beginn eines neuen Lebens in unserer Gesellschaft, denn es ist im Allgemeinen der Zeitpunkt, zu dem man das elterliche Nest verlässt und lernt, auf eigenen Füßen zu stehen.

Diese beiden Aspekte werden auf körperlicher und psychologischer Ebene noch bedeutsam werden, ihnen kommt bei den unterschiedlichsten Gesundheitsbeschwerden und Störungen sogar eine Schlüsselfunktion zu.

Verdauungs- und hormonelle Störungen sind die Ursachen zahlreicher anderen Leiden. Nehmen wir beispielsweise Rückenschmerzen: Ein Ungleichgewicht im Östrogen- und Progesteronspiegel wirkt sich auf die Wirbelsäule aus. Die Folge ist eine Wasseransammlung im Körper, welche die Durchblutung verschlechtert. Dadurch wiederum schwillt die Bandscheibe an und drückt auf die Nervenenden, so dass es zu Schmerzen im Kreuz oder an der Halswirbelsäule kommt.

Darauf sollten Sie achten

- Immunabwehr
- hormonelles Ungleichgewicht
- Verdauung
- Auswirkungen von Stress

Gespräch mit einer Patientin

»Ich war immer eine gute Schülerin, ich bin sportlich und eigenwillig. Aber seit einiger Zeit habe ich Rückenschmerzen, falle vor Müdigkeit fast um und habe nicht mehr genügend Kraft für meine Kurse an der Uni. Noch dazu bin ich dauernd krank – Erkältungen, Nebenhöhlenentzündungen, Halsschmerzen … Wie kann ich in meinem Alter nur schon so schlapp sein?«

Die einundzwanzigjährige Tania fühlt sich krank, obwohl die Ergebnisse aller medizinischen Untersuchungen in Ordnung sind. Sie ist blass und hat einen fahlen Teint. Während sie von ihren Beschwerden erzählt, blickt sie mich aus hellgrauen Augen ratlos an.

Als Ärztin ist mein wichtigstes Anliegen, Tania zu beruhigen.

»Zwischen zwanzig und dreißig befinden Sie sich in einer entscheidenden Lebensphase. Die Umstellung Ihres Hormonhaushalts hat Ihnen neue biologische Rhythmen auferlegt. Körperbau und Körperhaltung haben sich verändert, Ihr Organismus ist durcheinandergeraten. Ihre Emotionen, Ihre Art, die Welt zu begreifen, haben Sie zur Frau gemacht. Und das macht müde! In der Traditionellen Chinesischen Medizin geht man davon aus, dass kein Mensch isoliert existiert, sondern Teil einer vollständigen Welt ist, die aus pflanzlichen, mineralischen und tierischen Elementen besteht. In dieser Welt herrschen zwei Kräfte: *yin*, die weibliche, nach innen gerichtete Kraft (die Trägheit, der Mond, die Kälte, die Nacht usw.), und *yang*, die männliche, nach außen gerichtete Kraft (die Sonne, der Tag usw.). Diese beiden veränderlichen Kräfte existieren nebeneinander und wandeln sich ständig. Ein jeder Mensch trägt diese Kräfte, die sich in all seinen Körperfunktionen – Herzschlag, Atmung, Hormonausschüttungen usw. – bemerkbar machen, in sich.«

»Was ist dann Krankheit?«, fragt Tania.

»Krank wird man, wenn diese Harmonie gestört ist, sowohl im menschlichen Organismus als auch in seinem Umfeld. In diesem Punkt unterscheidet sich die chinesische von der westlichen Medizin, die das Individuum als eine isolierte Einheit betrachtet und es je nach seinen Beschwerden und Symptomen in Teile zerlegt. Dieses System hat schon viele Leben gerettet, aber heute stößt es zunehmend an seine Grenzen. Die Menschen leiden darunter, nicht mehr mit den Naturkräften verbunden zu sein, sie wünschen sich die ursprüngliche Verbundenheit zurück, und dabei hilft ihnen die östliche Medizin.«

Tania ist fasziniert. Meine Worte sprechen sie sichtlich an.

»In der Traditionellen Chinesischen Medizin wird die Funktionsweise der Sexualhormone dem Nierenmeridian zugeordnet. Zu diesem System gehören Nieren, Nebennieren, Gebärmutter und Eierstöcke (in der westlichen Medizin entspricht dies dem Urogenitaltrakt). Tania, Sie leiden an Rückenschmerzen, Akne, Erschöpfung und häufigen Infektionen. Da ist eine Behandlung dringend geboten. Wir müssen die Punkte des Nierenmeridians stimulieren und die Rückenmuskulatur wieder beweglich machen, damit sich die Wirbelsäule strecken kann. Außerdem sollten Sie Ihre Immunabwehr stärken, damit Ihr Organismus gegen Infektionen gewappnet ist.«

Die weiblichen Hormone beeinflussen den Organismus aber auch in anderer Weise: Sie sorgen einerseits für eine regelmäßige Periode, andererseits für eine ausgewogene Magensekretion. Zu viel Säure im Magen hat nämlich unmittelbare Folgen für die Darmflora und das Immunsystem.

In dieser Lebensphase kommt es häufig zu Rückenschmerzen, vor allem wenn in der Pubertät nicht genug auf ein harmonisches Wachstum der Wirbelsäule geachtet wurde. Eine nicht erkannte Skoliose kann starke Schmerzen verursachen. Aber selbst ohne ein derartiges Krankheitsbild treten häufig Schmerzen auf, und zwar aus einem einfachen Grund: In der Wachstumsphase sind die Knochen manchmal schneller gewachsen als die Muskeln. Letztere sind daher – wie zu kurz geratene Taue an einem Schiffsmast – besonders anfällig für Verspannungen.

Nicht zuletzt verschlimmert Stress all diese Beschwerden und führt unter Umständen zu riskantem Verhalten, etwa einer Abhängigkeit von Alkohol oder anderen giftigen Substanzen. Stress darf als Auslöser für Müdigkeit, ja Erschöpfung nicht unterschätzt werden.

Diese Schwachpunkte übertragen sich auf die Gesichtsfarbe: Ist die Verdauung schlecht, wird der Teint fahl. Ist die Widerstandskraft gegenüber Mikroben geschwächt, entsteht Akne. Oft haben Frauen in dieser Phase auch Bauchschmerzen und eine schwache Immunabwehr, weshalb es immer wieder zu Atemwegsinfektionen, Nasennebenhöhlenentzündungen, Ekzemen oder Allergien kommen kann. Hinzu kommen eine nachlässige Ernährungsweise – man wohnt nicht mehr bei den Eltern, und Fertiggerichte sind ja so praktisch! – sowie veränderte Essgewohnheiten, und im Nu haben Sie dann auch noch Gewichtsprobleme.

Wenn Sie ständig müde sind ...

Die Umwälzungen im Körper, die Sorge, ja Angst im Hinblick auf die Zukunft, das Ende der Studienzeit oder der Einstieg ins Berufsleben, dazu die Notwendigkeit, für Dinge des praktischen Lebens Verantwortung zu übernehmen, um die man sich vorher nicht kümmern musste – all dies sind Auslöser für Müdigkeit, deren Bedeutung man oft unterschätzt.

Oft verstehen die Frauen nicht, woher diese Müdigkeit kommt – schließlich sollten sie in ihren Zwanzigern doch auf dem Höhepunkt ihres Leistungsvermögens stehen! Trotzdem müssen wir ihr Beachtung schenken. Jetzt ist unweigerlich die Zeit gekommen, da die Frau sich den neuen Herausforderungen stellen und ihr Leben aufbauen muss, während der Organismus seinen Energiehöhepunkt erreicht hat. Denn diese Müdigkeit ist die logische Folge einer in anderer Hinsicht wichtigen Energie: Die Jahre zwischen zwanzig und dreißig sind nämlich die Zeit der Möglichkeiten, eine Phase, in der alles erreichbar scheint.

»Ich traue mir nichts mehr zu, ich kann mir Dinge nicht mehr so gut merken und mich nur noch schlecht konzentrieren. Was kann ich tun, damit es nicht zur Katastrophe kommt und ich in der Prüfung ein leeres Blatt abgebe?« Solche Sätze höre ich oft von Studierenden vor Prüfungen. Nachdem sie sich den Lernstoff wochenlang mühsam eingeprägt haben, macht sich die Müdigkeit bemerkbar und verringert die Stressresistenz.

Stress wirkt sich bei jedem Menschen anders aus. Manche haben Einschlafschwierigkeiten oder wachen nachts mehrmals unruhig auf, bei anderen machen sich die Probleme im Magen bemerkbar. Große Ruhelosigkeit kann zu einer Überproduktion von Magensäure und in der Folge zu Magen- oder Darmbeschwerden führen, und die daraus resultierende Zerstörung der Darmflora verringert schließlich die Widerstandskraft gegenüber Mikroben. Als Folge davon tritt die Müdigkeit noch häufiger auf, und die Infektionsanfälligkeit steigt.

Das Ende der Studienzeit heißt nicht immer, dass auch der Stress vorbei ist, denn die ersten Schritte im Berufsleben sind alles andere als einfach. Jetzt ist der Zeitpunkt gekommen, an dem wir das Gelernte in die Praxis umsetzen und uns in einer Welt behaupten müssen, in der wir nicht mehr »spielen«. Der neue Lebensrhythmus erfordert von uns eine gewaltige Anpassungsfähigkeit.

Die Ernährung ist die wichtigste Energiequelle

Tritt tagsüber Müdigkeit auf, so ist unser erster Reflex, etwas zu essen. Aber der durch die Nahrung zugeführte »Energiestoß«, etwa in Form von Schokoriegeln oder anderen fett- und zuckerhaltigen Nahrungsmitteln, zu denen wir automatisch greifen, ist nichts als ein Köder. Sobald der Zucker ins Blut gelangt, fühlen wir uns erst einmal gestärkt, aber Vorsicht, denn es gibt einen Gegeneffekt! Durch den »schnellen« Zucker kommt es zu einer erhöhten Insulinproduktion, und daraus kann sich ganz schnell eine Hypoglykämie entwickeln (der Blutzuckerspiegel fällt, es kommt zur völligen Erschöpfung, manchmal zu Schwindelanfällen, ja Ohnmacht), wenn wir keine »langsameren« Zucker aufgenommen haben. Wir kommen also vom Regen in die Traufe.

Sportler wissen, dass es besser ist, stärkehaltige Nahrungsmittel zu essen, wenn sie auf langen Strecken durchhalten wollen. Langfristig gesehen fällt die Bilanz beim Konsum von »schnellem« Zucker negativ aus: Man nimmt zu, und der schlecht ernährte Organismus bekommt die Folgen zu spüren. Es ist zwecklos, dies durch eine vorübergehende Nahrungseinschränkung wettmachen zu wollen: Zur Müdigkeit kommt dann nur noch der Frust hinzu.

Die Ernährungsweise ist in diesem Alter besonders wichtig, denn wir befinden uns in einer Phase, in der wir in puncto Essen völlig unabhängig werden. Unsere Eltern verwöhnen uns nicht mehr mit liebevoll zubereiteten Mahlzeiten, sondern wir müssen uns selbst darum kümmern. Da wir bereits ein umfangreiches Arbeitspensum haben, geraten wir leicht in Versuchung, uns von Fastfood zu ernähren, vor allem wenn wir bereits von klein auf daran gewöhnt sind. Das können Sie ein paar Jahre lang auskosten, aber allmählich müssen Sie Ihrem Körper unbedingt Nahrung zuführen, welche die Körperfunktionen harmonisch unterstützt, und außerdem Müdigkeit vermeiden, die aus Verdauungsproblemen und unausgewogener Ernährung resultiert.

Kurz und knapp: Sie sollten Pommes frites so oft es geht durch Obst und Gemüse ersetzen! Diese enthalten zudem Antioxidantien, die einen Anti-Aging-Effekt haben, vor allem aber vor verschiedenen Krebsarten schützen, was zahlreiche wissenschaftliche Forschungsarbeiten aus mehreren Ländern gezeigt haben[1].

»Richtig essen« – das müsste eigentlich ganz selbstverständlich sein und ist doch meist gar nicht so leicht umzusetzen. Oft sind wir hin und her gerissen zwischen den leckeren Versuchungen, dem Bedürfnis, unsere Nervosität zu dämpfen, und dem Wunsch, gertenschlank zu sein.

Trotzdem ist richtiges Essen ganz einfach, es darf bloß nicht zur Zwangsvorstellung werden. Natürlich sollten wir uns gesund ernähren, aber wir dürfen niemals zu streng mit uns sein und uns auch nicht um das Vergnügen beim Essen bringen. Am besten ist es, Sie hören auf Ihren Körper, denn er sendet Ihnen eindeutige Signale. Haben Sie eine große Anstrengung hinter sich? Dann haben Sie sicher Hunger. Das ist völlig normal, und Sie sollten etwas essen. Und zwar das, was Sie brauchen, nicht mehr und nicht weniger. Sie haben keinen Hunger? Dann bringt es nichts, wenn Sie eine komplette Mahlzeit zu sich nehmen, sich gar ein zweites Mal bedienen oder aus Höflichkeit den Teller leer essen. Nehmen Sie leichte Kost zu sich, oder trinken Sie lediglich ein Glas guten Fruchtsaft.

Wenn Ihnen Ihr Körper keine eindeutige Botschaft vermittelt (was gelegentlich schwer zu erkennen ist, da manche Frauen zu viele Diäten machen und sich bestimmte Dinge versagen, weshalb sie ihre Bedürfnisse nicht mehr kennen), kann eine Massage der Akupunkturpunkte helfen, den Appetit zu regulieren: Sie regt die Funktion der Verdauungsenzyme an und normalisiert die Magensäureproduktion.

In den Jahren zwischen zwanzig und dreißig schwankt der Appetit häufig. Von Magersucht und Bulimie – Essstörungen, unter denen überwiegend Frauen leiden – ist jede fünfzigste Französin betroffen. In Deutschland leiden nach Schätzungen der Deutschen Gesellschaft für Essstörungen rund sechs Prozent aller Frauen zwischen fünfzehn und fünfunddreißig Jahren an Magersucht oder Bulimie. Wenn Sie sich betroffen fühlen, zögern Sie nicht, sich professionellen Rat zu holen, denn diese Krankheiten können besser behandelt werden, wenn Sie sich sofort kompetenten Fachleuten anvertrauen. Aber meistens leiden junge Frauen an ... unkontrolliertem Verlangen nach Süßigkeiten! Nervosität und Stress veranlassen sie dazu, hier und da ein Bonbon, einen Keks oder eine Tafel Schokolade zu naschen.

In all diesen Fällen leistet die Traditionelle Chinesische Medizin wertvolle Hilfe, denn bei der Appetitregulierung spielen verschiedene Akupunkturpunkte eine Rolle. Man braucht sie nur mehrmals täglich zu massieren, um beachtliche Ergebnisse zu erzielen.

Sodbrennen

Brennen und saures Aufstoßen in der Speiseröhre kommen in dieser Lebensphase häufig vor. Die Erklärung dafür ist ganz einfach: Stress, unregelmäßige, oft zu säure- oder fetthaltige Ernährung sowie der häufige Konsum von Fastfood schädigen die Magenschleimhaut. Obendrein kann bereits eine geringfügige hormonelle Instabilität die Magenschmerzen verstärken. Weibliche Hormone wie Östrogen verlangsamen die Magensekretion, und bei Mangelerscheinungen, und seien sie nur vorübergehend, kommt es zu einer übermäßigen Absonderung der Magensäfte und zu Sodbrennen.

Geschwächte Immunabwehr, Atemwegsinfektionen, Blasenentzündungen und Pilzkrankheiten haben dieselbe Ursache

Für die Traditionelle Chinesische Medizin haben viele Beschwerden dieselbe Ursache. Nehmen wir beispielsweise die häufigsten Störungen in der Zeit um die zwanzig: Blasenentzündungen, Bauchschmerzen, Pilzerkrankungen, Allergien. Es mag Sie zwar erstaunen, aber oft haben diese Beschwerden dieselbe Ursache und werden daher auch auf dieselbe Weise behandelt.

Die Lösung lautet: die Darmflora wiederherstellen und weniger Milchprodukte konsumieren. Dafür gibt es einen einfachen Grund: Die industrielle Verarbeitung unserer Nahrung und die chemischen Substanzen, die in fast allen Produkten enthalten sind, wirken sich tatsächlich auf die Gesundheit aus. Früher kauften die Menschen Milch täglich ein. Man musste sie schnell trinken, weil sie innerhalb von vierundzwanzig Stunden gerann.

Heute kann man einen ganzen Einkaufswagen voller Milchtüten kaufen und diese Vorräte zwei bis drei Monate aufbewahren. Das alles dank der Pasteurisierung und dem Verfahren der Ultrahocherhitzung, bei dem die Moleküle und Enzyme chemisch getrennt und Konservierungsstoffe hinzugefügt werden. Diese Konservierungsverfahren haben uns zwar den Alltag erleichtert und die Zahl der Lebensmittelvergiftungen gesenkt, doch sie haben den Nachteil, dass sie die Nahrung insgesamt saurer machen. In einem sauren Milieu kann die Darmflora ihre Immunglobuline A nicht absondern, die die Schleimhaut der Atemwege und des Verdauungstrakts (die wichtigsten Abwehrfaktoren) schützen. Das ist ungefähr so, als würde die chemisch behandelte Milch die Flora verbrennen, die wir zur Abwehr brauchen. Folglich sind wir nicht mehr so gut gegen Viren, Allergene und Pilze gewappnet.

Aus diesem Grund handeln wir uns auch viel öfter als früher Erkältungen, Nebenhöhlenentzündungen, Allergien und Pilzerkrankungen ein. Diese Parasiten sind auch die Ursache für bestimmte andere Beschwerden wie Blähungen, Verstopfung oder Durchfall.

Blasenentzündungen

Alle oder nahezu alle Frauen haben schon einmal einen unkontrollierbaren Harndrang sowie Schmerzen und Brennen beim Wasserlassen verspürt: Das sind alles Anzeichen einer Blasenentzündung. Warum treten diese Beschwerden so häufig auf? Letztlich ist alles eine Frage der Anatomie. Bei der Frau liegen die Genitalgänge und der After sehr nah bei der Harnröhre, diesem kleinen, drei bis vier Zentimeter langen Kanal, durch den der Harn aus der Blase fließt. Diese Nähe erleichtert es Darm- und Vaginalkeimen, in die Harnröhre aufzusteigen und sie zu infizieren.

Ihr Körper hat schon viel geleistet

Während der Pubertät haben Körperbau und Körperhaltung, das Einpendeln des Hormonhaushalts und die Festigung der Persönlichkeit aus dem Mädchen eine junge Frau gemacht. Es ist ganz normal, dass der Körper, der bereits viele Anstrengungen gemeistert hat, irgendwann müde ist. Der Rücken kann sich wölben, und dann tun Stress und Emotionalität aufgrund hormoneller Störungen ein Übriges. Nicht zu vergessen die Wirkung, die ein hormonelles Ungleichgewicht auf die Bandscheiben hat, was wiederum zu der bereits erwähnten Nervenendenreizung führt. Deshalb treten in dieser Zeit häufig Rückenschmerzen auf, die zumeist unerklärlich scheinen, da viele Frauen sich in Hochform fühlen.

Die Stimulierung der Akupunkturpunkte kann den Hormonhaushalt wieder ins Gleichgewicht bringen, so dass die Frau emotional und nervlich wieder zur Ruhe kommt. Durch regelmäßige Stimulation dieser lebenswichtigen Punkte durch Massagen und Erwärmung lässt sich die Hormonausschüttung ins Gleichgewicht bringen und die Muskelspannung harmonisieren. Das ist sehr wirksam zur Vorbeugung und Neutralisierung vieler Beschwerden dieser Altersstufe, etwa Rückenschmerzen, Akne, Regelbeschwerden usw. Innerhalb von zwei bis drei Monaten sollten diese Symptome verschwinden.

Hautprobleme

Es besteht ein direkter Zusammenhang zwischen Akne und dem Hormonhaushalt eines Menschen. Mit zwanzig hat sich die Produktion der Sexualhormone noch nicht ganz eingependelt, daher ist es kein Wunder, dass manche Frauen ihre kleinen Aknepickel in dem Alter noch nicht losgeworden sind!

Schon ein geringfügiges hormonales Ungleichgewicht kann die Haut fettig und anfälliger für Umweltbakterien werden lassen. Wir dürfen nicht vergessen, dass Luft nicht steril ist, sondern voller Bakterien, gegen die die Haut eine Barriere bilden muss. Ein Hormonungleichgewicht kann die Funktionsfähigkeit dieses Filters leicht beeinträchtigen. In der Pubertät hat die Bildung von Sexualhormonen die Talgdrüsen zu einer Überproduktion angeregt, weshalb der Talg vermehrt durch die Poren austritt. Dabei kann es vorkommen, dass der kleine Austrittskanal versperrt wird und die Pore verstopft, so dass die Bakterien ein ideales Milieu vorfinden, um sich zu entwickeln. Durch die Entzündung und die Infektion entstehen dann Aknepickel. Wollen wir sie ein für alle Mal loswerden, genügt eine lokale Behandlung nicht. Wir müssen die Ursachen angehen und die Hormonausschüttung regulieren.

Pickel und ein fahler Teint sind Hinweise auf ein hormonales Ungleichgewicht, das die Haut daran hindert, ihre natürliche Barrierefunktion auszuüben. Nehmen Sie dieses Alarmsignal ernst!

Regelbeschwerden

Schmerzhafte Regelblutungen, Kopfweh, gespannte Brüste, Weinerlichkeit, Überempfindlichkeit vor oder während der Regel – all diese Symptome sind ebenfalls ein Hinweis auf ein kleines hormonales Ungleichgewicht. Im Körper spielt sich dabei Folgendes ab: Die Eierstöcke schütten zweierlei Hormone aus, nämlich Östrogen in der ersten Zyklushälfte (im Allgemeinen in den ersten vierzehn Tagen) und Progesteron in der zweiten Hälfte. Das Verhältnis dieser beiden Hormone im Blutkreislauf muss ganz genau austariert sein.

Ist das Gleichgewicht bedroht, dann kommt das in den seltensten Fällen von einer Überproduktion eines dieser Hormone durch die Eierstöcke. Vielmehr geht es darum, wie das Hormon ausgeschieden wird. Beim wasserlöslichen Progesteron geschieht dies ganz natürlich über den Urin. Die Östrogene, Steroidhormone mit einer komplexeren chemischen Struktur, hingegen können nicht ohne Weiteres ausgeschieden werden, sondern müssen sich mit den Leberenzymen und der Darmflora verbinden. Arbeitet die Leber nicht richtig oder ist die Darmflora angegriffen, sammeln sich die Östrogene daher im Blut an. Dies führt zu einem relativen Östrogenüberschuss, der so genannten Hyperöstrogenämie, die sich in Form des Prämenstruellen Syndroms bemerkbar macht: Reizbarkeit, Stimmungsschwankungen, Wasseransammlung, pralle, empfindliche Brüste, aber auch bereits bestehende Beschwerden wie Migräne bei Frauen, die ohnehin dazu neigen. Zum Glück lässt sich diese Störung durch das Stimulieren von Akupunkturpunkten leicht beheben[2].

Empfängnisverhütung

Dies ist ein außerordentlich wichtiges Thema, denn wie wir gesehen haben, wirken die Sexualhormone in mehrerer Hinsicht auf den weiblichen Organismus.

Von oraler Empfängnisverhütung ist abzuraten, zumindest solange sich der Zyklus noch nicht eingespielt hat. Alle Verhütungsmittel enthalten nämlich Sexualhormone – Östrogene und/oder Progesteron –, die durch die Einnahme in den Blutkreislauf gelangen. Plötzlich stellt die Hormonsteuerzentrale im Gehirn (genauer gesagt im Hypothalamus und der Hypophyse) einen durch die Pille ausgelösten Überschuss dieser Hormone im Blut fest und befiehlt den Eierstöcken, ihre Produktion sofort einzustellen. Daraufhin gehen die Eierstöcke in den »Standby-Modus«. Sie produzieren dann keine Eizellen mehr (genau das ist natürlich das Ziel der Empfängnisverhütung) und können langfristig im Extremfall bei manchen Frauen schrumpfen. Sie müssen also immer damit rechnen, dass die Einnahme der Pille in sehr jungen Jahren Ihre Fruchtbarkeit später einmal beeinträchtigen wird.

Auf der anderen Seite haben die empfängnisverhütenden Hormone Nebenwirkungen, vor allem auf den Blutkreislauf. Manchmal haben sie verheerende Auswirkungen auf die Beindurchblutung, können Migräne hervorrufen und Einfluss auf die Gefäßneubildung im Gehirn nehmen. Heute braucht man die Gefahren der Kombination Nikotin – Pille nicht mehr zu beweisen[3]. Es steht fest, dass sich dadurch das Risiko einer Gefäßverengung erhöht.

Lokale Empfängnisverhütung empfiehlt sich für all jene Frauen, deren Liebesleben noch nicht gefestigt ist. Das Präservativ wirkt als unüberwindbare Barriere gegen sexuell übertragbare Infektionen und ist auch zur Empfängnisverhütung sehr nützlich. Frauen, die eine Schwangerschaft auf jeden Fall vermeiden möchten, können sich, falls das Präservativ einmal reißt, eine hormonfreie Spirale einsetzen lassen. Inzwischen gibt es recht ordentliche Modelle, und man weiß, dass die Spirale für Frauen, die noch keine Kinder hatten, kein Risiko darstellt. Bei dieser sehr sicheren Art der Empfängnisverhütung erübrigt es sich, an die Einnahme der Pille zu denken, was oft genug vergessen wird.

Erkennen Sie schlechte Angewohnheiten

Die Zeit zwischen zwanzig und dreißig ist das Alter, in dem wir uns jung – wir sind es auch! –, dynamisch und kerngesund fühlen. Es ist großartig zu spüren, dass wir Erfahrungen leicht wegstecken und trotz eines eher ungesunden Lebenswandels lange durchhalten können. Es ist auch die Zeit, in der wir gern alle möglichen neuen Dinge ausprobieren und in bestimmten Fällen allmählich einen Muntermacher oder eine Stütze brauchen, um mit Schwierigkeiten fertigzuwerden. Dennoch dürfen wir nicht vergessen, dass unsere Gesundheit in unserer Hand liegt. Von den guten Gewohnheiten, die wir jetzt pflegen, hängt nämlich später einmal unsere Lebensdauer ab. Wenn wir ein paar einfache Regeln beachten, steht einer guten körperlichen Verfassung auf lange Sicht nichts im Weg!

Tabak

Obwohl die verheerenden Folgen von Tabak bekannt sind (Nikotin macht müde, erhöht den Stress, lähmt das Gehirn, verunreinigt die Lunge, schwächt die Immunkräfte, schadet der Haut, begünstigt Krebs), fangen Frauen immer früher mit dem Rauchen an, manchmal schon als Teenager. Ist das Nikotin erst einmal in den Stoffwechsel gelangt, wird es schwierig, auf Zigaretten zu verzichten. Wenn Sie motiviert sind, kann Ihnen das Stimulieren der Akupunkturpunkte dabei helfen, das Rauchen aufzugeben, denn damit werden die Rezeptoren der Nervenzellen, an die das Nikotin angedockt hat, neu sensibilisiert.

Praktische Ratschläge, wie Sie sich vom blauen Dunst verabschieden können, finden Sie im Anhang.

Alkohol

Alkohol zerstört das Zentralnervensystem, verschlechtert die Gedächtnisleistung, setzt die Konzentrationsfähigkeit herab, macht müde und ist die Hauptursache für schlimme Verkehrsunfälle. Selbst in geringen Mengen wirkt er stark toxisch auf die Leber. Es ist deshalb besser, so wenig wie möglich davon zu konsumieren.

Praktische Ratschläge, wie Sie die schädlichen Auswirkungen von Alkohol eindämmen können, finden Sie im Anhang.

Drogen

Wenn man jung ist, fühlt man sich unverwundbar! Man möchte alles ausprobieren, sich auf sämtliche Abenteuer einlassen und mit allen Mitteln, egal ob legal oder illegal, die Freuden des Lebens entdecken. Heute sind Drogen, darunter Cannabis, leicht zu beschaffen, umso mehr, als sie sich aufgrund ihrer »entspannenden« Wirkung als mögliches Beruhigungsmittel anbieten, wenn Jugendliche mit Ängsten vor einer ungewissen Zukunft zu kämpfen haben.

Ich erinnere mich an Françoise, eine sechsundzwanzigjährige Malerin, die schon mehrere Preise für junge Künstler gewonnen hatte. Sie kam ohne das Wissen ihrer Familie zu mir, denn seit einem Jahr litt sie an erheblichem Gedächtnisverlust, entsetzlichen Angstattacken, Anfällen von Gewalttätigkeit und manchmal auch Halluzinationen. Schon bald verriet sie mir, dass diese Anzeichen ein Jahr nach ihrem ersten Haschischkonsum bei einer Abendveranstaltung ihrer Kunstschule aufgetreten waren. Die entspannende Wirkung der

Droge hatte Françoise sofort süchtig gemacht, und sie hatte sich angewöhnt, regelmäßig mehrere Joints am Tag zu rauchen. Trotzdem war die Wirkung seit einiger Zeit nicht mehr dieselbe. Die Angstattacken wurden heftiger, und sie hatte angefangen, zur Beruhigung Alkohol zu trinken. Da sie merkte, dass sie langsam abdriftete, kam sie zu mir, um sich Hilfe zu holen.

Es ist erwiesen, dass alle Drogen – auch die so genannten weichen Drogen – das zentrale Nervensystem zerstören und Psychosen wie etwa Schizophrenie auslösen können[4].

Cannabis wirkt zerstörerisch auf das Nervensystem, da es die Opioidrezeptoren blockiert, die normalerweise an die körpereigenen Opioide andocken (Endorphine und Enkephaline). Letztere schüttet der Körper von selbst aus, um die Schmerzempfindlichkeit des Organismus zu regulieren oder Stimmungsschwankungen auszugleichen. Da Cannabis deutlich höhere Opioidmengen liefert, reagieren die Rezeptoren schon nach kurzer Zeit nicht mehr auf die viel kleineren körpereigenen Mengen, die der Organismus ausschüttet. Das Ergebnis: Die Sensibilitätsschwelle sinkt und macht die betreffende Person anfälliger für psychische Angriffe. Man wird schmerzempfindlicher und ist schneller gereizt. Da selbst die geringste Botschaft von außen unangemessene Dimensionen annehmen kann, wird man häufig aggressiv.

Sie müssen unbedingt etwas tun, bevor es so weit kommt! Wenn Sie die Symptome gleich bei der Wurzel packen, zeigen die Behandlungen eine immer bessere Wirkung. Sie können sich an darauf spezialisierte Facheinrichtungen wenden, aber wenn Sie früh genug handeln, kann die Akupunktur Ihnen helfen, von diesen schädlichen Substanzen loszukommen (siehe auch praktische Ratschläge im Anhang).

Was Sie tun können

In den Jahren zwischen zwanzig und dreißig, in denen uns scheinbar alles offensteht, müssen wir uns vor allem bewusst machen, dass die Zukunft vor der Tür wartet. Wenn Sie sich jetzt richtiges Verhalten angewöhnen, haben Sie mehr von der Zukunft vor sich.

Täglich Vitamin E

Die beste Waffe, um Schönheit und Gesundheit zu erhalten, ist Vitamin E. Dieses für Frauen jeden Alters sehr wertvolle Vitamin kommt vor allem in Ölen vor (Oliven-, Erdnuss-, Sonnenblumen- oder Rapsöl), aber auch in ölhaltigen Früchten (Erdnüssen, Mandeln und Haselnüssen), in fetthaltigen Fischen (Thunfisch, Lachs) und Leber. All diese Nahrungsmittel haben eine starke Anti-Aging-Wirkung auf den gesamten Organismus.

Außerdem schützt Vitamin E vor den Giften, die in zunehmendem Maße in unserer Nahrung enthalten sind.

So wirkt Vitamin E

Vitamin E ist ein Antioxidans[5], das heißt, es hilft dabei, die freien Radikale in unserem Körper unschädlich zu machen. Diese Zellabfälle können großen Schaden anrichten, wenn sie die Zellmembranen oder gar unsere DNS-Struktur angreifen, die unsere genetischen Erbgutinformationen enthält. Deshalb verlangsamt Vitamin E – ebenso wie andere Antioxidantien, etwa die Vitamine C und A oder das Spurenelement Selen – den Alterungsprozess und vor allem die Entstehung von Zellschäden. Außerdem schützt es die Arterien vor Arteriosklerose (Arterienverkalkung) und verhindert die Bildung von »schlechtem« Cholesterin, also jener Bestandteile des oxidierten Cholesterins, welche die Ursache für Ablagerungen (Plaques) an den Arterienwänden sind.

Statt von »gutem« und »schlechtem« Cholesterin sollten wir allerdings lieber von oxidiertem und nicht oxidiertem Cholesterin sprechen. Nur das sauerstoffhaltige Cholesterin ist schädlich, denn es lagert sich an den Gefäßwänden ab und bildet Ablagerungen, welche die Arterie langfristig verstopfen können. Das sauerstofflose Cholesterin wird hingegen von den Leberenzymen ausgeschieden.

Vitamin E nährt auch die Haut, stärkt ihre Immunabwehr und hilft ihr, sich vor Infektionen durch Viren und Mikroben zu schützen, die unter anderem für Aknepickel verantwortlich sind. Es regt auch die Eierstöcke und die Produktion weiblicher Hormone wie Östrogene und Progesteron an, was dem ganzen Geschlechts- und Fortpflanzungssystem zugutekommt. Vitamin E fördert zudem den Eisprung und damit die Befruchtung, es verbessert die Qualität der Gebärmutterschleimhaut (Endometrium) und begünstigt die Einnistung des Eies. Nicht zuletzt reguliert es den weiblichen Zyklus und sorgt für schmerzfreie Regelblutungen, denn es fördert das Gleichgewicht zwischen Östrogenen und Progesteron, die sonst sehr schnell oxidieren. Ärzten ist außerdem aufgefallen, dass Frauen, die Vitamin E zu sich nehmen, länger fortpflanzungsfähig sind.

Mehrere wissenschaftliche Arbeiten haben den Beweis erbracht, dass die Einnahme von Nahrungsergänzungsmitteln, die dieses Vitamin enthalten, vor Brustkrebs schützt, grauem Star, der Entstehung von Arthrosen und Herz-Kreislauf-Krankheiten vorbeugt sowie den Fettstoffwechsel und die Leberfunktion normalisiert. Außerdem wird so die Cholesterinausscheidung unterstützt und sogar der Verlauf chronischer Krankheiten wie Diabetes positiv beeinflusst[6].

Die richtige Dosierung

Die wichtigste natürliche Vitamin-E-Quelle ist Erdnussöl, das ich aus diesem Grund gerne »Frauenöl« nenne. Einmal täglich zwei Esslöffel in den Salat geben, und schon haben Sie eine gute Grundlage für Ihren täglichen Bedarf. Knabbern Sie zudem öfter mal Mandeln und essen Sie fetthaltigen Fisch.

Auch Kalbs- und Geflügelleber (die russischen Babuschkas verwenden sie häufig beim Kochen) gehören daher auf Ihren Speisezettel.[7] Außer Vitamin E enthalten Sie neben anderen wichtigen Vitaminen sowie Folsäure auch viel Eisen, das das Immunsystem stärkt und gegen Müdigkeit und Antriebslosigkeit wirkt.

Doch zahlreichen Studien zufolge verhindern die industrielle Verarbeitung der Nahrung, die Anbaumethoden, die Lebensmittelkonservierung sowie unsere Essgewohnheiten die ausreichende Zufuhr von Vitamin E[7]. Bei nahezu der gesamten Bevölkerung ist der für den Organismus notwendige Bedarf nicht gedeckt.

Deshalb rate ich allen Frauen, eine Vitamin-E-Kur zu machen (wählen Sie vorzugsweise natürliches Vitamin E, das es als Kapseln in Apotheken, Drogerien und Bioläden gibt). Da der Organismus dieses Vitamin über den Darm ausscheidet, besteht keine Gefahr, dass es sich im Körper ansammelt oder es zu einer Hypervitaminose kommt.

Es nützt allerdings nichts, große Mengen einzunehmen, da man sie immer wieder ausscheidet. Nehmen Sie am besten einen Monat lang täglich 150 bis 200 mg Vitamin E ein, und setzen Sie dann einen Monat aus.

Für schöne Haut

»Tragen Sie nichts auf die Haut auf, was Sie nicht auch schlucken können«, sagte einer meiner Professoren immer. Jedes Produkt, das wir auf die Epidermis (Oberhaut) auftragen, dringt über die Hautzellen ins Blut und damit in den ganzen Körper. Wissenschaftler haben sogar im Fruchtwasser von Schwangeren Bestandteile der Cremes gefunden, die diese benutzten[8]. Es ist also besser, die Aufnahme von Konservierungsstoffen möglichst zu vermeiden. Über Lebensmittel, die oft chemisch behandelt sind, nehmen wir schon genug Gifte auf. Aus diesem Grund lohnt es sich, biologische Produkte zu verwenden. Auf diese Weise vermeiden Sie hochgiftige Stoffe wie Parabene, welche die Industrie bei der Herstellung von Schönheitsprodukten viel zu oft als Konservierungsstoff einsetzt.

Finden Sie einen neuen Lebensrhythmus: die wundersame Taigawurzel

Die Taigawurzel (Eleutherokokk) hilft dem Organismus, Ressourcen zu entdecken, um mit plötzlichen Situationsveränderungen zurande zu kommen. Die Wurzel dieser Pflanze enthält Eleutheroside, die ihr adaptogene Eigenschaften, also eine allgemein stärkende Wirkung auf den Organismus, verleihen. Die Moleküle steigern außerdem die körperliche Leistungsfähigkeit und Widerstandskraft, was besonders bei Frauen große Wirkung zeigt.

Russische Kosmonauten haben die Taigawurzel verwendet, um sich besser an den Weltraum anzupassen. Sportler nehmen ein aus der Wurzel gewonnenes Präparat ein, um körperlich widerstandsfähiger zu werden und sich nach einer sportlichen Anstrengung schneller zu erholen. Meine Mutter, die Ärztin und Forscherin war, hat sich mit den Eigenschaften dieser Pflanze in ihrem Labor in Wladiwostok befasst. Diese Eigenschaften hat sie mit mehreren überzeugenden Versuchsreihen aufgezeigt, indem sie erforschte, wie sie sich auf die Resistenz von Versuchstieren auswirken. Eine Maus, die im Wasser schwimmen musste, war nach fünf Minuten erschöpft. Nach-

Steckbrief der Taigawurzel

Der Strauch stammt aus derselben Familie (Araliaceae) wie der Ginseng, gehört aber einer anderen botanischen Art an.

- Allgemeiner Name: Eleutherokokk, Sibirischer Ginseng
- Botanischer Name: *Eleutherococcus senticosus*
- Verwendete Teile: Wurzel und – seltener – die Blätter
- Herkunft: Sibirien und nördliches China

Eigenschaften

- Belebt den Körper bei Müdigkeit, Mattigkeit, bei nachlassender Arbeitsleistung und Konzentrationsschwäche oder während einer Genesungsphase.
- Regt das Immunsystem an, wirkt gegen Müdigkeit und Stress, verbessert die Gedächtnisleistung und das allgemeine Wohlbefinden.

Dosierung

- Als Tee: 2 bis 4 g der getrockneten Wurzel in 150 ml kochendem Wasser ziehen lassen. Ein bis zwei Tassen pro Tag trinken.
- Als Kapseln oder Tabletten: täglich zwei- bis dreimal 0,5 bis 4 g Pulver der getrockneten Wurzel einnehmen.
- Im Allgemeinen wird empfohlen, alle sechs bis zwölf Wochen eine Pause von ein oder zwei Wochen einzulegen.

Gegenanzeigen

Die Europäische Kommission rät, bei Bluthochdruck auf die Einnahme der Taigawurzel zu verzichten. Für Kinder unter zwölf Jahren, Schwangere und Stillende ist sie ebenfalls ungeeignet.

dem man ihr den Pflanzenextrakt injiziert hatte, konnte sie bis zu einer Stunde weiterschwimmen.

Die Taigawurzel kommt sehr häufig in Sibirien sowie in bestimmten Provinzen Chinas und Koreas vor. Hierzulande ist sie in Apotheken und Reformhäusern erhältlich.

Mit Prüfungsstress umgehen

Stress ist an sich ein tolles Dopingmittel, denn bei Gefahr mobilisiert er alle Kräfte des Organismus. Ein Hase rennt bekanntlich dreimal schneller, wenn ein Wolf ihm auf den Fersen ist! Der dahinter steckende Mechanismus ist ganz einfach: Die Nebennieren schütten Hormone – Kortison, Adrenalin und Noradrenalin – ins Blut aus, das Herz schlägt daraufhin schneller und pumpt mehr Blut in den Kreislauf, woraufhin die Nervenrezeptoren mehr Energie aufnehmen und der ganze Körper sein Bestes gibt.

Das Immunsystem wird durch die Hormonausschüttung ebenfalls angeregt. In Zeiten großer Anspannung, zum Beispiel während einer Prüfung, wird man deshalb nie krank. Gefährlich wird es oft erst hinterher. Der Organismus hat sich überanstrengt und ist total erschöpft, weshalb nach dem Stress oft eine Gegenreaktion erfolgt: allgemeine Müdigkeit oder gar eine Krankheit, die zu Ferienbeginn auftritt.

Panik und Angst hingegen machen die Vorteile von Stress zunichte. Die Fähigkeiten lassen nach, Geist und Gedächtnis werden träge. Bei den alten Chinesen hieß es: »Angst schwächt die Nieren«, da dann die Leistungsfähigkeit der Nebennieren nachlässt. In diesem Fall wirken die Akupunkturpunkte wie ein natürliches Dopingmittel, so dass der Körper sein Bestes geben und all seine Kräfte und Reserven mobilisieren kann, um die Anstrengung zu meistern, ohne hin-

Massieren Sie folgende Punkte, um Stress und Panik zu vermeiden

Da die Punkte leicht erreichbar sind, können Sie sie mehrmals täglich massieren. Um die Gedächtnisleistung und die Konzentrationsfähigkeit zu steigern und Lampenfieber zu dämpfen, massieren Sie folgende Punkte im Uhrzeigersinn ein bis zwei Minuten lang mit kreisenden Bewegungen.

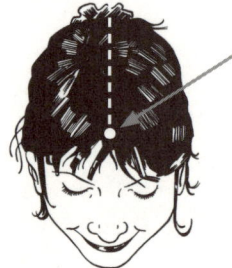

Den Punkt »Vorhalle der konstellierenden Kraft« *(shenting)*. Er liegt auf der Mittellinie der Stirn, gleich hinter dem Haaransatz.

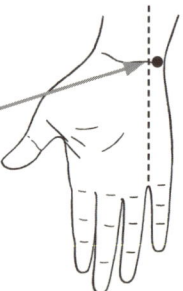

Den Punkt »Die Straße zur Heiterkeit« *(shenmen)*. Er liegt an der Innenseite beider Handgelenke in der Handgelenksfalte, auf einer Linie mit dem kleinen Finger.

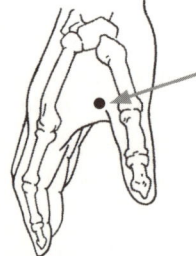

Den Punkt »Vereinte Täler« *(hegu)*. Er befindet sich an beiden Händen in der Vertiefung zwischen dem ersten und zweiten metakarpalen Gelenk, also zwischen Daumen und Zeigefinger.

Bauchmassage

Wenn Sie Ihren Bauch beim Nabel beginnend im Uhrzeigersinn massieren, wirkt dies entspannend und löst den emotionalen Knoten, den der Stress im Magen hervorruft.

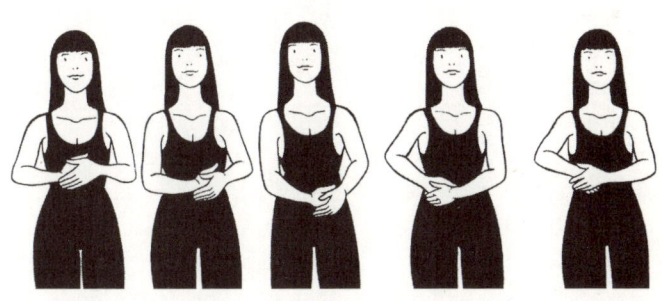

terher ausgelaugt zu sein. Außerdem verhindern die Nebennieren, dass man in Panik gerät.

Eine neuere Publikation zeigt auf, dass sich alle chinesischen Sportler bei den Olympischen Spielen mit Akupunktur »gedopt« haben: Die physiologische Stimulation tat nicht nur dem Organismus gut, sondern war auch von allen Gesundheitsorganisationen autorisiert[9]. Die hundert Medaillen der chinesischen Mannschaft sind der beste Beweis dafür.

Vitaminstoß

Die Vitamine des B-Komplexes und Phosphor fördern wie erwähnt die Konzentrationsfähigkeit und die Gedächtnisleistung. Wie bei allen Vitaminen ist es am besten, wenn Sie sie über die Nahrung aufnehmen. Um B-Vitamine zuzuführen, können Sie zum Beispiel Hefe (erhältlich im Reformhaus) über Salate oder in den Joghurt streuen.

Nützliche Übungen

Eine traditionelle chinesische Kunst, das *Qi Gong* – *qi*, »Energie« und *gong*, »Arbeit« –, kann Ihnen dabei helfen, mit ein paar einfachen Übungen Ihre Gelassenheit wiederzufinden. Wichtig ist dabei vor allem die tiefe Bauchatmung. Die alten Chinesen sagten, dass wir zwei Gehirne haben: eines im Kopf und das andere im Bauch. Diese empirischen Postulate finden derzeit ihre wissenschaftliche Erklärung, denn in den Gedärmen befinden sich dieselben Neurohormone wie im zentralen Nervensystem[10]. Jeder emotionale Stress führt zu einer Anspannung der Bauchmuskulatur, und die kleinen Kontraktionen, die man im Lauf der Jahre immer wieder macht, schränken die freie Beweglichkeit der Organe und des Zwerchfells mehr und mehr ein. Das kann letztendlich zu Unwohlsein und Verdauungs- sowie Atembeschwerden führen. Zur Vorbeugung empfehlen alle alten Schriften eine ganz einfache Übung, nämlich die Bauchatmung.

Beim Einatmen füllt man den Bauch mit Luft wie einen Ballon. Beim Ausatmen lässt man die Luft entweichen und zieht den Bauch dabei so weit ein, dass er die Wirbelsäule »berührt«. Mit dieser Übung werden Bauchdecke und Zwerchfell weicher und die unerfreulichen Auswirkungen des Stresses werden neutralisiert.

Damit diese Bewegungen Wirkung zeigen, muss man sie täglich morgens sechsunddreißig Mal und abends achtundzwanzig Mal (also recht oft!) ausführen. Wenn starke Emotionen auftreten, genügen im akuten Fall oft schon wenige Bewegungen.

Vitamine und Spurenelemente

Damit Ihr Organismus alle Anstrengungen bewältigen kann und Sie die Mängel ausgleichen, zu denen eine unausgewogene Ernährung führt (was in diesem Alter sehr häufig der Fall ist), sollten Sie regelmäßig Kuren mit Multivitaminpräparaten und Spurenelementen machen (beides in Apotheken erhältlich). Schwefel, Magnesium, Silizium und Kalzium stärken den Knochenbau.

Vollkornbrot enthält ebenfalls Vitamin B. Für die Phosphorzufuhr gilt: Fisch gehört täglich auf den Speiseplan!

So finden Sie Ihre innere Ruhe wieder

Bestimmte Kräutertees erfüllen diesen Zweck: Trinken Sie vor dem Schlafengehen einen Aufguss aus mehreren Pflanzen mit beruhigender Wirkung: Kamille, Baldrian, Passionsblume oder Melisse.

Andere Essgewohnheiten

Eine neuere Studie hat gezeigt, dass Milchprodukte und Zucker die Bildung von Aknepickeln begünstigen[11] – noch ein Grund, schlechte Essgewohnheiten aus der Jugend endlich aufzugeben!

Kalziummangel sollten Sie übrigens auf jeden Fall vermeiden, denn darunter leiden die Knochen. Kalzium ist natürlich vorhanden in Milchprodukten, wird aber vom Darm in dem sauren Milieu, das durch die darin enthaltenen Konservierungsstoffe entsteht, oft nicht ausreichend aufgenommen. Deshalb sollten Sie Ihren Bedarf in Form

Massieren Sie folgende Punkte, um Ihren Appetit zu regulieren

Eine Massage dieser Punkte unterstützt die Appetitregulierung und hilft zudem bei Appetitmangel sowie Heißhungerattacken und Naschgelüsten. Die Stimulation dieser Punkte ist auch bei Sodbrennen hilfreich, denn sie regen die Funktion der Verdauungsenzyme an und regulieren die Magensekretion[12].

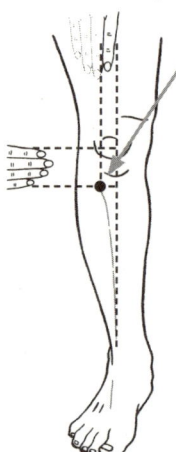

Die beiden symmetrisch angeordneten Punkte »Dritter Weiler am Fuß« oder »Lebensenergiepunkte« *(zusanli)*, die vier Fingerbreit unterhalb der Kniescheibe (da, wo die kleinen Hautunebenheiten aufhören) und einen Fingerbreit nach außen liegen.

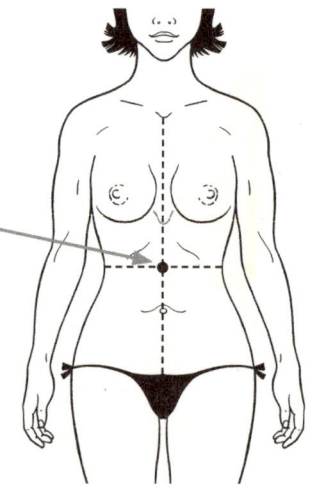

Den »Sammlungspunkt des Magen-Funktions-Kreises« *(zhongwan)*. Er liegt auf der Bauchmittellinie genau zwischen dem Nabel und dem Brustbein. Massieren Sie ihn im Uhrzeigersinn immer dann, wenn Sie ein »Loch« im Magen verspüren.

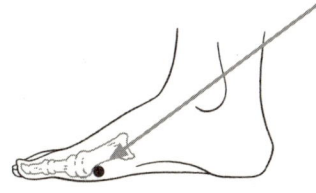

Die beiden symmetrisch angeordneten Punkte »Das größte
Weiße« *(taibai)*. Sie liegen seitlich am Fuß, direkt unter dem
vorstehenden Grundgelenk
des großen Zehs.

Massieren Sie folgende Punkte zur Besänftigung und Beruhigung der Emotionen, die zum Essen verleiten

Massieren Sie diese Punkte mehrmals täglich drei Minuten lang
im Uhrzeigersinn, um den gewünschten Effekt zu erzielen.

Den Punkt »Die Straße zur Heiterkeit«
(shenmen), der an der Innenseite der
beiden Handgelenke in der Handgelenksfalte in einer Linie mit dem kleinen Finger liegt.

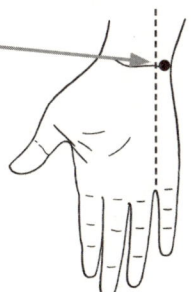

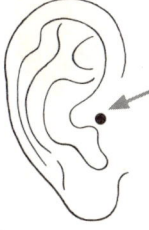

Am Ohr, oberhalb des Ohrläppchens, genau in der Mitte des Tragus, liegt der berühmte »Appetitpunkt«. Stimulieren Sie ihn
möglichst oft mit der Spitze eines Kugelschreibers.

von Nahrungsergänzungsmitteln decken (in Apotheken erhältlich). In Verbindung mit Kieselsäure erzielen Sie noch bessere Ergebnisse, denn diese erleichtert die Bindung von Kalzium.

Hilfreiche Pflanzen

Beruhigungstees können eine hervorragende Ergänzung sein: Kamille und Baldrian besänftigen Emotionen, während Passionsblume und Melisse verdauungsfördernd wirken. Weiße Tonerde ist zudem ein wunderbarer natürlicher Magenbalsam.

Auswahl und Zubereitung der Produkte

Chemische Substanzen (Konservierungsmittel oder Pestizide), die Nahrungsmitteln zugesetzt werden, verändern deren Eigenschaften. Diese Stoffe und Pestizide in Pulverform, mit denen Obst oder Gemüse eingesprüht werden, sind schädlich für das menschliche Immunsystem. Um sie aus dem Organismus auszuscheiden, schüttet der Körper Antikörper aus, die jedoch, wenn sie zu zahlreich vorhanden sind, unser eigenes Gewebe angreifen, weil sie es für einen Fremdkörper halten. Deshalb gibt es immer mehr Autoimmunkrankheiten wie Schilddrüsenerkrankungen (siehe Seite 155f. und 178f.).

Da es aus praktischen und wirtschaftlichen Gründen nicht möglich ist, sich ausschließlich von Bioprodukten zu ernähren, gebe ich Ihnen folgenden Rat: Schälen Sie Obst und Gemüse wann immer möglich. Falls dies nicht geht, waschen Sie es gründlich. Verlassen Sie sich nicht aufs Abkochen. Sie eliminieren damit zwar die Pestizide im Kochwasser, aber die Vitamine sind dann auch dahin!

Eine ausgewogene Darmflora stärkt das Immunsystem

Da unsere Nahrung oft zahlreiche chemische Zusätze (Konservierungsmittel, Strukturfestiger und dergleichen) enthält, müssen wir, auch im Hinblick auf unsere Umwelt, ein »Gegenmittel« finden: Nahrungsergänzungspräparate, die dem Organismus dabei helfen, sich gegen schädliche Faktoren zu wehren. Wie bereits angesprochen, gelangt durch industrielle Konservierungsmittel Säure in den Verdauungstrakt, worunter die Darmflora leidet. Sie sollten daher regelmäßig Nahrungsergänzungsmittel einnehmen, welche die Darmflora wiederherstellen können. Zur Stärkung der lädierten Immunabwehr gibt es nichts Besseres als eine Kur mit Vitamin- und Probiotika-Kapseln.

Blasenentzündungen und Pilzerkrankungen

Hilfreiche Pflanzen

Im Allgemeinen ist für eine Blasenentzündung in erster Linie ein Kolibakterium verantwortlich (sein Name ist vielsagend: »coli« – es ist im Kolon und damit im Dickdarm anzutreffen). Beginnen Sie zur Vermeidung von Rückfällen vor allem mit der Einnahme von Probiotika, um die Darmflora wiederherzustellen.

Bei einer akuten Blasenentzündung dürfen Sie ohne Rücksprache mit dem Arzt kein Medikament einnehmen. Der Arzt wird eine Urinuntersuchung und ein Antibiogramm verordnen. Mit diesen Untersuchungen kann er den fraglichen Keim ermitteln und Ihnen ein entsprechendes Antibiotikum verschreiben.

Vorsichtshalber sollten Sie sich ergänzend ein Aromatogramm erstellen lassen, das von einem medizinischen Analyselabor durchgeführt wird. Erkundigen Sie sich allerdings vorab, ob Ihre Krankenkasse die Kosten dafür übernimmt. Das Aromatogramm ist in der

Was sind probiotische Lebensmittel?

Im Darm wirkt die Darmflora, die nicht nur für eine gute Verdauung unerlässlich ist, sondern auch für die Synthetisierung bestimmter Vitamine (K, B12) und die Erhaltung der Abwehrkräfte des Organismus gegen Viren, Mikroben und toxische Substanzen (drei Viertel der Immunzellen befinden sich im Darm). Die Darmflora produziert nämlich die Immunglobuline A, welche die Schleimhaut des Verdauungstrakts, aber auch die der Atemwege überziehen und eine Barriere gegen alle Infektions- oder toxischen Faktoren in der Luft sowie in der Nahrung bilden. Oft ist eine angegriffene Darmflora die Ursache für eine geschwächte Immunabwehr, wiederholte Atemwegsinfektionen, aber auch Infektionen des Magen-Darm- und des Harnwegsystems. Seit kurzem ist bekannt, dass kleine Bakterien, die probiotischen, in vergorenen Lebensmitteln enthaltenen Keime in der Lage sind, die Darmflora zu stärken.

Normalerweise müssten probiotische Keime im Joghurt und auch sonst allen vergorenen Milchprodukten zu finden sein. Aber da diese Produkte heutzutage industriell verarbeitet und modifiziert werden, damit sie länger haltbar sind, verschwinden die probiotischen Keime.

Wo kann man sie finden? Entweder in vergorener Milch sowie vergorenem, frischem Naturjoghurt oder in Form eines Nahrungsmittelergänzungspräparats.

Die richtige Dosis: eine Kapsel täglich (in Reformhäusern und Apotheken erhältlich).

Phytotherapie das Gegenstück eines Antibiogramms. Damit kann man feststellen, auf welche Pflanze die Keime ansprechen. Sobald die akute Krankheitsphase durch Antibiotika abgeklungen ist, sollten Sie anschließend eine Kur mit essenziellen Ölen machen.

Statt mit einem Aromatogramm können Sie sich auch anders behelfen: Zwei bis drei Tropfen konzentriertes Chinazimt-Öl oder Ceylonzimt-Öl, beides stark wirkende Bakterizide, in ein großes Glas lauwarmes Wasser geben und diese Mischung morgens und abends trinken. Das erfüllt denselben Zweck.

Ich rate Ihnen, dass Sie diese Behandlung auf jeden Fall gemeinsam mit Ihrem Partner machen, denn nur so vermeiden Sie, dass lästige Mikroben wiederkommen!

Cranberries (Moosbeeren)

Reichliches Trinken schwemmt Keime aus. Trinken Sie aber nicht nur Wasser, sondern auch Cranberrysaft. Die Amerikanerinnen konsumieren diese kleinen roten, säuerlich schmeckenden Beeren zur Vermeidung von Harnwegsinfektionen.

Cranberries sind seit einigen Jahren auch bei uns zu haben, und die amerikanische Gesundheitsbehörde FDA hat ihre guten Eigenschaften vor kurzem anerkannt. Cranberrysaft finden Sie problemlos in gut sortierten Supermärkten und Reformhäusern.

Vermeiden Sie Rückfälle

Bei wiederholten Blasenentzündungen sollten Sie über zwei oder drei Monate nicht nur eine Probiotika-Kur, sondern eine Kur mit Bärentrauben-, Heidekraut- oder Majoranextrakt machen (zwei Tropfen auf ein Glas Wasser), die allesamt keimtötende Wirkung haben. Sie können es aber auch mit ein paar Tropfen *Melaleuca* (Teebaumöl) versuchen, das außerdem bei Vaginalinfektionen sehr gut wirkt. Alle genannten Pflanzen sind in Kräuterapotheken erhältlich.

Sauberes Wasser, saubere Luft

Unser Körpergewebe besteht zu neunzig Prozent aus Wasser. Tag und Nacht, egal ob im Ruhezustand oder bei Anstrengungen, greift der Körper auf diese Wasserreserven zurück. Bei erhöhter Raumtemperatur oder bei Fieber, aber auch bei sportlicher Betätigung besteht ein höherer Bedarf. Der Stoffwechsel braucht dann Wasser, und der Wasserverlust erfolgt über den Schweiß, den Atem (die ausgeatmete Luft enthält knapp zehn Prozent Wasser), den Urin oder Darmausscheidungen.

Man muss den Verlust den ganzen Tag über kompensieren, damit die Feuchtigkeitsversorgung gewährleistet ist. Heute spricht zwar jeder darüber, aber man denkt nicht immer daran. Die erforderliche Wassermenge pro Tag soll dem eigenen Körpergewicht geteilt durch fünfunddreißig entsprechen. Bei einem Gewicht von siebzig Kilogramm müssen Sie demnach zwei Liter Wasser täglich trinken. Leitungswasser sollten Sie jedoch möglichst vermeiden, da es Schwermetalle enthält, denen vor allem bei der Entstehung von Brustkrebs, aber auch bei Lungen-, Schilddrüsen- und Leberkrebs eine Beteiligung nachgesagt wird.

Wer keine Wasserflaschen schleppen will, kann sich auch ein einfaches Gerät zulegen, das für alle Wasserhähne geeignet ist: einen Filter, der vor den im Trinkwasser enthaltenen Schwermetallen schützt (erhältlich in Haushaltswarengeschäften oder Bioläden). Auf diese Weise können Sie tagsüber reines Wasser trinken und es auch für die Zubereitung von Kaffee und Tee benutzen.

Der Luftverschmutzung können Sie leider nicht immer so leicht entgehen, vor allem, wenn Sie in einer Großstadt leben. Hier können Sie jedoch ein wenig Abhilfe schaffen, indem Sie

Ihre Wohnung frühmorgens lüften und die Luftverschmutzung in den Innenräumen (ungesunde Malerfarben, Verwendung von allzu aggressiven Reinigungsmitteln usw.) in Grenzen halten.

Pilzerkrankungen

Vaginale Pilzinfektionen kommen leider häufig vor. Wie weiter oben bereits erwähnt, machen unsere Lebensweise und unsere Ernährung den Organismus »sauer«. Ein allzu saures Milieu begünstigt nun mal die Vermehrung von Keimen und vor allem von Pilzen. Eine Pilzinfektion ist nicht weiter schlimm, dennoch sollten Sie rasch etwas dagegen tun. Lassen Sie sich unbedingt von einem Arzt beraten, wie Sie sich und Ihren Partner am besten behandeln.

Zur Vermeidung von Rückfällen muss der pH-Wert der Vaginalflora wiederhergestellt werden. Geben Sie dazu zwei Esslöffel Natriumbikarbonat (erhältlich in Apotheken und Supermärkten) ins Badewasser. Das Bikarbonat reduziert den Säuregehalt der Vaginalflora, und die Pilze können sich im nichtsauren Milieu nicht vermehren.

Regelbeschwerden

Die Ernährung

Das Prämenstruelle Syndrom hängt wie bereits erwähnt mit einem Östrogenüberschuss in der zweiten Zyklushälfte zusammen, weil die Leber die Östrogene nicht richtig ausscheidet. Deshalb besteht die Lösung auch hier darin, dem Organ die Arbeit in der zweiten Zyklushälfte zu erleichtern. Nehmen Sie ganz wenig Alkohol, weniger Kaffee und weniger Fett zu sich. Leichte Kost erleichtert die Verdauung, und dies wirkt sich unmittelbar auf die Leberfunktion aus.

Steckbrief der *Angelica sinensis*

Aufgrund ihrer tonisierenden Eigenschaften wird sie oft auch »Frauenginseng« genannt. Die Pflanze wird selten allein verwendet, sondern ist als Bestandteil von Präparaten in Naturkostläden erhältlich.

- Allgemeiner Name: Chinesischer Engelwurz
- Botanischer Name: *Angelica sinensis*
- Verwendeter Teil: Wurzel
- Herkunft: China, Korea, Japan

Eigenschaften

- Lindert Beschwerden vor und während der Menstruation.
- Verringert Gebärmutterkrämpfe.
- Verbessert die Durchblutung von Eierstöcken und Gebärmutter.

Dosierung

Täglich eine Kapsel.

Gegenanzeigen

Da die Pflanze stark östrogenische Anteile enthält, wird Patientinnen mit Brustkrebs von der Einnahme abgeraten.

Eine hilfreiche Pflanze

Chinesen und Japaner verwenden Engelwurz seit Langem zur Behandlung zahlreicher Frauenleiden, und vor kurzem wurde sie auch ins Verzeichnis westlicher Arzneimittel aufgenommen. Die Pflanze enthält Phytoöstrogene und normalisiert daher den Menstruationszyklus, erleichtert Schwangerschaften und beseitigt Rückenverspannungen.

Stimmungsaufhellende Spurenelemente

Die in Oligosol-Präparaten enthaltenen Elemente Lithium und Magnesium, die beide in kleinen Ampullen erhältlich sind, heben die Stimmung. In der zweiten Zyklushälfte können Sie zusätzlich natürliche Arzneimittel mit gestagener Wirkung wie Nachtkerze oder Yam einnehmen (eine Kapsel täglich). Bei Überempfindlichkeit (beispielsweise wenn Ihnen schnell die Tränen kommen) können Sie im Wechsel mit den oben genannten Spurenelementen auch eine Omega-3-Fettsäuren-Kur machen, die vor allem wegen ihrer antidepressiven Wirkung hilfreich ist[13].

Starke Blutungen

Die meisten Blutgerinnungsfaktoren werden von der Leber produziert, weshalb in der zweiten Zyklushälfte leichte Kost empfehlenswert ist. Starke Blutungen führen zu einem Eisenverlust, was das Risiko von Anämie und Müdigkeit nach sich zieht. In einer Altersphase, in der Frauen ohnehin über Müdigkeit klagen, lässt sich das Problem nicht nur durch die Einnahme von Eisen lösen. Zum einen kann Eisen zu Bauchschmerzen und Verstopfungen führen, zum anderen wird es, allein eingenommen, direkt über den Darm ausgeschieden. Nur zehn Prozent des in der Nahrung enthaltenen Eisens (in Blutwurst, Leber, Petersilie, grünen Äpfeln u. a.), gelangen tatsächlich ins Blut. Denn um von den Blutkörperchen aufgenommen zu werden, ist das Vitamin B_{12} nötig. Wenn Sie die Vorteile von Eisen nutzen möchten, sollten Sie einen kompletten Vitamin-B-Cocktail zu sich nehmen, wie er zum Beispiel in Bierhefe enthalten ist. Sinnvoll sind täglich ein Briefchen Eisen (greift den Darm weniger an als Tabletten) und drei Kapseln Bierhefe.

Massieren Sie folgende Punkte bei Regelbeschwerden

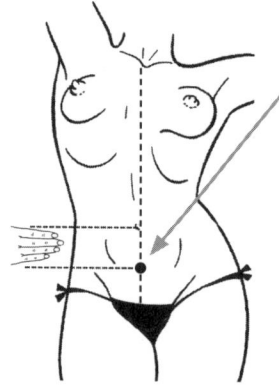

Den Punkt »Das erste der Passtore« *(guanyuan)*, der auf der
Mittellinie des Unterbauchs vier
Fingerbreit unterhalb des Nabels
liegt.

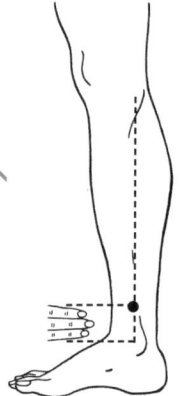

Erwärmen Sie morgens und abends die
beiden symmetrisch angeordneten Punkte
»Die Verbindung der drei Yin« *(sanyinjiao)*.
Sie liegen auf der Wadeninnenseite, drei
Fingerbreit über dem höchsten Punkt des
malleolus internus (Innenknöchel).

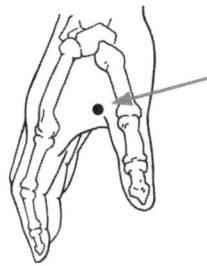

Den Punkt »Vereinte Täler« *(hegu)* an
jeder Hand in der Vertiefung zwischen dem ersten und zweiten metakarpalen Gelenk zwischen Daumen
und Zeigefinger.

Massieren Sie folgende Punkte, um die Durchblutung zu normalisieren

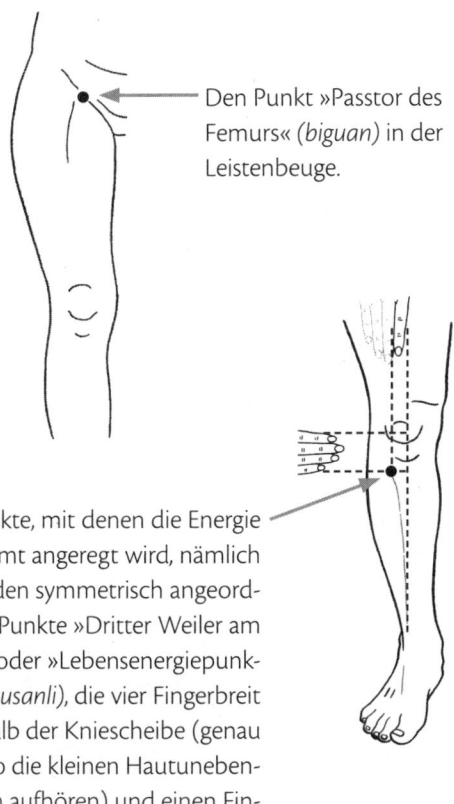

Den Punkt »Passtor des Femurs« *(biguan)* in der Leistenbeuge.

Die Punkte, mit denen die Energie insgesamt angeregt wird, nämlich die beiden symmetrisch angeordneten Punkte »Dritter Weiler am Fuß« oder »Lebensenergiepunkte« *(zusanli)*, die vier Fingerbreit unterhalb der Kniescheibe (genau da, wo die kleinen Hautunebenheiten aufhören) und einen Fingerbreit nach außen liegen.

Massieren Sie folgende Punkte, um Ihren Hormonhaushalt zu regulieren

Wie bereits erwähnt, hat es zahlreiche Auswirkungen auf den Körper, wenn die Sexualhormone nicht im Gleichgewicht sind. Massieren Sie daher die folgenden Punkte zwei bis drei Minuten lang im Uhrzeigersinn, möglichst jeden Tag.

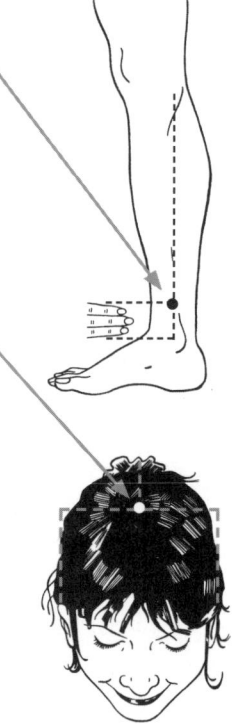

Die beiden symmetrisch angeordneten Punkte »Die Verbindung der drei Yin« *(sanyinjiao)*. Sie liegen auf der Wadeninnenseite, und zwar drei Fingerbreit über dem höchsten Punkt des Innenknöchels.

Der Punkt »Zusammenkunft aller Leitbahnen« *(baihui)* wirkt direkt auf die Hypophyse, regt die zentrale Regulierung der Geschlechtsdrüsenfunktion an und bringt die Hormonproduktion wieder ins Lot. Er liegt auf dem Scheitel direkt in der Mitte der Linie, welche die Spitzen der beiden Ohrmuscheln miteinander verbindet. Erwärmen Sie diesen Punkt möglichst täglich über einen Zeitraum von mehreren Monaten.

Rückenschmerzen

Zwei Vorsichtsmaßnahmen

Die Arbeit am PC ist häufig der Grund für eine schlechte Sitzhaltung. Lernen Sie, die Maus mit beiden Händen zu bedienen, und zwar täglich im Wechsel: einmal mit der rechten und einmal mit der linken Hand. Mit dieser Übung können Sie beispielsweise eine Entzündung von Ellenbogen- oder Schultergelenken verhindern. Auch das lange Tragen schwerer Einkaufstaschen kann Schmerzen auslösen, zur Schonung Ihres Rückens sollte eine Tasche daher nie mehr als zwei Kilo wiegen.

Massieren Sie folgende Punkte, damit die Rückenmuskulatur geschmeidig und die Aufrichtung der Wirbelsäule erleichtert wird

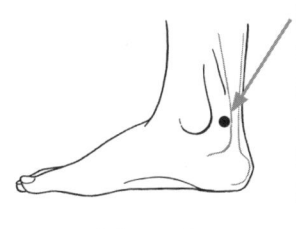

Die beiden symmetrisch angeordneten Punkte »Mächtiger Wasserlauf« *(taixi)*. Sie liegen auf der Knöchelinnenseite in der Vertiefung gleich hinter dem hervortretenden Punkt des *malleolus internus* (Innenknöchel).

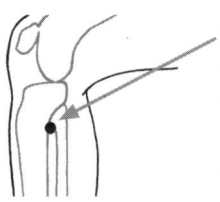

Die beiden Punkte »Die Quelle am Yin-Grabhügel« *(yinlingquan)* an der Beininnenseite, etwas unterhalb des Knies, in der Mulde zwischen Schienbeinkopf und Wadenmuskel.

Das Wichtigste in Kürze

Zwischen zwanzig und dreißig leben wir intensiv, denn sowohl in biologischer und körperlicher Hinsicht wie auch im Alltag kommt es zu gewaltigen Umwälzungen. Das ist auch gut so, denn auf diese Weise haben Sie die nötige Energie, um mit allen Anforderungen fertigzuwerden. Selbst wenn Sie manchmal den Eindruck haben, sich zu viel zuzutrauen, befinden Sie sich auf dem Höhepunkt Ihrer Leistungsfähigkeit. Sie müssen einfach nur darauf achten, die kleinen hormonellen Störungen zu regulieren, die gelegentlich zu Müdigkeit führen, und sich die richtige Ernährungsweise angewöhnen, damit Sie Infektionen aller Art vermeiden und sich Ihre Energie erhalten.

Die richtigen Maßnahmen

Nehmen Sie täglich morgens:

- eine Eleutherokokk-Kapsel
- eine Kapsel Vitamin E (jeden zweiten Monat, also einen Monat lang nehmen, danach einen aussetzen, dann wieder nehmen)
- eine Probiotika-Kapsel

Essen Sie außerdem viel Obst und Gemüse.

Von dreißig bis vierzig

Das leistungsfähige Alter

*D*reißig Jahre! Das ist ein schönes Alter und zudem eine Zeit, in der wir besonders leistungsfähig sind. Mit dreißig sind wir nicht nur voll erblüht und fühlen uns in Bestform, sondern die Zweifel und Irrungen der Jugend liegen hinter uns, und wir haben unsere (guten) Entscheidungen getroffen. Ob wir in einer Beziehung leben oder nicht – wir kennen uns inzwischen besser und wissen, was wir wollen. In dieser Zeit möchten wir etwas aufbauen und vielleicht ein Kind bekommen, wenn wir nicht bereits eines haben.

Im Beruf übernehmen wir zunehmend Verantwortung, unsere Erfahrung im Hinblick auf unsere Energie vollbringt Wunder, und auch ein intensives Arbeitsleben hindert uns nicht daran, auszugehen, uns weiterzubilden oder Freunde zu treffen. Wir tanzen auf allen Hochzeiten und führen ein hektisches, aufregendes, erfülltes Leben.

Biologisch gesehen liegen die Umbrüche des vergangenen Jahrzehnts nun hinter uns, und auch der Hormonhaushalt hat sich eingepegelt.

Etwas ganz Wichtiges dürfen wir allerdings nicht vergessen: Was jetzt auf uns zukommt, ist ein Marathon und kein Sprint! Daher sollten wir uns ein bisschen zurücknehmen.

Ab dreißig müssen wir uns für förderliche Gewohnheiten entscheiden, um unseren Körper zu pflegen. Die gute Funktionsweise des Organismus ist nämlich der Garant unserer Freiheit. Nur dann können wir all das unternehmen, wozu wir Lust haben.

Den folgenden zwei Punkten sollte Ihr größtes Augenmerk gelten: den leisen, durch Überaktivität und Stress bedingten Beschwerden – Müdigkeit, Migräne, erste Nackenschmerzen – und etwaigen Schwankungen des Hormonhaushalts, die sich als Zyklusstörungen, vielleicht sogar als Empfängnisschwierigkeiten beim ersten Kinderwunsch bemerkbar machen können.

Darauf sollten Sie achten

- Stressbedingte Beschwerden, Schlaflosigkeit
- Müdigkeit
- Migräne
- Allergien

Chronischer Stress

Stress ist das erste all dieser Übel und zieht viele andere nach sich.

Die Familie, die Beziehung, die Arbeit, das Nachtleben ... In einer Gesellschaft, die uns dazu drängt, alles gleichzeitig zu machen, ist jedes Mittel recht, um durchzuhalten. So gesehen ist Stress ein wunderbarer Motor, der uns vorwärtstreibt. Er spornt uns an und hilft uns dabei, über uns hinauszuwachsen – bis zu einem bestimmten Punkt, das heißt bis an die eigenen Grenzen. Denn Stress im Übermaß kann schnell zum Energieräuber werden. Kleine Verspätungen, Hierarchiezwänge, Sorgen oder Ängste im Zusammenhang mit den Unwägbarkeiten des Berufs- und Privatlebens – kurz: Die großen und kleinen Ärgernisse nagen, wenn sie wiederholt auftreten, am Nervensystem und erschöpfen die Abwehrkräfte. Ein überforderter Organismus macht irgendwann nicht mehr mit, das Immunsystem bricht zusammen, und die Gemütsverfassung sinkt gegen null.

Wir sind nicht alle in gleicher Weise stressanfällig, manche Menschen sind empfindlicher als andere. Das Vertrauen in die eigenen Ressourcen sowie die Fähigkeit, positiv zu denken und sich den Widrigkeiten anzupassen, spielen dabei eine maßgebliche Rolle. Aber wir alle können dazulernen und wirksame Strategien anwenden, denn es

Ein Leben bei Tempo hundert

Es war von Anfang an klar, dass ich einmal einen Pflegeberuf ergreifen würde. Krankenhäuser, Patienten – das hat mich schon immer interessiert. Vermutlich nennt man so etwas Berufung! Ganz am Anfang meiner beruflichen Laufbahn in Frankreich konnte ich allerdings nicht als Ärztin praktizieren, da ich meine französischen Diplome noch nicht hatte. Deshalb beschloss ich, zunächst im Analyselabor eines Krankenhauses zu arbeiten, und hatte abends Dienst in der Notaufnahme. Jede Nacht analysierten wir ungefähr fünfzig Blut- und ebenso viele Urinproben. Wir mussten schnell, aufmerksam und präzise arbeiten, denn von unserer Arbeit hingen Menschenleben ab, wie meine Professoren immer sagten.

Frühmorgens, sobald die Kollegen von der Frühschicht eintrafen, fuhr ich mit dem Auto rasch zu einem Universitätslabor am anderen Ende der Stadt, um meine Recherchen zu körpereigenen Opioiden und Krebszellen fortzusetzen. Ich wollte herausfinden, ob die körpereigenen Opioide, die durch Akupunktur angeregt werden, unser Abwehrsystem so beeinflussen können, dass es die Vermehrung von Tumorzellen eindämmt. Mit anderen Worten: Ich machte zwei Jobs hintereinander, ohne dazwischen auch nur ein Stündchen zu schlafen. Um schnell wach zu werden, brachte ich daher fünf Nadeln rings um den Punkt »Zusammenkunft aller Leitbahnen«, und schon saß ich wieder fit am Steuer. Bis mich eines Tages die Polizei anhielt, weil ich bei Dunkelgelb über eine Ampel gefahren war.

Wird eine Russin von der Polizei angehalten, läuft sie Gefahr, in den Gulag zu kommen. Dementsprechend war ich starr vor

Schreck und sah den Polizisten mit vor Angst geweiteten Augen an. Aber als er meine Papiere verlangte, bemerkte ich, dass seine Augen noch größer waren als meine. Zu groß war sein Erstaunen, als er feststellte, dass zwischen meinen zerzausten Haaren fünf Nadeln steckten. Er muss mich für eine Fakirin gehalten haben, eine Marsbewohnerin, eine Hexe, eine Verrückte.

»Eigentlich bin ich Ärztin für Akupunktur«, erklärte ich ihm und redete ihn mit allen möglichen Details aus der Praxis schwindlig. Zum Dank stellte ich ihm noch schnell eine Gesundheitsdiagnose, indem ich in seiner Ohrmuschel las. Ich traf den Nagel auf den Kopf und »entlarvte« sogar das Problem mit seiner Kniescheibe, die er sich zehn Jahre zuvor gebrochen hatte. Verblüfft, verdutzt und, wie ich hoffte, für immer Anhänger meiner Fachrichtung, ließ er mich weiterfahren, ohne mir ein Bußgeld zu verhängen. Der Punkt »Zusammenkunft aller Leitbahnen« hatte mich gerettet!

gibt tatsächlich Wege, sich zu schützen und so den seelischen oder körperlichen Belastungen besser standzuhalten.

Stress hat Auswirkungen auf die unterschiedlichsten Bereiche, darunter Schlaf, Verdauung, Anfälligkeit gegen Mikroben und Entwicklung von Allergien.

Schlafstörungen

Ohne erholsamen Schlaf ist weder körperliches noch seelisches Gleichgewicht möglich. Nachts laden sich die Neuronen in unserem Körper wieder auf, um uns mit Energie zu versorgen und unsere Gedächtnisleistung sowie die Konzentrationsfähigkeit zu verbessern – alles Dinge, die wir tagsüber brauchen. Sieben Stunden Schlaf müssen zur Erholung ausreichen, es sei denn, Sie zählen zu den seltenen Ausnahmen wie Einstein oder Napoleon, die so gut schliefen, dass sie mit vier Stunden auskamen.

Umgekehrt ist es jedoch kein Zeichen von Gesundheit, wenn man viel schläft, also beispielsweise zehn Stunden pro Nacht. Wer zu lange schläft, erholt sich im Schlaf häufig nicht, da er nachts immer wieder kurz aufwacht. Gut schlafen heißt nicht nur, über längere Zeit hinweg genug, sondern auch erholsamen Schlaf zu finden.

Deshalb sollten Sie ganz besonders auf die Einschlafphase achten. Vorsicht: Das Hormon Melatonin, das den wundersamen Schlafmechanismus steuert und uns anzeigt, wann es Zeit ist einzuschlafen, wird von der Hypophyse nicht vor elf Uhr abends ausgeschüttet, und seine Lebensdauer beträgt nur drei Sekunden. Verständlicherweise ist es nach diesem »Hormonschub« viel schwieriger, friedlich einzuschlafen. Zum Glück können wir lernen, den Schlaf zu nutzen. Dazu brauchen wir keine komplizierten Rituale, vielmehr beruht die Vorbereitung auf den Schlaf auf den Grundregeln zur Lebenshygiene: in ruhiger Umgebung in einem kühlen Zimmer schlafen.

Stress kann uns am Einschlafen hindern, ja sogar dazu führen, dass wir nachts aufwachen. Durch die Müdigkeit, die sich daraufhin einstellt, geraten wir schnell in einen Teufelskreis.

Müdigkeit

Mit zwanzig verfügten wir über nahezu unbegrenzte Fähigkeiten, uns von Strapazen zu erholen. Nach einer durchfeierten Nacht konnten wir am nächsten Morgen problemlos zur Arbeit gehen. Ich weiß noch genau, dass ich vor meinem dreißigsten Geburtstag ohne den gerings-

Erste Bilanz

Jetzt ist genau der richtige Zeitpunkt für einen umfassenden Check-up. Lassen Sie die Werte von Cholesterin, Triglyzeriden, Blutzucker, Eisen und Schilddrüse bestimmen sowie eine erste Mammografie machen – vor allem, wenn Sie empfängnisverhütende Hormone einnehmen und direkte Vorfahren oder nahe Angehörige (Mutter, Tante, Schwester) von Brustkrebs betroffen waren. Lassen Sie außerdem einmal pro Jahr einen Vaginalabstrich vornehmen. Außerdem empfehle ich Ihnen eine Darmspiegelung mit vierzig, wenn jemand in Ihrer Familie schon mal eine Krebserkrankung des Verdauungstrakts hatte.

ten Anflug von Müdigkeit eine Nachtwache nach der anderen halten konnte. Ein paar Stunden Schlaf, und schon ging's wieder weiter!

Ab dreißig sieht die Sache anders aus. Es ist völlig normal, dass man sich ab und zu fragt, wie man den vom Leben vorgegebenen Rhythmus durchhalten will. Wenn Sie sich müde fühlen, sollten Sie sich ein chinesisches Sprichwort ins Gedächtnis rufen: »Es nutzt nichts, ein müdes Pferd zu peitschen, denn es wird nicht schneller galoppieren. Es ist besser, man füttert es.« Müdigkeit ist ein Symptom von nervöser, geistiger und körperlicher Erschöpfung, und das einzig wirksame Heilmittel dafür ist, unsere Batterien wieder aufzuladen.

Müdigkeit macht sich auf vielerlei Arten bemerkbar, die ebenso viele unterschiedliche Bedeutungen haben.

Fühlen Sie sich schon morgens erschöpft, bevor Sie sich angestrengt haben, dann sollten Sie die Ursache von einem Arzt abklären lassen.

Ein hormonales Ungleichgewicht kann ein Gefühl von Erschöpfung vor der Regel auslösen. Wiederholte Migräneattacken, Bauchschmerzen sowie alle chronischen Schmerzen mobilisieren auch den Organismus. In diesem Fall ist die Müdigkeit ein Alarmsignal, vergleichbar mit den Kontrolllampen im Auto, die eine Störung des Motors anzeigen. Oft genügen ein paar Reparaturen, um eine Überhitzung zu vermeiden, und ist die Ursache erst einmal behoben, wird auch die Müdigkeit verschwinden.

Gegen eine durch Überaktivität verursachte Erschöpfung kann man natürlich nicht nur mit pflanzlichen Mitteln, Akupressur und einer förderlichen Lebensweise angehen. Ziel ist es, die Widerstandsfähigkeit zu steigern – als wären Sie eine Leistungssportlerin, die im Training oder bei einem Wettkampf eine zusätzliche Anstrengung meistern muss.

Kopfschmerzen

Kopfschmerzen (Migräne und dergleichen) treten bei jungen Frauen sehr häufig auf. Die Anfälle können sich verschieden äußern und sind jeweils Zeichen einer spezifischen Funktionsstörung – natürlich sprechen wir hier nicht von funktionellen Kopfschmerzen und ebenso wenig von anatomisch bedingten Schmerzen, deren Ursache ein Tumor sein kann. Funktionelle Ursachen gibt es viele:

- Bestimmte Arten von Kopfschmerz hängen eng mit dem Menstruationszyklus zusammen und signalisieren ein hormonales Ungleichgewicht.

- Arbeiten Leber und Gallenblase (stressbedingt) nicht richtig, kommt es mitunter ebenfalls zu Kopfschmerzen. Die Gallenflüssigkeit ist dann zu zäh und löst Gefäßkrämpfe aus. In diesem Fall kommt es häufig zu Augenschmerzen.

- Eine Arthrose der Halswirbelsäule führt zu unregelmäßiger Durchblutung des Gehirns und löst dadurch Schmerzen aus, die meistens im Hinterkopf auftreten.

- Ein zu hoher oder zu niedriger Blutdruck hat dieselben Auswirkungen.

- Auch Augenleiden wie grüner Star (zu hoher Augeninnendruck, der zu einer Schädigung des Sehnervs führt) sollte man in Erwägung ziehen.

Wenn Sie wirksam gegen diese Leiden angehen wollen, müssen Sie fähig sein, sie einzuordnen und zu verstehen. Nach und nach werden Sie sich besser kennenlernen und können diesen Störungen vorbeugen.

Die Haut

Freie Radikale sind die größten Feinde der Schönheit. Sie entstehen durch die Energie der Zellen, die für ihre Funktion Sauerstoff brauchen, und sind daher Abfallprodukte, die den gesamten Organismus belasten und den Alterungsprozess vorantreiben. Es ist enorm wichtig, dem Organismus bei der Beseitigung dieser Abfallstoffe zu helfen. Ich sage immer, dass eine Frau, die ihre Haut schon seit ihrer Jugend pflegt und ihr Immunsystem stärkt, mit fünfzig nicht zu Botox oder Collagen greifen muss.

Spieglein, Spieglein an der Wand ... Die Haut ist jung und schön, und trotzdem schauen wir mit prüfendem Blick in den erbarmungslosen Spiegel, ob wir nicht schon die ersten Fältchen entdecken. Eigentlich sind wir doch alle gleich! Wer sucht, der findet sie auch, die feinen Linien – Vorboten der Falten. Sie entstehen, weil die Muskeln, die unter der Haut liegen und sie straffen – so wie man die Wäsche zum Bügeln straff zieht –, allmählich nachlassen und die Lederhaut dünner wird. Mit einer Massage der Akupunkturpunkte lässt sich die Geschmeidigkeit und Elastizität der Muskeln und damit auch die Hautstraffung wirksam anregen. Kinder haben keine Falten, denn ihre Muskeln sind geschmeidig. Dank der Stimulierung der Akupunkturpunkte hatten die chinesischen Kaiserinnen bis ins hohe Alter keine Falten, während die Frauen aus dem Volk oft runzlig wie getrocknete Äpfel waren.

Probleme mit Pickeln dürfte es in dieser Phase normalerweise nicht mehr geben. Die Hormonproduktion hat sich nämlich inzwischen eingespielt, weshalb die Haut strahlen sollte. Andernfalls ist eine Hormonbilanz angezeigt.

Nasennebenhöhlen- und -schleimhautentzündungen, Allergien und Ekzeme

Vergessen wir nicht, dass unsere Haut wie auch die Lunge ständig mit der Umgebung in Kontakt ist. Da Haut und Atemwege demselben Meridian zugeordnet sind, fungieren sie als Barrieren gegen Angriffe von außen und können – mit unterschiedlichen Erscheinungsbildern – für dieselben Ursachen anfällig sein. Auf diese Weise kann man zwischen allergischen, die Haut betreffenden Krankheitsbildern, etwa einem Ekzem, und Beeinträchtigungen des HNO-Bereichs, zum Beispiel wiederholten Nasennebenhöhlen- oder Nasenschleimhautentzündungen, Bronchitis und sogar Asthma, eine Verbindung herstellen.

Bei den Chinesen hieß es: »Der Darm schützt die Lunge.« Die Darmflora trägt zu einem guten Immunsystem tatsächlich viel bei, deshalb leidet es auch darunter, wenn sie geschädigt ist.

Stress begünstigt indirekt Allergien. Er reizt die Gallenblase über den Vagusnerv, die längste Nervenbahn, die vom Hirnstamm zum Herzen führt (daher das Herzklopfen bei Stress) und bei den Gallengängen endet. Zu viel und zu saure Gallenflüssigkeit zerstört aber die Darmflora. Die dadurch ausgelösten Allergien hängen damit zusammen, dass eine intakte Darmflora die allergieauslösenden, in der Nahrung versteckten Stoffe zerstört, so dass sie nicht über die Darmwand in den Blutkreislauf gelangen. Ist die Wand jedoch geschädigt, kommt es zu allergischen Erscheinungsformen wie Flecken, Rötungen und Hautausschlägen.

Damit wäre hinreichend erklärt, weshalb Allergien aufgrund unserer heutigen Lebensbedingungen geradezu explosionsartig auftreten. Erwachsene, die an Ekzemen leiden, haben häufig schon als Kinder darunter gelitten. Flecken und Juckreiz treten bevorzugt nach einer Trennung, bei Überlastung oder einem Umzug auf – oder weil der Chef so viel von uns verlangt.

Diverse wissenschaftliche Studien haben gezeigt, dass sich die Immunfaktoren nach positiven Gefühlserlebnissen, etwa wenn die Mutter ihr Baby zärtlich streichelt oder es stillt, erheblich verbessern[1].

Wir müssen allerdings auch andere Faktoren in Betracht ziehen, etwa die Umweltverschmutzung. Die meisten von uns wohnen oder arbeiten in Städten, deren Luft voll von extrem aggressiven Partikeln ist. Diese greifen die Schleimhäute an und machen sie anfälliger für den geringsten Mikrobenangriff.

Auch unsere Ernährung dürfen wir nicht außer Acht lassen. Da man uns als Kindern immer wieder gesagt hat, Milch sei »gut fürs Wachstum«, haben wir uns angewöhnt, zu viele Milchprodukte zu konsumieren (siehe dazu auch Seite 38). Die heutigen Milchprodukte haben mit denen von früher allerdings nicht mehr viel gemeinsam. Durch die heutigen Konservierungsmethoden werden sie zu sauer, was die Darmflora zerstört und schneller zu Schleimhautentzündungen führt.

Was Sie tun können

Immer wieder Vitamin E

Freie Radikale sollten unbedingt so früh wie möglich bekämpft werden. Wie wir gesehen haben, beschleunigen sie den Alterungsprozess, weil sie den Organismus belasten.

Mit Vitamin E haben Sie bereits im vorigen Kapitel Bekanntschaft gemacht, in dem ich es Ihnen täglich als Nahrungsergänzung empfohlen habe. Jetzt gilt es, die Einnahme fortzusetzen, denn Vitamin E ist für Dreißigjährige das Geheimnis der Jugend.

Es wirkt nicht nur stark antioxidativ, sondern schützt auch vor der schnellen Zerstörung anderer, empfindlicherer Antioxidantien wie Omega-3 und Selen. Es verlängert ihre Lebensdauer und kann so gemeinsam mit ihnen einen Synergieeffekt erzielen.

Außerdem regt Vitamin E die Eierstöcke sowie die Produktion der weiblichen Hormone Östrogen und Progesteron an. Es unterstützt nicht nur den Eisprung, sondern auch die Befruchtung und die Einnistung des Eies. Außerdem ist es Bestandteil zahlreicher Pflegecremes.

Beschaffenheit und Schönheit von Haut und Haar hängen ebenfalls vom Hormonzyklus ab. Gerät der Hormonspiegel aus dem Gleichgewicht, wird die Haut trocken und runzlig, und die Haare werden brüchig.

Wie bereits erwähnt, haben mehrere wissenschaftliche Arbeiten bewiesen, dass die Einnahme von Vitamin E vor Brustkrebs schützt, grauem Star, Arthrose und Herz-Kreislauf-Erkrankungen vorbeugt, außerdem den Fettstoffwechsel und die Leberfunktion normalisiert, die Cholesterinausscheidung unterstützt und sogar den Verlauf chronischer Krankheiten wie Diabetes günstig beeinflusst[2].

Beim Kauf von Speiseöl sollten Sie Erdnussöl bevorzugen, da es extrem viel Vitamin E enthält – genau aus dem Grund nenne ich es auch »Frauenöl« –, und mehr fetthaltigen Fisch wie Thunfisch, Lachs, Makrelen und Sardinen essen, die außerdem Omega-3-Fettsäuren enthalten.

Da wir unseren täglichen Bedarf an Vitaminen und Spurenelementen über unsere industriell verarbeiteten Nahrungsmittel nicht mehr decken können, sollten Sie jeden zweiten Monat täglich 125 bis 200 mg Vitamin E zu sich nehmen. Ideal wäre täglich ein Multivitamincocktail, der Vitamin A, Vitamin C, Selen und Omega-3-Fettsäuren enthält.

Schöne Haut

Die Hautpflegerezepte aus früherer Zeit kommen wieder in Mode, was schöne Erinnerungen in mir wachruft.

In Russland rieten die Babuschkas ihren Enkelinnen oder jungen Frauen: »Wenn du russischen Salat machst, leg dir jede der Zutaten auf die Haut: Öl, Kefir, Quark, Gurkenschalen.«

Sogar meine Mutter, eine Wissenschaftlerin, hielt sich an dieses Prinzip und verband Schönheitsrituale gern mit Kochkünsten. Am Ende des Winters, wenn ihre Haut durch die strenge Kälte Leningrads trocken geworden war, kaufte sie auf dem Markt regelmäßig dicke eingelegte Gurken, die zur Familie der Salatgurken gehören. Ihre Einkäufe verwendete sie zum Teil für den Salat, zum Teil für ihr Gesicht. Beispielsweise schnitt sie die Gurken in dünne Scheiben und legte sie als Feuchtigkeitsmaske auf. Ist es am Ende den russischen Gurken zu verdanken, dass sie bis heute, mit zweiundsiebzig Jahren, keine Falten hat? Wer weiß …

Brustmassage

Massieren Sie Ihre Brüste, um den Lymphfluss anzuregen. In China sagten schon die Taoisten: »Ab dem dreizehnten Lebensjahr sollten Mädchen täglich ihre Brüste durch die Seide massieren, und zwar sechsunddreißig Mal nach außen, achtundzwanzig Mal nach innen.« Sechsunddreißig ist sicher eine magische Zahl, doch nicht verbindlich. »Mehrere Male«, lautet daher meine Empfehlung. Sie können sich dies schnell zur Gewohnheit machen, etwa unter der Dusche oder wenn Sie Ihre Feuchtigkeitscreme auftragen. Schon nach kurzer Zeit sind die Brüste vor der Periode nicht mehr so gespannt und schmerzen weniger. Mit dieser Massage bereiten Sie sie auch auf die Milchbildung vor.

Reichhaltigere Cremes für die Haut

Die Ursache für die ersten feinen Linien, die Vorboten der Falten, sind das leichte Erschlaffen der subkutanen (unter der Haut liegenden) Muskulatur und eine dünner werdende Lederhaut. Wenn Sie etwas dagegen tun möchten, bedenken Sie bitte, dass die Oberhaut im Lauf der Jahre einfach etwas anspruchsvoller geworden ist. Daher dürfen Sie ihr die nötigen Nährstoffe keinesfalls vorenthalten! Am besten Sie verwenden eine Creme mit einem größeren Anteil an hauteigenen Bestandteilen wie Elastin oder Collagen.

Hefe für die Haare

Frauen mangelt es häufig an Vitaminen des B-Komplexes, die für Haut und Haar unentbehrlich sind. Die beste Vitamin-B-Quelle ist Bierhefe, weshalb ich Ihnen empfehle, im Frühjahr täglich drei Kapseln oder Tabletten einzunehmen. In dieser Jahreszeit »häuten« wir uns nämlich wie die Schlangen: Die abgestorbenen Zellen schuppen sich ab, und die oberen Hautschichten erneuern sich. Das Frühjahr ist auch die Zeit, in der uns die Haare verstärkt ausfallen, denn nach dem Winter fehlen uns einige Vitamine, da in dieser Jahreszeit nur wenig Obst und Gemüse angeboten werden.

Die drei Schönheitsmasken der Babuschkas

Gurkenmaske

Von einer Gurke einige Scheiben abschneiden und schälen, danach zerdrücken (oder raspeln), einen Teelöffel süßes Mandelöl und etwa zehn Tropfen Zitronensaft hinzufügen. Den Brei auf Gesicht und Hals auftragen, dann zwanzig Minuten ruhen. Anschließend die Maske mit einem mit Rosenwasser angefeuchteten Baumwolltuch abnehmen und wie üblich eine Feuchtigkeitscreme auftragen.

Ei-Hafer-Maske

Ein Eigelb mit 2 TL Haferflocken zu einer glatten Masse verrühren. Aufs Gesicht auftragen, zwanzig Minuten ruhen, dann mit lauwarmem Wasser abspülen. Anschließend wie gewohnt eine Feuchtigkeitscreme auftragen.

Ei-Olivenöl-Zitronen-Maske

Ein Eigelb, den Saft einer halben Zitrone und 1 TL Olivenöl verrühren. Aufs Gesicht auftragen, zwanzig Minuten ruhen, danach mit lauwarmem Wasser abspülen. Anschließend wie gewohnt eine Feuchtigkeitscreme auftragen. Diese Maske ist eher für fettige Haut geeignet.

Ab jetzt nur noch Biokosmetik?

Einer meiner alten Professoren sagte immer: »Tragen Sie nichts auf die Haut auf, was Sie nicht essen können.«

Getreu diesem Prinzip bin ich inzwischen zu einer Verfechterin der Biokosmetik geworden. Mit Biokosmetik vermeiden Sie es, den Organismus mit allzu vielen Konservierungsstoffen zu belasten, die ohnehin schon in unzähligen Nahrungsmitteln enthalten sind. Das heißt jetzt aber nicht, dass Sie Biokosmetikprodukte einnehmen sollen!

Sonne fürs Gemüt

Im Gegensatz zu vielen anderen glaube ich an die guten Eigenschaften der Sonne und werde Ihnen niemals raten, sich um jeden Preis vor ihr zu schützen. Ein Samenkorn kann ohne Licht nicht wachsen, und auch wir können ohne Licht nicht aufblühen. Fehlt uns die Sonne, dann versinken wir in Trübsinn, Müdigkeit und Niedergeschlagenheit machen sich breit. Deshalb müssen wir vom kleinsten Sonnenstrahl profitieren, das hebt die Stimmung, ist aber auch für die Knochen hervorragend. Dank der Sonne kann die Haut Vitamin D herstellen, das die Knochen brauchen, um Kalzium aufnehmen zu können.

Deshalb: Gehen Sie raus, unternehmen Sie Spaziergänge an der Sonne, oder machen Sie es sich auf der Terrasse gemütlich. Natürlich sollten Sie unbedingt darauf achten, sich nicht die Haut zu verbrennen. Dass Sie die heißen Mittagsstunden meiden und sich mit einer Sonnencreme oder entsprechender Kleidung schützen sollten, versteht sich von selbst.

Sport, Sport, Sport

Ich kann es gar nicht oft genug betonen: Sie müssen sich bewegen!

In der Zeit zwischen dreißig und vierzig befinden wir uns auf dem Höhepunkt unserer körperlichen Kräfte und unserer Energie. Sie können bedenkenlos jede Sportart ausüben, nur das Power Plate sollten Sie mit Bedacht benutzen. Dieses Gerät verleiht angeblich eine gute Figur, indem es durch seine Vibrationen die Muskulatur zu Kontraktionen anregt. Doch viele Frauen klagen nach der Benutzung des Power Plate über Migräne, Rücken- oder Gelenkschmerzen. Dieses Gerät wurde ursprünglich für Kosmonauten erfunden, um Muskelschwund in der Schwerelosigkeit zu verhindern. Auf der Erde jedoch verstärkt die Schwerkraft die kleinen Erschütterungen, die das Skelett durch die Vibrationen erleidet, und es besteht die Gefahr, dass die Bandscheiben sich verschieben. Deshalb sollte diese Modeerscheinung Menschen in der Schwerelosigkeit vorbehalten bleiben. Gleichwohl kann ein erfahrener Trainer diese verhängnisvollen Folgen vermeiden.

Toben Sie sich aus, und gehen Sie an die frische Luft, wenn es draußen schön ist! Gehen Sie im Winter öfter mal zur Gymnastik oder ins Schwimmbad. Wie gesagt: Wichtig ist, sich gute Gewohnheiten zuzulegen und diese dann auch beizubehalten. Entscheiden Sie sich für eine Sportart, die Ihnen zusagt, und trainieren Sie dann mit Freude und regelmäßig, mindestens zweimal pro Woche: Tanzen, Pilates oder Yoga, Jogging, Aquagymnastik, Tennis, Rad- oder Skifahren – alles ist für Sie geeignet!

So bieten Sie dem Stress die Stirn

Die Ernährung

In Zeiten hoher beruflicher Belastung sollten Sie Aufputschmittel unbedingt vermeiden, sonst geraten Sie schnell in einen Teufelskreis. Sie sind gestresst, trinken im Stehen einen Espresso und werden dadurch immer angespannter. Die Folge ist noch größere Müdigkeit.

Halt! Kaffee ist keine gute Lösung. Er putscht Sie vermeintlich – und kurz – auf, macht die Sache aber nur noch schlimmer. Dasselbe gilt für Nikotin, das den Stress ebenfalls erhöht. Im Anhang finden Sie wertvolle Tipps, wie Sie dem blauen Dunst Ade sagen können.

Hilfreiche Pflanzen

Ersetzen Sie den Kaffee durch Melissentee – diese Pflanze wirkt regulierend auf das Nervensystem – oder durch Kamillentee. Mit diesen Tees »bleibt das Wasser ruhig«, wie die Chinesen sagen. Mein Rat lautet: Bereiten Sie morgens einen guten Liter Tee vor, füllen Sie ihn in eine Thermoskanne oder eine Flasche und trinken Sie ihn warm oder kalt über den ganzen Tag verteilt.

Reagiert Ihr Körper mit Herzflattern, Schweißausbrüchen und Kopfschmerzen auf Stress, sollten Sie eine kleine Kapsel Baldrian oder Weißdorn einnehmen. Sie erhalten diese Arzneimittel rezeptfrei in der Apotheke oder in Bioläden. Um sich Ihre Energie auch in intensiveren Arbeitsperioden zu erhalten, können Sie zusätzlich jeden Morgen eine Kapsel Ginseng einnehmen.

Doch die Pflanze, die ich immer wieder empfehle, ist Eleutherokokk (Taigawurzel) wegen ihrer stärkenden Eigenschaften (siehe Seite 50). Sie regt die Immunabwehr an, wirkt gegen Müdigkeit und Stress und steigert die Gedächtnisleistung sowie das allgemeine Wohlbefinden. Nehmen Sie in Stresszeiten jeden Morgen eine Eleutherokokk-Kapsel ein.

Rezepte für schwierige Situationen

Ein Meeting erfordert Ihre Leistungsfähigkeit: Trinken Sie ein Glas Cola light, in dem Sie eine Vitamin-C-Brausetablette aufgelöst haben. Nehmen Sie gleichzeitig eine Eleutherokokk-Kapsel, und massieren Sie die Spitzen der Nebennierendrüsen am »Einflusspunkt des Nieren-Funktionskreises« *(shenshu)*. Diese Drüsen schütten die beiden Stresshormone Adrenalin und Noradrenalin aus. Dank diesen beiden kann der Hase vor dem Wolf blitzschnell davonlaufen!

Aber zum Glück müssen wir nicht immer vor einem Verfolger flüchten. Produziert der Körper zu viele Stresshormone, sind wir irgendwann erschöpft. Um wieder zu Kräften zu kommen, müssen wir die Nebennierendrüsen stimulieren, die ihrerseits Hormone (etwa Kortison) ausschütten, um den Organismus wieder ins Gleichgewicht zu bringen. Massieren Sie den unteren Rücken auf beiden Seiten der Wirbelsäule drei Fingerbreit von ihr entfernt zwischen dem zweiten und dritten Lendenwirbel. Wenn Sie die Hand auf der Höhe des Nabels am Körper nach hinten führen, landen Sie genau zwischen dem zweiten und dritten Lendenwirbel. Wenn Sie diese beiden Punkte in der Vertiefung massieren und erwärmen, werden Sie sofort merken, wie die Energie fließt, die Sie für das anstehende Problem brauchen.

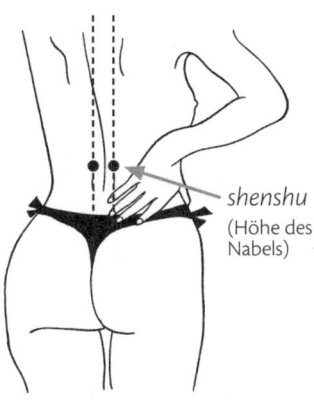

shenshu
(Höhe des Nabels)

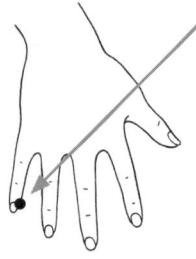 Vor einer anstrengenden Situation wie etwa einem Bewerbungsgespräch: Stimulieren Sie den Punkt »Die kleinere Straße« *(shao-chong)*, der direkt an der Innenseite des kleinen Fingers liegt, und zwar genau dort, wo der Fingernagel beginnt. Rollen Sie ihn zwischen Daumen und Zeigefinger hin und her und massieren Sie ihn dabei.

Verfahren Sie anschließend ebenso mit der anderen Hand. Danach verschwinden Stresssymptome wie Bauchschmerzen, Kopfweh, Schwitzen, Herzklopfen, Krämpfe im Solarplexus sowie blockierte Atmung garantiert, und Sie finden Ihre Ruhe wieder.

So finden Sie Ihren Schlafrhythmus wieder

Die Ernährung

Nehmen Sie abends nur ein leichtes Mahl zu sich, und kauen Sie die Speisen gut, denn das unterstützt die Verdauung. Aufputschmittel wie Kaffee, schwarzer Tee, Matetee, Weißwein und Champagner sollten Sie möglichst vermeiden, falls Sie empfindlich darauf reagieren.

Hilfreiche Pflanzen

Steigen Sie auf Kräutertees um. Hier stehen Ihnen zahlreiche Kräuter mit unterschiedlichen Geschmacksrichtungen zur Auswahl, die Sie einzeln oder gemischt trinken können: Baldrian, Weißdorn, Passionsblume, Lindenblüten, Verbene, Blätter des Kalifornischen Mohns – all diese Pflanzen haben eine entspannende Wirkung.

Stimulieren Sie folgende Punkte vor dem Schlafengehen

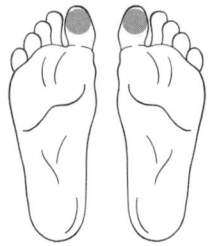

Die Stelle, die nervöse Anspannung am besten lindert, befindet sich auf der Fußsohle, und zwar auf der Unterseite des großen Zehs. Wenn Sie diesen Punkt vor dem Einschlafen massieren, können Sie besser schlafen.

Sie können auch den Punkt »Zusammenkunft aller Leitbahnen« *(baihui)* massieren. Er befindet sich auf dem Scheitel, direkt in der Mitte der Linie, welche die Spitzen der beiden Ohrmuscheln miteinander verbindet.

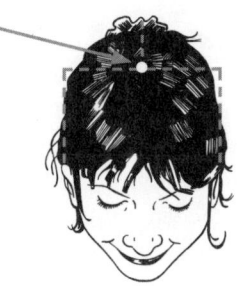

Oder versuchen Sie es doch einmal mit heißem Orangenblütenwasser. Verwenden Sie für einen Tee entweder frische Blüten oder Orangenblütenwasser, das in Apotheken erhältlich ist.

Und so geht's: Geben Sie fünf Blütenblätter oder zwei Esslöffel Orangenblütenwasser in 250 Milliliter kochendes Wasser. Die Blätter zehn Minuten ziehen lassen, filtern, Flüssigkeit mit einem kleinen Teelöffel Honig süßen und heiß trinken.

Sauerstoff

Ein Mangel an Sauerstoff, der für unser Gewebe und die Funktionsfähigkeit all unserer Zellen notwendig ist, zählt zu den Hauptursachen von Schlaflosigkeit.

Bei unzureichender Frischluftzufuhr schläft man einfach nicht so gut. Durchlüften Sie deshalb regelmäßig Ihre Lunge, öffnen Sie die Fenster, atmen Sie tief ein und aus, oder machen Sie einen Verdauungsspaziergang, wenn Sie die Gelegenheit dazu haben. Schlafen Sie außerdem in einem kühlen, gut gelüfteten Zimmer.

So tanken Sie wieder neue Energie

Die Ernährung

Essen Sie morgens zum Frühstück eine Schale Haferbrei. Kochen Sie dazu Haferflocken fünf Minuten in Wasser, denn gekocht verursachen sie keine Blähungen. Dieses Getreide ist ein wahrer Energiespender – nicht nur für Pferde!

Essen Sie zum Frühstück auch ein paar Trockenfrüchte und für die Proteinzufuhr einen Sojajoghurt, etwas Tofu oder, wie die nordischen Völker, eine Scheibe Räucherlachs.

Auch am Morgen darf mein Wundertrunk natürlich nicht fehlen, da er Sie den ganzen Tag über mit Wärme und Energie versorgt: ein großes Glas Wasser mit etwas Zitronensaft, einem Löffel Honig und etwas Ingwersaft oder -sirup.

Hilfreiche Pflanzen

In diesen Fällen ist ebenfalls Eleutherokokk angezeigt.

- ☛ Als Tee: 2 bis 4 Gramm getrocknete Wurzel in 150 Millilitern kochendem Wasser ziehen lassen und ein bis zwei Tassen pro Tag davon trinken.

◆ In Kapsel- oder Tablettenform: zwei- bis dreimal täglich 0,5 bis 4 Gramm getrocknetes Wurzelpulver einnehmen.

Es wird allgemein empfohlen, alle sechs bis zwölf Wochen eine ein- bis zweiwöchige Pause einzulegen.

Massieren Sie folgende Punkte für mehr Energie

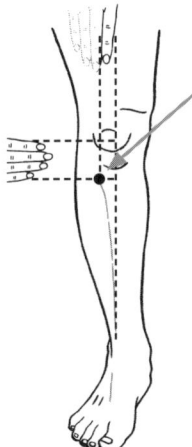

Den Punkt »Dritter Weiler am Fuß« (*zusanli*), der vier Fingerbreit unterhalb der Kniescheibenunterkante (genau dort, wo die kleinen Hautunebenheiten aufhören) und einen Fingerbreit nach außen liegt. Tun Sie dies wenn nötig jeden Morgen, denn der Punkt regt den Energiefluss bei Überhitzung an.

Den Punkt »Vereinte Täler« (*hegu*). Er befindet sich an beiden Händen in der Vertiefung zwischen dem ersten und zweiten metakarpalen Gelenk, also zwischen Daumen und Zeigefinger.

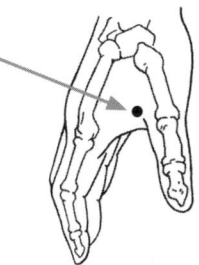

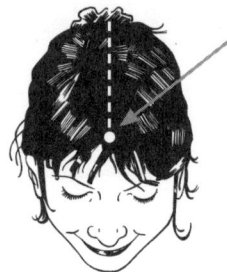

Wenn Sie eine große intellektuelle Anstrengung meistern müssen, massieren Sie auch den Punkt »Vorhalle der konstellierenden Kraft« *(shenting)*. Er liegt auf der Mittellinie der Stirn, gleich hinter dem Haaransatz. Dadurch erhöhen Sie Ihre Konzentrationsfähigkeit.

Vor einem Marathontag oder einem Wettkampf: Massieren Sie den Punkt »Säule des Fleisches« *(chengshan)*, der sich in der Vertiefung zwischen den beiden Köpfen des Wadenmuskels befindet. Das Erwärmen dieses Punktes fördert die Durchblutung, versorgt die Muskeln mit Sauerstoff und beugt Krämpfen vor. Massieren Sie ihn auch vor einer sportlichen Anstrengung wie einem Tennisspiel oder einer längeren Wanderung.

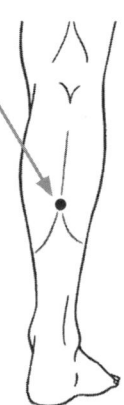

So beugen Sie Migräneanfällen vor

Die Ernährung

Ist es möglich, durch die richtigen Ess- und Trinkgewohnheiten Migräne zu vermeiden? Schwer zu sagen, auch wenn Weißwein, Champagner, zu fettige und zu üppige Mahlzeiten bekanntlich Auslöser für bestimmte Migräneformen sind.

Kaffee wirkt ebenfalls bei manchen Frauen schmerzverstärkend, bei anderen dagegen schmerzlindernd[3] ...

Massieren Sie bei Kopfschmerzen folgende Punkte

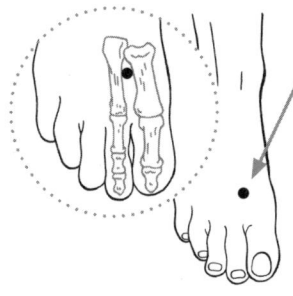

Die Chinesen wissen schon seit Jahrhunderten, dass das Massieren des Punktes »Die mächtige Große Straße« *(taichong)* Kopfschmerz und Migräne lindert. Dieser Punkt liegt auf dem Fußrücken zwischen großem und zweitem Zeh.

Sie können die Wirkung des *taichong*-Punktes verstärken, indem Sie eine Reflexzone massieren, die dem Kopf zugeordnet ist und bei beiden Füßen auf der Unterseite des großen Zehs liegt.

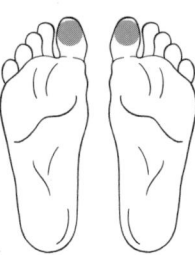

Die Geschichte des *taichong*-Punktes

An einem extrem heißen Sommertag pflanzte ein junger Bauer namens Lu Bing in der prallen Sonne Reis auf seinem Feld. Er litt unter fürchterlichen Kopfschmerzen, doch er musste weiterarbeiten, um seine Familie zu ernähren. Der Schmerz war so heftig, dass Lu Bing davon Sehstörungen bekam. Als er wieder einmal nichts sah, stieß sich der Ärmste den Fuß an seinem Karren an, und zwar zwischen dem ersten und zweiten Zeh. Im ersten Moment schrie er vor Schmerzen auf, bis er plötzlich merkte, dass die Kopfschmerzen … wie weggeblasen waren! Von da an drückte Lu Bing jedes Mal, wenn er an Migräne litt, möglichst fest auf den Punkt zwischen den beiden Zehen.

Die Kunde von diesem Wunderpunkt verbreitete sich wie ein Lauffeuer im ganzen Land, bis zum Kaiserpalast. Eines Tages wurde Lu Bing eilends zum Kaiser bestellt, der an entsetzlichen Kopfschmerzen litt. Und Lu Bing heilte den Kaiser. »Wie kann ich dich belohnen?«, fragte dieser voller Dankbarkeit und erfüllte Lu Bing zwei Herzenswünsche. Er ließ zum einen den *taichong* genannten Punkt ins goldene Buch des Palastes eintragen, zum anderen konnte Lu Bings Sohn dank der vom Kaiser gewährten Unterstützung die Kunst der Medizin studieren!

Hilfreiche Pflanzen

Trinken Sie regelmäßig Lindenblütentee. Diese Pflanze ist ein bekanntes Mittel gegen Krämpfe, Kopfschmerzen und Verdauungsprobleme.

Lösungen für den Hals-Nasen-Ohren-Bereich

Die Ernährung

Leiden Sie unter Entzündungen des Hals-Nasen-Ohren-Bereichs? Dann sollten Sie keine Milchprodukte mehr zu sich nehmen, denn diese haben aufgrund ihres Säuregehalts negative Auswirkungen auf

Ein paar Übungen

- Wenn Sie Gelegenheit dazu haben, bewegen Sie sich in der Natur und atmen Sie die frische Luft tief in den Bauch ein. Auf diese Weise wird das Gehirn bestens mit Sauerstoff versorgt, und Entzündungen treten seltener auf.

- Machen Sie die »Spiral-Übung«: Richten Sie während dieser Übung Ihre Aufmerksamkeit auf den Solarplexus in der Magengrube: Setzen oder legen Sie sich hin, beide Hände auf den Magen, blicken Sie geradeaus und atmen Sie tief in den Bauch ein, so dass er sich wölbt. Drücken Sie bei Ausatmen den Magen mit beiden Händen nach innen und oben und wenden Sie gleichzeitig langsam Oberkörper, Kopf sowie Blick so weit es geht nach links und das Becken nach rechts. Atmen Sie ein, und kommen Sie wieder in die Ausgangsposition zurück. Lösen Sie langsam den Druck der Hände auf dem Magen. Wiederholen Sie nun die Bewegung zur anderen Seite. Drücken Sie beim Ausatmen wieder auf den Magen, und wenden Sie Oberkörper, Kopf und Blick so weit es geht nach rechts, während Sie das Becken nach links drehen. Kehren Sie beim nächsten Atemzug in die Ausgangsposition zurück. Wiederholen Sie die Übung mindestens viermal, wenn möglich öfter.

Ihren Organismus. Ebenfalls wäre es sinnvoll, wenn Sie den Gluten-anteil an Ihrer Nahrung verringern würden. Versuchen Sie, weniger Brot, Teigwaren, Grieß und Fertiggerichte zu essen, die Weizen-, Gersten-, Hafer- oder Roggenmehl enthalten könnten. Vergessen Sie nicht, zur Stärkung Ihres Immunsystems jeden Morgen eine Probio-tika-Kapsel zu nehmen.

Hilfreiche Pflanzen

Manchmal wird die Wirksamkeit von Inhalationen unterschätzt, da-bei ist dieses Großmutterrezept meiner Meinung nach eines der bes-ten, um die Schleimhäute abschwellen zu lassen und Entzündungen zu lindern. Geben Sie hierzu einige Tropfen ätherisches Öl wie Thy-mian, Oregano, Ringelblume oder Eukalyptus (wirken aseptisch) in eine größere Schüssel mit kochendem Wasser. Sie können aber auch gern eine eigene Mischung kreieren und stattdessen das Öl von zwei oder drei dieser Pflanzen, deren Duft Sie besonders mögen, mit ei-nem Löffel Natriumbikarbonat vermengt ins Wasser geben.

Wasser und Salz, zwei absolut natürliche Verbündete

Ich kann die guten Eigenschaften von Meersalz, dem Ursprung allen Lebens, gar nicht oft genug betonen. Es enthält Magnesium, Kalzi-um, Kalium, Eisen, Zink, Kupfer, Fluor, Jod und einige andere Stoffe. Was könnte die Immunkräfte besser stärken? Nicht zuletzt wegen dieser Eigenschaft wird Salzwasser vorbeugend und heilend bei Ne-benhöhlenentzündungen eingesetzt:

- Für eine Nasenspülung lösen Sie etwas Salz in lauwarmem Wasser auf.
- Für ein Fußbad geben Sie eine gute Handvoll Salz in heißes Was-ser.

Kaufen Sie immer das natürliche Salz, nicht das raffinierte, da nur Ersteres reich an Spurenelementen ist.

Massieren Sie folgende Punkte, damit Ihre Nase frei wird

Massieren Sie morgens und abends folgende Punkte:

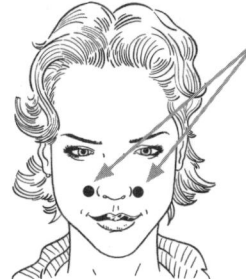

Den Punkt »Empfangen der Wohlgerüche« (*yingxiang*). Drücken Sie mit Zeige- oder kleinem Finger auf die Vertiefung am unteren seitlichen Rand des Nasenflügels.

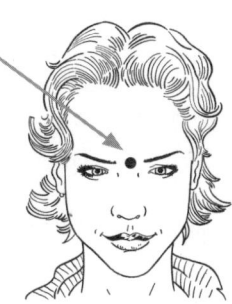

Den Punkt »Siegelhalle« (*yintang*), auch »Begegnung mit dem Tempel« genannt, weil er die Stelle am Kopf bezeichnet, mit der man den Boden berührt, wenn man am Eingang des Tempels niederkniet. Er liegt genau in der Mitte der Linie zwischen den beiden Augenbrauen.

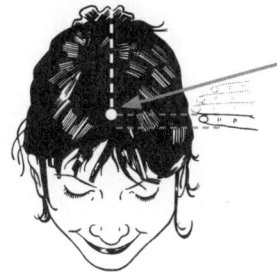

Den Punkt »Oberer Stern« (*shangxing*), der sich, einen Fingerbreit hinter dem Haaransatz, in der kleinen Vertiefung auf der Mittellinie der Stirn befindet.

99

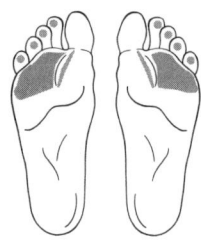

Am Fuß: Massieren Sie auf der Fußsohle den Bereich, der den oberen Atemwegen und den Bronchien entspricht.

Inhalation à la Fjodor Iwanowitsch Schaljapin

Dieser bedeutende Opernsänger, der als großartigster slawischer Bass seiner Zeit galt, wusste ganz genau, wie er seine goldene Stimme sogar bei einer drohenden Erkältung bewahren konnte. Ich habe sein Geheimnis dank einer mit mir befreundeten Sängerin erfahren und will es Ihnen hier verraten.

Vierteln Sie vier Kartoffeln mitsamt der Schale, und legen Sie sie in einen mit Wasser gefüllten Topf. Bringen Sie das Wasser zum Kochen, geben Sie dann je einen Esslöffel Olivenöl und Honig sowie ein Säckchen Natriumbikarbonat und eine dicke Knoblauchzehe hinein. Lassen Sie das Ganze eine Weile köcheln, nehmen Sie dann den Topf von der Herdplatte, legen Sie sich ein Handtuch über den Kopf und inhalieren Sie die Dämpfe!

Warum ist dieses Mittel so wirksam? Die Kartoffelstärke lässt die Schwellung der Stimmbänder abklingen, das Bikarbonat neutralisiert die Säure, die dem Immunsystem schadet, das Olivenöl schmiert die Stimmbänder wie die Saiten einer Geige, der Honig macht die Kehle weich, und der Knoblauch wirkt keimtötend.

Ekzeme und Hautallergien

Die Ernährung

Essen Sie weniger Milchprodukte und weniger glutenhaltige Produkte, reduzieren Sie aber auch Schokolade, Kaffee und Schnäpse.

Tun Sie außerdem Ihrer Darmflora etwas Gutes: Mehrere Studien haben (wieder einmal!) die Bedeutung probiotischer Nahrungsmittel bei der Vorbeugung und Behandlung von Allergien bewiesen.

Atmen Sie durch!

Atmen Sie jeden Abend und sooft es geht auch tagsüber tief in den Bauch hinein. Blähen Sie den Unterbauch beim Einatmen wie einen Ballon auf. Atmen Sie langsam aus und drücken Sie dabei den Nabel in Richtung Wirbelsäule. Diese Art zu atmen ist ganz wichtig, und schon die Chinesen vor 5000 Jahren kannten ihre Vorzüge. Bei ihnen hieß es, jeder Mensch besitze zwei Gehirne: eines im Kopf und das andere im Bauch. Genau dort, in der Bauchgrube, haben sich alle Emotionen, die wir in unserem Leben je empfunden haben, wie archäologische Schichten überlagert, so dass sie manchmal einen Knoten bilden, der die ungehinderte »Atmung« der Organe behindert.

Vor einigen Jahren hat Michael Gershon, ein bekannter Wissenschaftler und Chef des Departements für Anatomie und Zellbiologie an der New Yorker Columbia-Universität, die Hypothesen der Chinesen bestätigt. Wie Lianen winden sich hunderte von Nervenzellen um die Eingeweide und sondern dieselben Neuromediatoren ab wie das Gehirn: Adrenalin und Noradrenalin. Mit der Bauchatmung können Sie alle Organe massieren, sie wieder geschmeidig machen und die Zirkulation des Blutes sowie der Neurohormone ankurbeln.[5]

Mithilfe dieser Atmung können Sie auch Ihren Schwerpunkt wieder nach unten versetzen, der sich mit fortschreitendem Alter so weit nach oben verlagert, dass wir aus dem Gleichgewicht geraten. Gewöhnen Sie sich die Bauchatmung an, dann bleiben Sie lange beweglich! Oder genehmigen Sie sich ein paar Sitzungen beim Osteopathen. Er versteht sich darauf, Ihren Organen mit sanftem Druck wieder mehr Freiraum zu verschaffen, so dass sie optimal funktionieren können.

Massieren Sie folgende Punkte, wenn Sie unter Juckreiz leiden

Es ist wissenschaftlich erwiesen, dass Akupunktur Juckreiz wirksam lindert und die Spuren von Ekzemen auf der Haut beseitigt. Massieren Sie die folgenden Punkte mit kleinen, kreisförmigen Bewegungen:

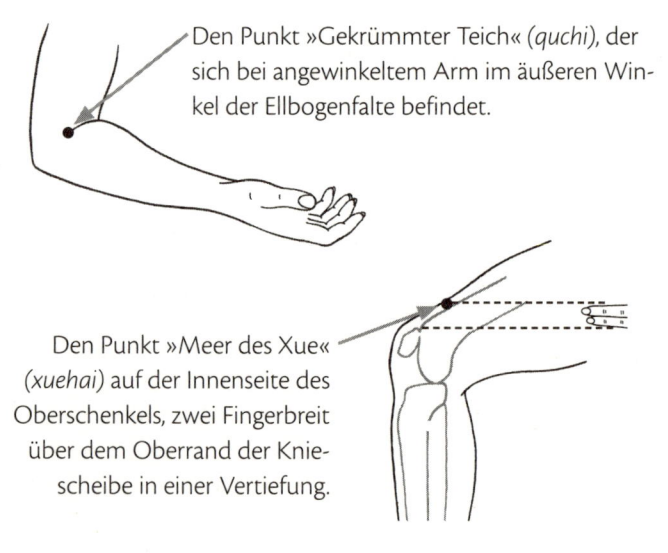

Den Punkt »Gekrümmter Teich« *(quchi)*, der sich bei angewinkeltem Arm im äußeren Winkel der Ellbogenfalte befindet.

Den Punkt »Meer des Xue« *(xuehai)* auf der Innenseite des Oberschenkels, zwei Fingerbreit über dem Oberrand der Kniescheibe in einer Vertiefung.

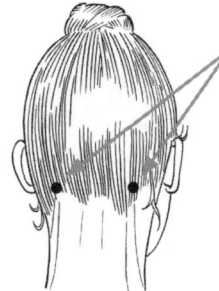

Den symmetrischen Punkt »Teich des Windes« *(fengchi)*, der in der Vertiefung direkt hinter dem Ohr zwischen Nacken und Schädelbasis liegt.

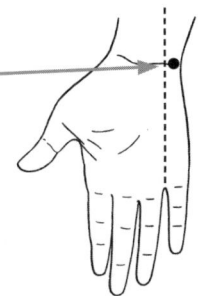

Mein Lieblingspunkt jedoch ist »Die Pforte zur Heiterkeit« *(shenmen)*, weil man ihn so leicht unauffällig massieren kann, wenn einem jemand auf die Nerven geht. Er befindet sich an der Innenseite des Handgelenks in der Gelenkfalte auf einer Linie mit dem kleinen Finger.

Angenehme Beschäftigungen

Eine Studie japanischer Forscher hat gezeigt, dass alle Beschäftigungen, die positive Gefühle hervorrufen – Lachen, sanfte Musik hören, mit den Kindern schmusen, seinen Partner küssen –, die Ergebnisse von Immuntests erheblich verbessern und allergische Reaktionen wie Ekzeme verringern[4]. Dieselben Forscher haben die Entwicklung dieser Hautkrankheit bei jungen Müttern beobachtet: Stillende Mütter bekommen seltener Ekzeme als jene, die nicht stillen.

Das Wichtigste in Kürze

Die Zeit zwischen dreißig und vierzig ist das Alter der Ausgewogenheit: Unser Hormonhaushalt ist ausbalanciert, außerdem sind wir beruflich und privat gefestigt. Der Organismus ist auf dem Höhepunkt seiner Leistungsfähigkeit, vorausgesetzt, Sie tun etwas gegen die mit jeglicher Überaktivität zusammenhängenden Beschwerden und erhalten sich Ihre Immunabwehr – bevorzugt durch gute Essgewohnheiten –, um mit äußeren Aggressoren fertigzuwerden.

Die richtigen Maßnahmen

Nehmen Sie jeden Morgen:

- eine Probiotika-Kapsel
- eine Kapsel (150 mg) Vitamin E (jeden zweiten Monat, also einen Monat lang nehmen, danach einen aussetzen, dann wieder nehmen)
- Nehmen Sie nach Belieben zusätzlich einen Cocktail aus den Vitaminen A und C sowie Selen und eine Omega-3-Kapsel ein.
- Essen Sie mindestens fünfmal täglich Gemüse und/oder Obst.

Außerdem:

- Massieren Sie zwei Minuten lang Fußsohle und Rist vor dem An- und Ausziehen der Schuhe. Das kurbelt den Energiefluss an.

- Massieren Sie zwei bis drei Minuten lang die beiden energetisierenden Akupunkturpunkte »Dritter Weiler am Fuß« *(zusanli)* und »Vereinte Täler« *(hegu,* siehe Seite 93).

- Massieren Sie Ihre Brüste mit kreisenden Bewegungen »sechsunddreißig Mal nach außen und achtundzwanzig Mal nach innen«, um den Lymphfluss anzuregen.

- Sorgen Sie für mehr Bewegung, und treiben Sie regelmäßig Sport. Wenn Sie sich erst einmal daran gewöhnt haben, werden Sie nicht mehr darauf verzichten wollen.

Die
Schwangerschaft

*D*urch unsere heutige Lebensweise hat sich das Durchschnittsalter, in dem Frauen zum ersten Mal schwanger werden, erheblich erhöht. Viele Frauen wollen zuerst ihr Studium beenden und sich etablieren, ehe sie an Kinder denken. Entscheidet sich eine Frau dann für ein Kind, kann es je nach der gewählten Verhütungsmethode eine Weile dauern, bis sich ihr Zyklus wieder normalisiert hat. Sobald sie schwanger wird, kommt es zu tiefgreifenden hormonellen, physiologischen und körperlichen Veränderungen, auf die sie sich einstellen muss. Normalerweise ist eine Schwangerschaft nicht gleichbedeutend mit einer Entkräftung, allerdings treffen zwei gegensätzliche Effekte aufeinander: Einerseits ist die Energie der Mutter auf die Entwicklung des Fötus ausgerichtet, was zu einem Energieverlust führen kann, andererseits gleicht das Ausbleiben der Menstruation diesen Verlust wieder aus.

Die Schwangerschaft lässt sich in drei große Phasen unterteilen, die den bedeutsamen physiologischen Entwicklungsschritten entsprechen. Im ersten Drittel kommt es zu einschneidenden Veränderungen, die oft mit Übelkeit und Anpassungsschwierigkeiten einhergehen, ausgelöst durch die hormonal bedingten Umwälzungen. Das zweite Drittel verläuft deutlich ruhiger: Im Allgemeinen ist dies die angenehmste Zeit der Schwangerschaft, in der Mutter und Fötus oft vollkommen im Gleichgewicht sind. Im dritten Drittel bereitet sich der Organismus der Frau dann auf die Niederkunft vor: Das Baby füllt den ganzen Uterus aus, und die freigesetzten Hormone verursachen mitunter Schmerzen.

All diese Beschwerden lassen sich ganz leicht durch das Stimulieren bestimmter Akupunkturpunkte lindern. Seit dreißig Jahren weisen alle Studien darauf hin, dass die Traditionelle Chinesische Medizin bei der Vermeidung von Zwischenfällen während der Schwangerschaft sowie bei der Behandlung zahlreicher Beschwerden – wie Übelkeit, Erschöpfung, Infektionen des Urogenitaltrakts und anderen – hilfreich ist[1]. Deshalb sollten Sie über die einzelnen Phasen der Schwangerschaft unbedingt genau Bescheid wissen, damit Sie eventuell auftretende Unannehmlichkeiten selbst beheben können.

Erhöhen Sie Ihre Chancen, schwanger zu werden

Wenn Sie zu lange warten, bis Sie ein Kind bekommen wollen, verringert sich die Möglichkeit einer Schwangerschaft von Jahr zu Jahr. Immer mehr junge Frauen geben heutzutage zu, dass sie Schwierigkeiten haben, schwanger zu werden.

Orale Verhütung spielt dabei sicherlich eine große Rolle[2]. Die freigesetzten Hormone behindern die Funktionsfähigkeit der Eierstöcke und damit den Eisprung. Wird die Pille abgesetzt, können die Eierstöcke ihre Tätigkeit theoretisch sofort wieder aufnehmen, allerdings ist das nicht bei allen Frauen der Fall. Manchen muss man deshalb ein bisschen auf die Sprünge helfen.

Ich erinnere mich an einen alten Gynäkologen beim Gynäkologischen Dienst der Universität Sankt Petersburg. Eine junge Patientin litt während ihrer Regel jedes Mal unter extrem starken und schmerzhaften Blutungen, die sie völlig erschöpften und einen Krankenhausaufenthalt notwendig machten. Der Professor mit seiner langen medizinischen Erfahrung überredete die Frau dazu, die Blutung nicht mit einer Hormongabe zum Stillstand zu bringen. Vielmehr bat er sie inständig, auszuharren, zu warten und alle anderen Möglichkeiten auszuschöpfen, auch Akupunktur. Für ihn war es schlimm, einer Frau vor der ersten Schwangerschaft Hormone zu verabreichen, denn dadurch hätte sie im Extremfall unfruchtbar werden können.

Die Ernährung

Die richtige Funktionsweise der Hormone hängt nicht zuletzt auch davon ab, was täglich auf unserem Teller landet. Forscher haben bewiesen, dass ein Mangel an Vitamin E (enthalten unter anderem in

Erdnussöl, Weizenkeimen, fetthaltigem Fisch, Leber und Mandeln) oder Folsäure (Vitamin B9, das in Milch, Getreidekeimen, Innereien, Eiern und den meisten Gemüsearten enthalten ist) den Eisprung behindert.

Eine zu rigorose Schlankheitskur oder Übergewicht beeinträchtigen die Funktion der Eierstöcke ebenfalls. Die Qualität der Ernährung kann darüber hinaus auch den pH-Wert des Genitalsekrets verändern[3]. Diese Sekrete können schlimmstenfalls durch zu viel Fett so sauer werden, dass die Spermien nicht mehr richtig vorankommen.

Genießen Sie Ihre Schwangerschaft

Es ist keine Krankheit, ein Kind zu erwarten! Natürlich müssen Sie Ihre Schwangerschaft genauestens überwachen, dennoch sollten Sie sich dabei nicht von Ängsten und Befürchtungen überwältigen lassen. Begreiflicherweise erstrahlen manche Frauen in diesen neun Monaten und blühen regelrecht auf, andere dagegen sind total erschöpft, fühlen sich schwerfällig und unwohl. Dieser Groll, wahrscheinlich eine persönliche Reaktion auf die Hormonschwankungen, ist nicht vorhersehbar. Das habe ich im Kontakt mit mehreren Frauen erfahren, die ich im Rahmen meiner Arbeit in Frauenkliniken kennenlernte. Glücklicherweise haben diese Stimmungsveränderungen keine nachteiligen Auswirkungen auf den Verlauf von Schwangerschaft und Entbindung.

Im ersten Drittel: das große Durcheinander

Durch die Einnistung des Eies in der Gebärmutter kommt es zu gewaltigen hormonalen Veränderungen, weshalb manche Frauen Übelkeit, Erbrechen, Krämpfe, Sodbrennen sowie eine Vorliebe oder Abneigung für bestimmte Nahrungsmittel in Kauf nehmen müssen.

Lässt sich das Geschlecht des Babys vorab bestimmen?

Kann die Ernährung das Geschlecht des ungeborenen Kindes beeinflussen? Eine schwierige Frage, aber vielleicht besteht ja Hoffnung, die Gen-Lotterie ein bisschen zu steuern. Gehen Sie mit den nachstehenden Informationen spielerisch um und stellen Sie sich darauf ein, dass die Ergebnisse vielleicht nicht ganz Ihren Wünschen entsprechen. Letztlich ändert es ja nichts an der Tatsache, dass Sie sich auf Ihr Baby freuen. Laut antiken Quellen entwickeln sich Jungen eher in einem sauren Milieu, das durch den Genuss von Fleisch und anderen tierischen Produkten entsteht. Mädchen hingegen bevorzugen ein eher alkalisches Milieu, das sich durch eine Ernährung mit viel Gemüse und Obst einstellt.

Dieses alte Wissen wird von der Wissenschaft übrigens nicht in Frage gestellt. Sie hat gezeigt, dass Spermien mit XY-Chromosomen (Jungen) eher dem sauren Milieu zugetan waren, während Spermien mit XX-Chromosomen (Mädchen) sich etwas besser in alkalischem Milieu fortbewegten.

Gerade in den ersten Wochen der Schwangerschaft sollten Sie daher ganz besonders auf eine gesunde Lebensweise achten, denn in diesen drei Monaten entwickelt sich das Baby am stärksten.

Schon am ersten Tag der Schwangerschaft sollten Sie sich von Tabak und Alkohol verabschieden, denn diese Substanzen sind für schwere neurologische Missbildungen bei Embryonen verantwortlich. Wertvolle Tipps, wie Sie derartige Süchte überwinden, finden Sie übrigens im Anhang.

Der Appetit der werdenden Mutter kann durch Übelkeitsanfälle gezügelt werden. Diese so genannte »Toxikose im ersten Schwangerschaftsdrittel« kommt durchaus häufig vor – kein Wunder: Durch die Überschwemmung mit Hormonen, die für das Ingangsetzen der Schwangerschaft notwendig ist, sowie durch die vom Baby abgesonderten Giftstoffe kommt es zu einer Überlastung der Leber, die das Blut nicht mehr so gut filtern kann. Deshalb ist nicht wenigen Frauen dauernd schlecht.

Ich weiß sehr gut, wovon ich da spreche, denn in den ersten drei Monaten meiner Schwangerschaft konnte ich keine einzige Mahlzeit mit meiner Familie einnehmen, weil mir von den Küchengerüchen sofort schlecht wurde. Mit Obst hatte ich hingegen keinerlei Probleme und gönnte mir deshalb einen Apfel, wann immer ich Lust darauf bekam.

Falls Sie in der ersten Schwangerschaftshälfte nicht zunehmen, ist dies kein Grund zur Sorge, denn der Embryo kann sich ungehindert entwickeln, indem er auf die Reserven der Mutter zurückgreift. Ich empfehle Ihnen deshalb, täglich alle zwei Stunden kleine Mahlzeiten zu sich zu nehmen. Haben Sie Lust auf Obst? Wunderbar! Etwas später einen Keks? Warum nicht? Und nachher etwas Salziges? Auch gut! Sie müssen Ihrem Körper vertrauen und auf ihn hören. Wichtig ist nur, dass Sie Ihre Leber nicht mit üppigen Portionen überfordern. Das erleichtert die Verdauung, und es kommt nicht mehr so oft zu Übelkeit.

So beugen Sie Schwangerschaftsstreifen vor

Die schnelle Dehnung der Haut während der Schwangerschaft kann zu Rissen in den kollagenen und elastischen Fasern der Unterhaut führen. Ursachen sind neben der Schwangerschaft die Pubertät sowie eine rasche Gewichtszunahme, auf die ein schneller Gewichtsverlust folgt. Manche Frauen leiden darunter stärker als andere, und bei Frauen mit anfälligerer Haut besteht sicher auch eine familiäre

Veranlagung. Aber das ist keine Fügung des Schicksals. Mit ein paar einfachen Tricks helfen Sie Ihrer Haut, elastisch zu bleiben (siehe dazu auch Seite 125).

Pilzerkrankungen

Sie treten in der Schwangerschaft häufiger auf und sind teilweise auf eine durch Hormonschwankungen bedingte Veränderung des Säuregehalts im Vaginalmilieu zurückzuführen. Pilzerkrankungen sind nicht schlimm, sollten aber dennoch unverzüglich behandelt werden.

Im zweiten Drittel: im Gleichgewicht bleiben

Die Übelkeitsphasen gehören inzwischen weitgehend der Vergangenheit an, die werdende Mutter fühlt sich in der Regel bestens in Form, und ihr Appetit nimmt, je nach den Bedürfnissen des Fötus, weiter zu. Jetzt ist alles eine Frage des Gleichgewichts: Sie muss dem Baby gerecht werden, ohne ihre eigenen Grenzen zu überschreiten.

In dieser Phase kann es sehr leicht zu Verstopfung und Blähungen kommen. Deshalb ist es wichtig, alles zu tun, damit die Verdauungsorgane, vor allem der Darm, diese Störungen überwinden, die mitunter zu Erschöpfung führen können. Eine erhebliche Gewichtszunahme kann übrigens auf Harnverhaltung hindeuten. Die Beine schwellen an, und das erhöhte Blutvolumen kann Bluthochdruck zur Folge haben. Darauf sollten Sie unbedingt achten, denn dies kann schwerwiegende Konsequenzen für das Baby haben.

Gönnen Sie sich Ruhepausen!

Die Körperfunktionen haben sich nun komplett auf das Baby eingestellt. Unter dem Einfluss des Schwangerschaftshormons Progesteron lebt und schwebt die werdende Mutter mit ihrem Baby wie in einem Kokon. Und das ist auch gut so!

Die dadurch bedingte Entspannung erleichtert die Verdauung und fördert das allgemeine Wohlbefinden. Wichtig ist, dass Sie jetzt viel schlafen, sich beispielsweise morgens mit dem Aufstehen Zeit lassen oder sich hinlegen, wenn Ihnen der Sinn danach steht. Decken Sie sich gut zu, lesen Sie oder hören Sie Musik – all dies dient der Entspannung. Aufdringliche Menschen, die Ihnen Stress bereiten oder Ihnen Ihre Zeit stehlen, sollten Sie meiden, ebenso allzu starke oder negative Gefühlsregungen. Eine von jetzt an gesunde Lebensweise und eine angenehme Umgebung (ohne allzu viel Lärm, Stress, Umweltverschmutzung und Arbeit!) beeinflussen den Schwangerschaftsverlauf auf jeden Fall positiv.

Im dritten Drittel: Vorbereitung auf die Entbindung

Die Entbindung ist für Mutter und Baby eine große Herausforderung. Für das kleine, zerbrechliche Wesen ist es nicht leicht, aus dem Leib der Mutter hinausbefördert zu werden. Diese soll sich ausschließlich darauf konzentrieren, ihr Baby zur Welt zu bringen, ohne es zu traumatisieren oder zu ermüden, aber auch ihren eigenen Organismus vor verhängnisvollen Auswirkungen zu bewahren. Es scheint daher sinnvoll, sich auf diesen unvergesslichen Augenblick so früh wie möglich vorzubereiten.

Normalerweise hat das Baby um die zweiunddreißigste Woche herum seine endgültige Position eingenommen und liegt in der Gebärmutter mit dem Kopf nach unten. Falls nicht, werden Arzt oder Hebamme versuchen, ihm beim Umdrehen zu helfen, damit eine Steißgeburt oder gar ein Kaiserschnitt vermieden werden kann. Das Massieren bestimmter Akupunkturpunkte kann hier enorm gute Dienste leisten, genauso wie die Hilfe eines Osteopathen.

Zur Vorbereitung auf die Entbindung ist es notwendig, den Muttermund geschmeidig zu machen, damit er sich möglichst mühe- und schmerzlos öffnet.

Die Entbindung

Ich kann mich noch ganz genau an meine eigene Entbindung erinnern. Wir wohnten damals noch in der ehemaligen UdSSR in Leningrad. Im Krankenhaus gab es nur einen einzigen Geburtshelfer und eine Hebamme für ungefähr zehn Frauen, die in einem Gemeinschaftsraum zusammengepfercht waren. Da sich niemand mit Periduralnarkose (PDA) auskannte, stöhnten sämtliche Frauen vor Schmerzen. Wenn der Lärm unerträglich wurde, beruhigte der Arzt seine Nerven mit Wodka – schön weit weg von seinem Arbeitsplatz!

Ich selbst traf völlig ruhig im Krankenhaus ein. Die Wehen, die schon richtig eingesetzt hatten, bereiteten mir dank meiner Akupunkturnadeln kaum Schmerzen. Für alle Fälle hatte ich sogar ein paar Reservenadeln dabei. Beim Anblick all der leidenden Frauen sah ich rot, und während ich mir mit einer Hand den dicken Bauch hielt, setzte ich mit der anderen den werdenden Müttern die restlichen Nadeln: eine kleine Nadel hier, eine dort ...

Nach einer halben Stunde herrschte friedliche Stille im Raum, so dass der verblüffte Arzt das ganze Personal zusammentrommelte, um sich das anzuschauen. Genau in diesem Moment gebar ich, wie eine Königin umringt von den Krankenhausärzten, ohne Schmerzen ein rosiges, entspanntes Baby. Da ich damals erlebt habe, wie wohltuend Akupunktur sein kann, empfehle ich werdenden Müttern seitdem, sich während der Schwangerschaft und der Entbindung von einem Arzt oder einer Hebamme begleiten zu lassen, der oder die Akupunktur praktiziert. Hebammen sind heutzutage dazu berechtigt, Sie sollten also ruhig davon profitieren!

Die chinesische Medizin ist sehr nützlich, um die Entbindung vorzubereiten und einzuleiten, um Wehenschmerzen zu lindern und Blutungen sowie eine Ablösung der Plazenta zu verhindern. Es gibt auch Akupunkturpunkte, die man stimulieren kann, um die Energie nach der Geburt zu steigern, um das Stillen zu erleichtern, Schmerzen in den Brüsten zu lindern und etwas gegen den Babyblues zu tun oder ihn vielmehr gar nicht erst aufkommen zu lassen. Letzteres kann ich Ihnen nur wärmstens ans Herz legen.

Babymassage

Seit Menschengedenken raten indische und chinesische Ärzte den Müttern, ihren Säugling zu massieren. Beim engen Kontakt mit den Händen seiner Mutter (oder seines Vaters) erwacht das Interesse des Babys, es inspiziert seinen Körper und nimmt neue, angenehme Empfindungen wahr. Nicht zuletzt lernt es dabei, sich in seiner Haut wohl zu fühlen. Eine Massage regt zudem die Durchblutung an und kräftigt und lockert die Muskulatur, was extrem wichtig ist, bevor das Kind laufen lernt. Für Eltern und Baby ist dieser Moment unendlicher Zärtlichkeit etwas Außergewöhnliches.

Verreiben Sie einfach ein wenig süßes Mandelöl in den Händen und streicheln Sie Handflächen, Fußsohlen, Rücken und Bauch Ihres Kindes. Für diese sanfte Massage ist kein Spezialwissen gefragt, sondern nur Ihre ganze Zärtlichkeit.

Stillen ist wichtig – für das Baby und für Sie!

Kinder soll man unbedingt stillen. Erstens ist das sehr gut für das emotionale Gleichgewicht von Baby und Mutter, zweitens baut der Organismus von Neugeborenen bis zum Alter von drei Monaten keine Immunabwehr auf. Das heißt, der Verdauungstrakt kann noch keine eigenen probiotischen Stoffe absondern. Die Darmflora und alle Immunabwehrmechanismen der Mutter (einschließlich der durch

Impfungen produzierten Antikörper) gelangen über die Muttermilch in den Körper des Kindes und können es so schützen.

Der pH-Wert der Muttermilch ist für das Baby übrigens absolut perfekt, nämlich nicht zu sauer, was seine Verdauung erleichtert. Muttermilch beugt zudem Bronchiolitis, Magenrückfluss und Bauchschmerzen vor. Deshalb empfehle ich, Säuglinge mindestens bis zum vierten Lebensmonat zu stillen, danach können Sie gerne abwechslungsreichere Kost verabreichen. Ziehen Sie bei Fragen unbedingt Ihren Kinderarzt zu Rate.

Leider musste ich feststellen, dass manche Mütter heute keine Milch mehr haben, doch zum Glück können chinesische Arzneimittel in diesen Fällen Abhilfe schaffen. Hopfen, Fenchel, Anis, Tee mit heißer Milch sowie alkoholfreies Bier regen die Milchproduktion ebenfalls an. Auch die Stimulation der Akupunkturpunkte hat sich bewährt, wenn es darum geht, die Milchproduktion anzukurbeln und schmerzhafte Empfindungen oder leichte Krämpfe in den Brustwarzen zu lindern, die den Milchaustritt verhindern können.

Tipps von Babuschkas und russischen Kinderärzten für Frauen, die nicht stillen können

Das Studium, das mein Mann Leonid und ich absolviert haben, befähigte uns, als Allgemein- oder Kinderärzte zu arbeiten. Denn bei uns in Russland ist man der Ansicht, dass jemand, der fähig ist, Kinder zu pflegen, logischerweise auch Erwachsene pflegen kann. Deshalb war Leonid nach Beendigung seines Studiums auch drei Jahre als Kinderarzt tätig.

In Russland ist die tägliche Arbeit der Kinderärzte zweigeteilt: Eine Hälfte des Tages ist der Beratung von Kindern in der Praxis einer Poliklinik gewidmet, die andere Hälfte ist Hausbesuchen vorbehalten. Hat ein Kind Fieber, kommt der Kinderarzt zu ihm nach Hause, denn der kleine Patient ist in der Regel erschöpft, und draußen ist es meistens sehr kalt. Damals war die Arbeit ziemlich schwierig: Jeder Kinderarzt war für rund tausend Kinder verantwortlich. Bei Winterepidemien, vor allem Grippeerkrankungen, wenn ganze Familien krank wurden, hatten wir pro Tag zwischen sechzig und achtzig Hausbesuche zu machen. Sie können sich vorstellen, dass wir fast immer bis spätabends unterwegs waren ...

Bei den obligatorischen Säuglingsberatungen legten wir stets besonderen Wert auf die Vorsorge. Für Babys sind die meisten Krankheiten gefährlich, weil ihr Immunsystem noch nicht voll entwickelt und daher weniger leistungsfähig ist. Da in Russland im Winter ein extrem raues Klima herrscht, setzten wir alles daran, die Abwehrkräfte der Kleinen anzuregen. Zunächst mussten wir die jeweilige Mutter dazu überreden, ihr Kind mindestens drei Monate lang zu stillen, denn erst ab diesem Alter beginnt der Darm, Darmflora zu produzieren. Andernfalls mussten sie wie in der guten alten Zeit Muttermilch besorgen (etwa bei Milchspendebanken) und dann allmählich Getreide oder Gemüse zufüttern.

Wenn eine Mutter nicht stillen kann, dann kann sie sich mit Milchpulver behelfen, das auf das Alter des Säuglings abgestimmt ist. Aber Vorsicht, Sie müssen unbedingt hypoallergene oder pflanzliche Milch (Soja- oder Reismilch) nehmen, die keine Allergien auslöst. Außerdem empfiehlt sich die Zugabe von probiotischen Stoffen, die in Bioläden erhältlich sind, und zwar morgens und abends je einen Teelöffel. Ab einem Alter von zwei Monaten können Sie einen gebratenen Apfel und gekochtes, eisenhaltiges Eigelb dazugeben. Allerdings dürfen Sie all diese Dinge nur nach und nach zufüttern, und zwar in kleinen Mengen, die Sie täglich erhöhen. Ab dem vierten Monat können Sie die Nahrung mit Gemüse ergänzen, ab dem fünften Monat mit Getreide, ab dem sechsten mit dreißig bis fünfzig Milliliter Hühnerbouillon, welche die Magensekretion anregt, danach erst folgen Hühnerhack, Fleisch und Fisch.

Postnatale Beckenbodengymnastik

Der Damm ist nicht nur der Muskel, der den gesamten Beckenboden stützt, sondern auch die Vaginal- und Harnröhrenöffnung sowie den Anus verschließt. Bei einer Entbindung kann dieser Muskel verletzt werden, etwa wenn das Neugeborene mit der Geburtszange geholt werden muss. Ihr Gynäkologe übernimmt dann die Nachsorge und bestimmt, wann Sie am besten mit Beckenbodengymnastik beginnen sollten. Wenn Sie sich frühzeitig darum kümmern, vermeiden Sie ein Absinken der Organe und ungewollten Harnabgang.

Möchten Sie wissen, wie es um Ihren Muskeltonus des Beckenbodens bestellt ist? Dann versuchen Sie beim Wasserlassen, den Urinstrahl anfangs zurückhalten. Gelingt Ihnen dies nicht, sollten Sie Ihren Gynäkologen bitten, Ihnen eine Überweisung zu einem Physiotherapeuten zu verschreiben, der ihnen die richtigen Übungen dafür zeigen kann.

Künstliche Befruchtung

Immer häufiger verschieben Frauen den Zeitpunkt für die erste Schwangerschaft nach hinten. Erklären lässt sich dies vor allem durch eine immer längere Studiendauer, spät eingegangene Partnerbeziehungen und die Tatsache, dass sich Beruf und Mutterschaft nur selten vereinbaren lassen. Ein anderer, eher persönlicher Grund ist der, dass die Frauen (und die Männer) heutzutage den Eindruck haben, sie seien ewig jung. Objektiv betrachtet haben die Frauen von heute im Vergleich zur letzten Generation tatsächlich zehn Jahre gewonnen. Heutzutage sieht eine Vierzigjährige wie dreißig und eine Fünfzigjährige wie vierzig aus.

Aber aufgepasst, das Hormonsystem hält sich nicht an diese unglaubliche Verjüngung. Sie dürfen sich nicht täuschen lassen: Selbst wenn Sie noch immer so flott sind wie ein junges Mädchen, nimmt die Fruchtbarkeit ab vierzig rapide ab. Deshalb haben Frauen, die erst um die vierzig einen Kinderwunsch verspüren, oft Schwierigkeiten, schwanger zu werden. Immer häufiger greifen sie deshalb auf eine medizinisch unterstützte Fortpflanzung und/oder künstliche Befruchtung zurück. Wenn Sie Ihre Erfolgschancen erhöhen möchten, verweise ich Sie auf den Abschnitt »Erhöhen Sie Ihre Chancen, schwanger zu werden« auf Seite 109.

Forscher haben gezeigt, wie wichtig Mineralstoffe, Nahrungsergänzungsmittel und Vitamine für eine erfolgreiche künstliche Befruchtung sind. Akupunktur erhöht ebenfalls die Erfolgsquote bei künstlichen Befruchtungen. Eine im Februar 2008 im *British Medical Journal* publizierte Studie hat bewiesen, dass bei 1366 Frauen, die sich für eine künstliche Befruchtung entschieden hatten, die Chance, schwanger zu werden, um 65 Prozent gestiegen schien, wenn der Embryotransfer durch eine Akupunkturbehandlung unterstützt wurde[4].

Was Sie tun können

Vorbereitung auf die Schwangerschaft

Wenn Sie ein Kind haben möchten, kann es hilfreich sein, vorab einen kleinen Check-up machen zu lassen und mit Ihrer Ärztin oder Ihrem Arzt über Ihre Ernährungsweise zu sprechen. Ich persönlich empfehle die Einnahme von Nahrungsergänzungsmitteln.

Die hilfreichsten sind etwa Antioxidantien wie Vitamin E, Zink, Selen und der Omega-3-Komplex, denn sie alle verbessern die Eisprungfähigkeit und die Qualität der Eizellen. Vitamin B, auch Folsäure genannt, sowie probiotische Lebensmittel fördern zudem die Einnistung des Embryos.

Hilfreiche Pflanzen

Nehmen Sie immer *Angelica sinensis* ein. Der chinesische Engelwurz reguliert den Zyklus und erhöht damit die Möglichkeit einer Schwangerschaft. Nehmen Sie täglich eine Kapsel (siehe Seite 64).

Die richtigen Maßnahmen

Es gibt Hausmittel, welche die Funktionsfähigkeit der Eierstöcke regulieren und damit Eisprung und Schwangerschaft begünstigen. Daher empfehle ich Ihnen, den kompletten Unterleib mit heißen Kompressen zu wärmen. Warum? Zwar hat sich bisher noch niemand wissenschaftlich mit den Vorzügen dieser Maßnahme beschäftigt, dennoch bin ich davon überzeugt, dass die Kompressen die Akupunkturpunkte in diesem Bereich erwärmen.

Bei der täglichen Intimpflege können Sie darüber hinaus Folgendes tun: am Morgen zwei Esslöffel Natriumbikarbonat in die Badewanne geben oder zwei Teelöffel davon in einem Glas Wasser auflösen und beim Duschen den Intimbereich damit benetzen. Das Bikarbonat reduziert den Säuregehalt der Vaginalflora und stellt ihren natürlichen pH-Wert wieder her, wodurch der Muttermund elastischer wird und die Spermien leichter eindringen können.

Eine weitere ganz einfache Maßnahme ist auch, die Fußreflexzonen zu massieren. Die um den Innenknöchel liegenden Punkte entsprechen den Eierstöcken und der Gebärmutter.

Während der Schwangerschaft

Im alten China besaßen die reichen Männer oft mehrere Ehefrauen und zahlreiche Konkubinen. Über dem Zimmer jeder Frau zeigte eine kleine brennende Laterne an, bei welcher der Herr des Hauses über Nacht zu Besuch war. Dieses einfache Signal entfachte regelmäßig die Eifersucht jener Frauen, die sich vernachlässigt fühlten. Doch sobald eine von ihnen schwanger war, verbrachte der Mann jede Nacht bei ihr, und keine der anderen hätte ihr diese Besuche streitig gemacht.

Die Schwangere genoss darüber hinaus noch einen anderen Vorteil: Jeden Abend massierte ihr ein Masseur die Fußsohlen, damit alle Organe gut funktionierten und das Baby gesund heranwuchs. Denn dann, so die Legende, würde die Frau »einen hübschen Jungen« zur Welt bringen.

Der »Punkt der hübschen Babys«
Lassen Sie sich von Ihrem Partner ruhig mal wie eine Konkubine die Fußsohlen massieren. Jede der einzelnen Zonen entspricht einem Organ, und wenn sie kräftig massiert wird, kurbelt das die entsprechende Organfunktion an.

Genauso kann der werdende Papa während der gesamten Schwangerschaft den »Punkt der hübschen Babys« massieren, der auch »Gästehaus« *(zhubin)* heißt – ein volles Programm! Er befindet sich auf der Beininnenseite, etwa acht Fingerbreit über dem Malleolus internus (innerer Knöchel), und zwar genau am Wadenmuskelansatz. Bei Berührung schmerzt dieser Punkt ein wenig, was allerdings häufig geschieht, wenn man auf einen Akupunkturpunkt drückt.

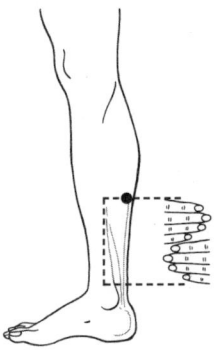

Massieren Sie diesen Bereich zwei Minuten lang. Sie werden sehen, die Wirkung stellt sich unmittelbar darauf ein: Die Gebärmutter, die bei der ersten Schwangerschaft oft verkrampft ist, entspannt sich und wird geschmeidiger, wodurch das Baby mehr Raum hat. Es bewegt sich sanfter, so als ob es schwimmen würde, und schläft leichter ein. Wenn Sie diesen Punkt regelmäßig massieren, bringen Sie mit Sicherheit ein entspanntes, freudestrahlendes Kind zur Welt, das »schöner als alle anderen ist«, wie man sagt. Mehrere Studien haben gezeigt, dass dieses Vorgehen die Entbindung erleichtert und in einigen Fällen sogar einen Kaiserschnitt verhindern kann[5].

Die Ernährung

Auf Ihrem Speiseplan sollte unbedingt faserreiche Kost stehen. Essen Sie also möglichst oft grüne Bohnen, Spinat, Kresse, Radieschen, Rosenkohl, Fenchel und Früchte aller Art.

Reduzieren Sie gleichzeitig den Glutenanteil (Weißbrot, Kekse, Gebäck) und lassen Sie kohlensäurehaltige Getränke weg. Nehmen Sie darüber hinaus weniger »schnelle« Zucker zu sich (ausgenommen Fruchtzucker) und verzichten Sie auf Saucen. Zur Verbesserung der Darmflora empfehle ich Ihnen täglich eine Probiotika-Kapsel.

Normalerweise sollte Ihnen diese Ernährungsweise helfen, das richtige Gewicht zu halten, ohne dass Sie deswegen hungern müssen. Rechnen Sie mit einer Gewichtszunahme von zehn bis elf Kilo – das Gewicht des Babys und der Plazenta eingerechnet –, aber nicht viel mehr.

Tanken Sie die richtigen Nährstoffe

Achten Sie schon in den ersten Wochen der Schwangerschaft darauf, von folgenden Nährstoffen bis zur Geburt die ausreichenden Mengen aufzunehmen:

- Vitamin C: Das brauchen Sie für Ihre Immunabwehr und die des Fötus. Sie finden es in Frischobst, besonders in Kiwis, roten und Zitrusfrüchten. Orangensaft ist eher nicht zu empfehlen, er enthält zu viel Säure.

- Vitamin B6: Damit verringern Sie nicht nur die Übelkeit zu Beginn der Schwangerschaft, sondern begünstigen später auch die Aufnahme von Fetten und Proteinen. Vitamin B6 ist in Weizenkeimen, Eigelb, Bierhefe und Trockengemüse enthalten.

- Zink: Es stärkt die Immunabwehr und findet sich in Schalentieren, Eigelb und Leber.

Schwangerschaftsübelkeit

Es ist völlig normal, dass Sie in den ersten Schwangerschaftsmonaten an Übelkeit leiden. Die in größeren Mengen ausgeschütteten Hormone, welche die Entwicklung des Babys fördern sollen, ebenso wie die vom Embryo produzierten Abfallstoffe überlasten die Leber, die wie eine Chemiefabrik auf Hochtouren arbeiten muss, um all diese Stoffe auszuscheiden. Nehmen Sie als Sofortmaßnahme gegen das flaue Gefühl im Magen je ein Gramm Vitamin C und einen Vitamin-B-Komplex, legen Sie sich eine Viertelstunde hin und entspannen Sie

sich, so gut es geht. Der Punkt »Inneres Passtor« *(neiguan)* auf der Innenseite des Unterarms, drei Fingerbreit oberhalb der Handgelenksfalte zwischen den beiden hervortretenden Sehnen, lindert ebenfalls Schwangerschaftsübelkeit sowie Reiseübelkeit oder
Seekrankheit – und sogar Weltraumübelkeit
bei Kosmonauten.

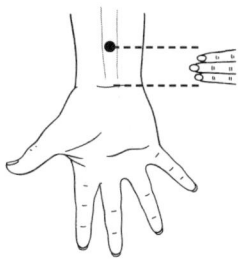

Schwangerschaftsstreifen

Gönnen Sie den gefährdeten Zonen – Hüften, Oberschenkeln, Bauch
und Brüsten – eine Tiefenmassage mit etwas süßem Mandelöl oder
einer guten feuchtigkeitsspendenden Creme.

Mit dieser Maßnahme, die Sie jeden Tag wiederholen sollten, können Sie die Produktion der Hautfasern anregen und sie geschmeidig
halten. Diese Elastizität braucht die Haut während der Gewichtszunahme in der Schwangerschaft. Natürlich bietet diese Behandlung
keine hundertprozentige Sicherheit gegen die unschönen Streifen,
aber selbst wenn Sie Dehnungsstreifen bekommen, sollten Sie wissen, dass noch nicht alles verloren ist. Lassen Sie sich nach der Entbindung von einem Akupunkteur beraten – er kann die unschönen
Spuren reduzieren.

Pilzerkrankungen

Früher empfahlen Gynäkologen schwangeren Frauen, ab der ersten
Schwangerschaftswoche zwei Esslöffel Bikarbonat ins Badewasser
zu geben, um den pH-Wert der Vaginalflora wiederherzustellen.

Dieser Empfehlung kann ich mich nur anschließen, denn damit
beugen Sie Pilzerkrankungen garantiert vor.

Harnverhaltung

Trinken Sie entgegen Ihrer Gewohnheit eher wenig, denn das Baby drückt auf die Nieren, die Flüssigkeiten daher nicht mehr so schnell filtern können wie sonst. Maximal sollten Sie insgesamt anderthalb Liter an Suppen und Getränken zu sich nehmen. Bekanntlich speichert Salz das Wasser im Körper: Ernähren Sie sich deshalb möglichst salzarm bis salzlos. Ersetzen Sie das Salz durch etwas Ingwerpulver – dieses Gewürz regt die Nierentätigkeit an. Bei hartnäckigen Symptomen (geschwollenen Füßen und Fußknöcheln) sprechen Sie bitte mit Ihrem Gynäkologen oder Ihrer Geburtshelferin.

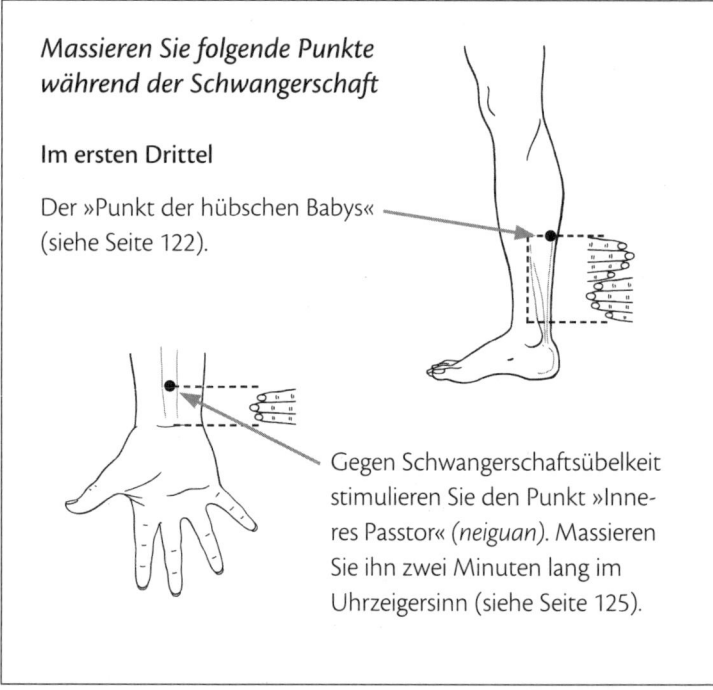

Massieren Sie folgende Punkte während der Schwangerschaft

Im ersten Drittel

Der »Punkt der hübschen Babys« (siehe Seite 122).

Gegen Schwangerschaftsübelkeit stimulieren Sie den Punkt »Inneres Passtor« *(neiguan)*. Massieren Sie ihn zwei Minuten lang im Uhrzeigersinn (siehe Seite 125).

Im zweiten Drittel

Der Punkt »Wasserquelle« *(shuiquan)* auf der Fußinnenseite, direkt oberhalb der Ferse am Ansatz der Achillessehne, reguliert den Austausch zwischen Mutter und Kind und entspannt den Bauch der werdenden Mutter.

Massieren Sie ihn jeden Abend zwei Minuten lang im Uhrzeigersinn.

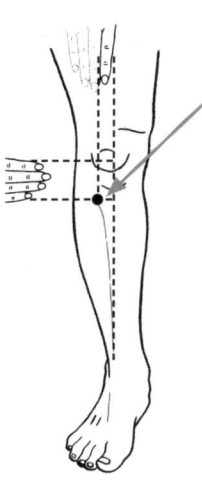

Im dritten Drittel

Massieren Sie die beiden symmetrisch angelegten Punkte »Dritter Weiler am Fuß« oder »Lebensenergiepunkte« *(zusanli)*, die vier Fingerbreit der Kniescheibe (da, wo die kleinen Hautunebenheiten aufhören) und einen Fingerbreit nach außen liegen. Sie sind für ihre anregende Wirkung bekannt.

Massieren Sie diese Punkte im letzten Schwangerschaftsmonat mehrmals täglich zwei bis drei Minuten lang.

Helfen Sie dem Baby, in die richtige Lage zu kommen

Massieren Sie folgenden Punkt, um dem Baby beim Umdrehen zu helfen

Der Punkt »Das äußerste Yin« *(zhiyin)* liegt beim kleinen Zeh, direkt am unteren äußeren Rand des Zehennagels. Massieren Sie ihn zwei- bis dreimal täglich zwei bis drei Minuten lang.

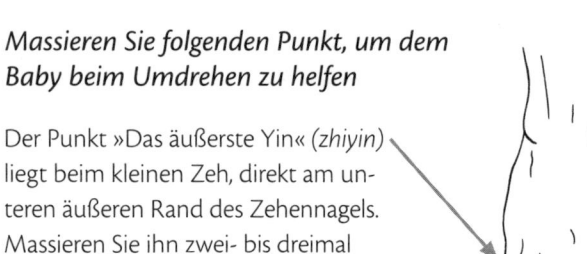

So fördern Sie die Öffnung des Muttermundes

Massieren Sie folgenden Punkt, um die Öffnung des Muttermundes zu fördern:

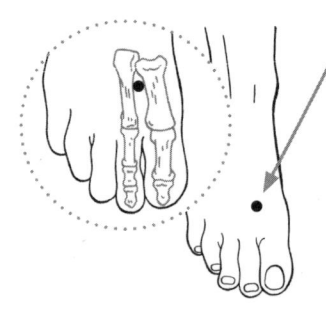

Der Punkt »Die mächtige große Straße« *(taichong)* liegt auf dem Fußrücken in der Vertiefung zwischen dem großen und dem zweiten Zeh. Massieren Sie diesen Punkt im letzten Schwangerschaftsmonat mehrmals täglich zwei bis drei Minuten lang.

Geburtsschmerzen lindern:
Die Väter können sich beteiligen!

Massieren Sie folgende Punkte, um den Schmerz bei der Geburt zu lindern

Mehrere wissenschaftliche Studien haben gezeigt, dass das Stimulieren von Akupunkturpunkten während des Geburtsvorgangs schmerzlindernd wirkt, den Einsatz anderer Schmerzmittel stark verringert, wenn nicht sogar überflüssig macht und den Gebärvorgang erheblich verkürzt[6]. Der werdende Vater kann diese Punkte während der Wehen und auch beim Gebärvorgang immer wieder massieren. Die Massage dämpft den Schmerz und erleichtert die Geburt des Babys.

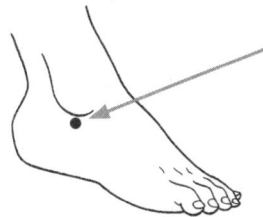

Der Punkt »Ursprung der emporziehenden Yang-Leitbahn« *(shenmai)* liegt in einer Vertiefung direkt unterhalb des äußeren Knöchels (Malleolus externus).

Der Punkt »Das Meer der Erhellung« *(zhaohai)* befindet sich an der Fußinnenkante, einen Fingerbreit unterhalb des Innenknöchels, gegenüber des Punktes »Ursprung der emporziehenden Yang-Leitbahn«.

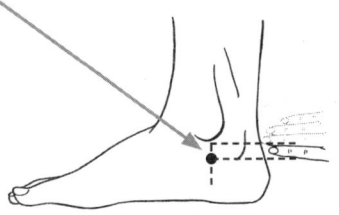

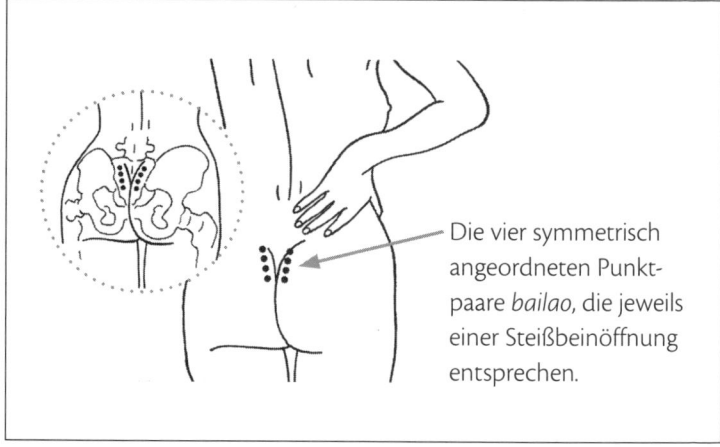

Die vier symmetrisch angeordneten Punktpaare *bailao*, die jeweils einer Steißbeinöffnung entsprechen.

Schonen Sie Ihren Rücken

Für das große Ereignis muss eine Frau alle ihre Lebenskräfte zusammennehmen. Daher befürworte ich das Tragen eines Bauchgurtes in der zweiten Schwangerschaftshälfte, denn er stützt die Wirbelsäule, die das Gewicht des Babys und des Fruchtwassers kompensieren muss. Nach meinen Erfahrungen mit zahlreichen Patientinnen verhindert oder lindert der Bauchgurt nicht nur Rückenschmerzen, sondern verteilt auch das Gewicht, wodurch die Haut geschont wird und Dehnungsstreifen seltener entstehen.

Nach der Entbindung

So gewinnen Sie Ihre Energie zurück

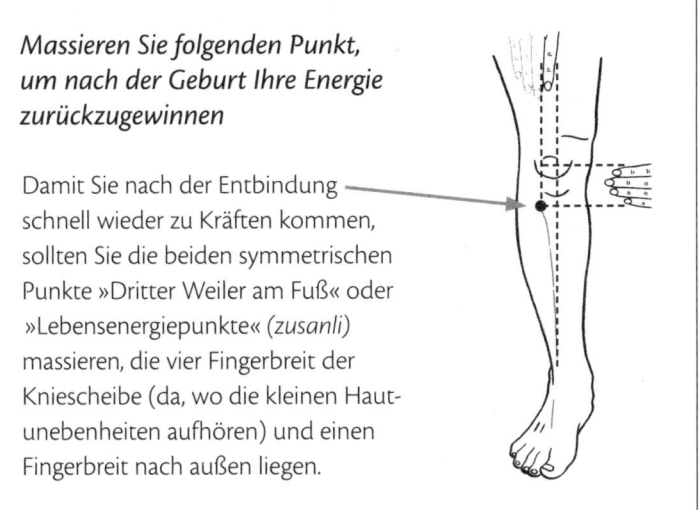

Massieren Sie folgenden Punkt, um nach der Geburt Ihre Energie zurückzugewinnen

Damit Sie nach der Entbindung schnell wieder zu Kräften kommen, sollten Sie die beiden symmetrischen Punkte »Dritter Weiler am Fuß« oder »Lebensenergiepunkte« *(zusanli)* massieren, die vier Fingerbreit der Kniescheibe (da, wo die kleinen Hautunebenheiten aufhören) und einen Fingerbreit nach außen liegen.

Hingegen rate ich Ihnen davon ab, zu schnell wieder Sport zu treiben oder mit einem allzu strengen Ernährungsplan zu beginnen. Besser sind flotte Spaziergänge an der frischen Luft, dabei verschwinden die überschüssigen Schwangerschaftspfunde ganz von selbst.

Damit der Hormonhaushalt wieder ins Gleichgewicht kommt und Sie schneller zu Ihrer guten Figur zurückfinden, können Sie zusätzlich ein paar Akupunktur-Sitzungen machen.

Sollten sich dennoch einige hartnäckige Pölsterchen halten, können Sie später einen Ernährungsberater um Rat fragen.

Für den Beckenboden: Die Hirschübung

Legen Sie sich morgens oder abends aufs Bett und spannen Sie die Dammmuskulatur an, als wollten Sie einen Harndrang zurückhalten. Halten Sie die Spannung zehn Sekunden lang, ehe Sie wieder locker lassen.

Gewöhnen Sie sich diese Übung unbedingt für den Alltag an: während Sie auf den Bus warten, im Auto an der roten Ampel stehen oder im Wartezimmer beim Arzt sitzen. Je öfter Sie die Übung wiederholen, desto besser klappt sie.

Haben Sie den Babyblues?

Ich erinnere mich noch sehr gut an eine junge Patientin, die bald nach der Geburt ihrer hübschen Tochter in meine Praxis kam. Sie war ganz bleich, hatte Ringe unter den Augen und war vor allem völlig erschöpft. Seit sie wieder zu Hause war, konnte sie nicht mehr schlafen. Dafür klappte das Stillen problemlos, und ihr Töchterchen schlief wie ein Murmeltier.

Im Gespräch konnte ich ihr die Ursache für ihre Erschöpfung deutlich aufzeigen: Sie hatte Angst zu schlafen, da sie unterbewusst befürchtete, ihrem Kind könne währenddessen etwas passieren. Dies ist ein häufiges Symptom für den Babyblues, einer Depression, die so manche frischgebackenen Mütter trifft.

Verhütung nach der Entbindung

Wie schon erwähnt: Meiner Ansicht nach schaden zu viele Hormone der Gesundheit von Frauen. Deshalb rate ich Ihnen dringend von zusätzlichen Hormonbehandlungen ab. Erst die Antibabypille plus eine hormonelle Stimulation, um schwanger zu werden, dann wie-

---

Massieren Sie folgende Punkte gegen den Babyblues

Sie helfen Ihnen, gegen die Angst und die Niedergeschlagenheit anzukämpfen, die beim Babyblues auftritt, und wieder gut zu schlafen.

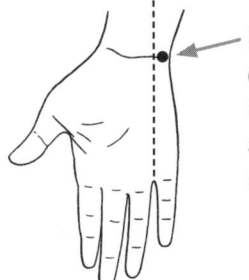

Den Punkt »Die Pforte zur Heiterkeit« *(shenmen)*, der an der Innenseite beider Handgelenke in der Handgelenksfalte auf einer Linie mit dem kleinen Finger liegt.

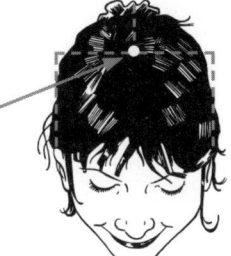

Den Punkt »Zusammenkunft aller Leitbahnen« *(baihui)* auf dem Scheitel, der in der Mitte der Linie liegt, welche die Spitzen der beiden Ohrmuscheln miteinander verbindet.

---

der die Pille und während der Menopause eine Hormonersatztherapie – das bedeutet, dass Sie als Frau Ihr Leben lang Hormone zu sich nehmen!

Wissenschaftler haben in zahlreichen Forschungsarbeiten bewiesen, dass die Einnahme von Hormonen das Risiko von Brust-, Gebärmutter- und Eierstockkrebs erhöht[7]. Vielleicht sollten Sie sich an Ihren Gynäkologen wenden und mit ihm über die Einsetzung einer Spirale sprechen.

133

Babymassage

Wie bereits erwähnt, hilft die Babymassage dem Säugling dabei, sich seines Körpers bewusst zu werden. Sie gestattet es ihm, neue Empfindungen zu entdecken, und wirkt zudem beruhigend.

So schläft Ihr Baby besser ein

Massieren Sie vor dem Zubettgehen des Kindes sanft die beiden Punkte »Mit Geigen und Flöten« *(sizhukong)*, die am äußeren Ende der Augenbrauen liegen, zwei bis drei Minuten lang im Uhrzeigersinn.

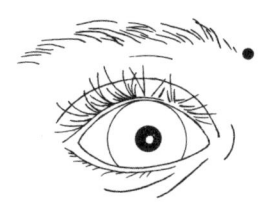

So stimulieren Sie Ihr Baby

Wenn Ihr Kind noch nicht laufen kann, ist es hilfreich, seine Muskulatur und damit die Durchblutung anzuregen. Die »Acht-mal-acht-Massage«, die auf alle Körperteile einwirkt, unterstützt die Entwicklung der Muskulatur und der psychomotorischen Fähigkeiten des Kindes.

Die »Acht-mal-acht-Massage«

1. Bauchmassage

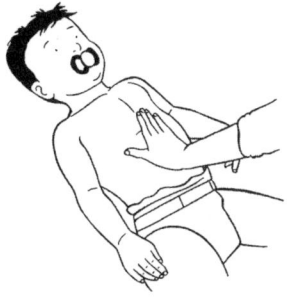

Legen Sie die rechte Handfläche auf den Bauchnabel
und drücken Sie vorsichtig
achtmal auf den Bauch.

Legen Sie die Hände rechts
und links neben den Nabel
und massieren Sie den
Bauch je achtmal nach
oben und unten.

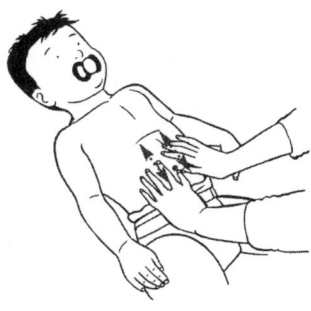

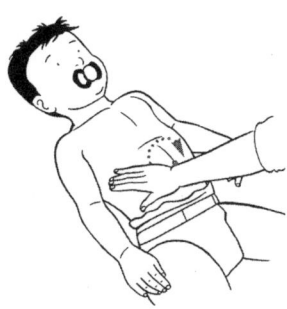

Massieren Sie im Uhrzeigersinn
achtmal um den Nabel herum.
Beginnen Sie dazu möglichst
nah beim Nabel und massieren
Sie kreisförmig nach außen.
Klopfen Sie dann leicht und
immer noch im Uhrzeigersinn
achtmal um den Nabel herum.

2. Brustkorbmassage

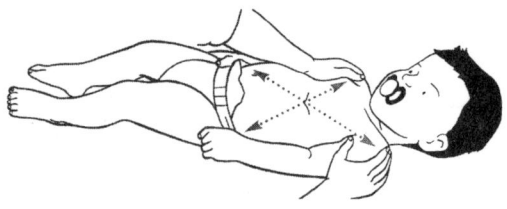

Massieren Sie, von den Schultern ausgehend, achtmal den ganzen Brustkorb und zeichnen Sie dabei mit den Händen ein X nach.

3. Armmassage

Führen Sie gleichzeitig auf beiden Seiten symmetrische Bewegungen aus. Massieren Sie von oben nach unten und wiederholen Sie jede Bewegung achtmal.

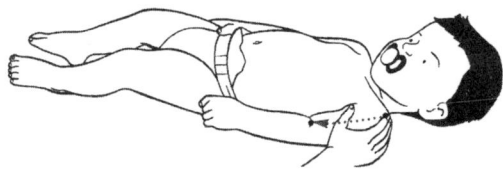

Massieren Sie, beginnend beim Punkt »Spalt unter der Schulterhöhe« *(jianyu)*, der bei waagrecht angehobenem Arm auf Achselhöhe in der Vertiefung zwischen Schulter und Brustkorb entsteht, achtmal bis zum Punkt »Gekrümmter Teich« *(quchi)*. Dieser liegt bei angewinkeltem Arm am äußeren Ende der Ellbogenfalte in einer Vertiefung.

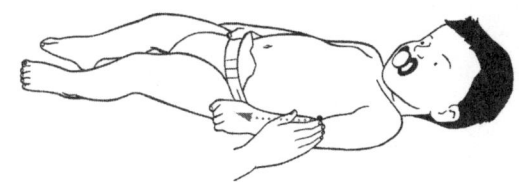

Massieren Sie achtmal vom Punkt »Gekrümmter Teich« *(quchi)* bis zum Punkt »Vereinte Täler« *(hegu)* hinunter, der sich auf der Hand zwischen Daumen und Zeigefinger befindet.

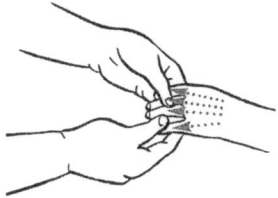

Massieren Sie, ausgehend vom Handgelenk, jeden Finger achtmal von oben nach unten bis zu den Fingerspitzen.

4. Beinmassage

Führen Sie gleichzeitig auf beiden Seiten symmetrische Bewegungen aus. Massieren Sie von oben nach unten und wiederholen Sie jede Bewegung achtmal.

Massage der Beinaußenseiten

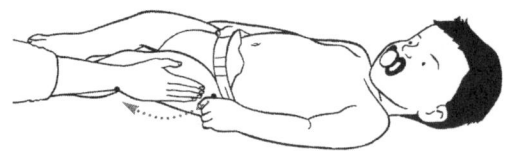

Legen Sie die Hände an die Hüften Ihres Babys und massieren Sie die Außenseite der Oberschenkel, beginnend beim Punkt »Marktplatz der Winde« *(fengshi)*, je achtmal von oben nach unten bis zum Punkt »Quelle am sonnenbeschienenen Grabhügel« *(yanlingquan)*. Dieser liegt an der Beinaußenseite unterhalb des Knies auf Höhe des Wadenbeinkopfes.

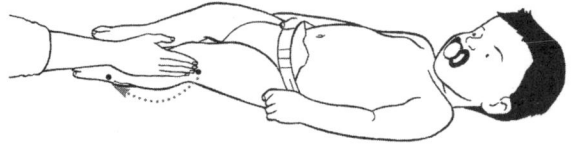

Führen Sie, ausgehend vom Punkt »Quelle am sonnenbeschienenen Grabhügel« *(yanglingquan)* achtmal massierende Bewegungen bis hinunter zum Punkt »Das Feld am Hügel« *(qiuxu)* aus. Letzterer liegt in der Vertiefung unterhalb und vor dem äußeren Fußknöchel.

Massage der Oberschenkelvorderseiten

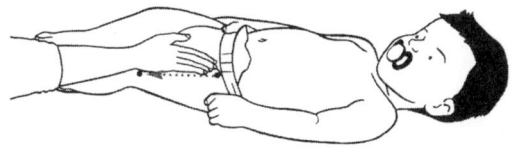

Führen Sie, ausgehend vom Punkt »Marktplatz der Winde« *(fengshi)*, achtmal massierende Bewegungen in Richtung »Kranich-Scheitel« *(heding)* aus, der auf der Vorderseite des Oberschenkels über dem Knie liegt.

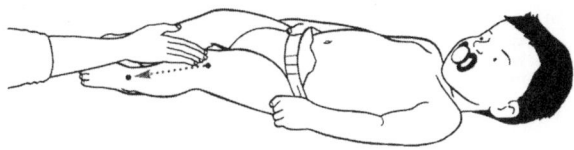

Massieren Sie, ausgehend vom Punkt »Dritter Weiler am Fuß« oder »Lebensenergiepunkt« *(zusanli)*, der unterhalb der Kniescheibe liegt, achtmal von oben nach unten zum Punkt »Befreiter Wasserlauf« *(jiexi)*. Dieser liegt auf dem Fußrücken auf der Mitte der Mittelfußfalte.

5. Fußmassage

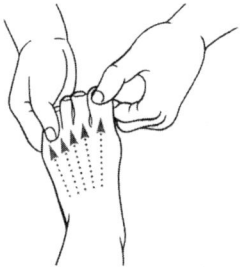

Massieren Sie, jeweils bei den Mittelfußknochen beginnend, jede Zehe achtmal von oben nach unten bis zu den Zehenspitzen.

6. Fußsohlenmassage

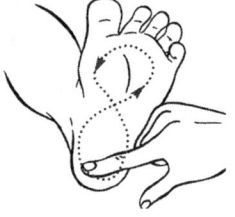

Massieren Sie achtmal mit kreisenden Bewegungen, die eine Acht nachformen, die ganze Fußsohle.

Klopfen Sie anschließend achtmal leicht auf den Fußballen, die Fußsohlenmitte und die Ferse.

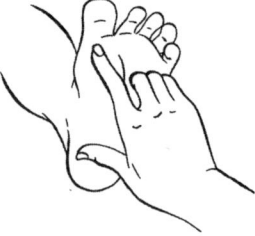

7. Rückenmassage

Wiederholen Sie jede Bewegung achtmal, und massieren Sie symmetrisch auf beiden Seiten gleichzeitig.

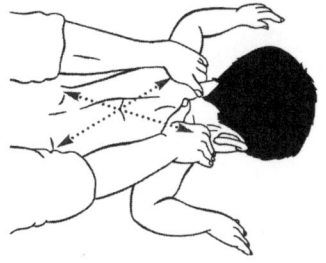

Massieren Sie den Oberkörper von den Schultern bis zu den Lenden achtmal von oben nach unten. Die Hände beschreiben dabei ein X.

Massieren Sie die Lenden achtmal mit horizontalen Bewegungen.

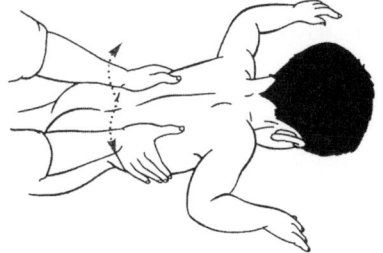

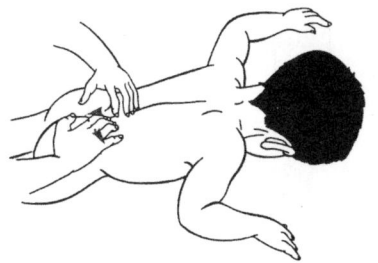

Massieren Sie achtmal quer über das Steißbein, und zwar jede Öffnung des Steißbeins von oben nach unten.

141

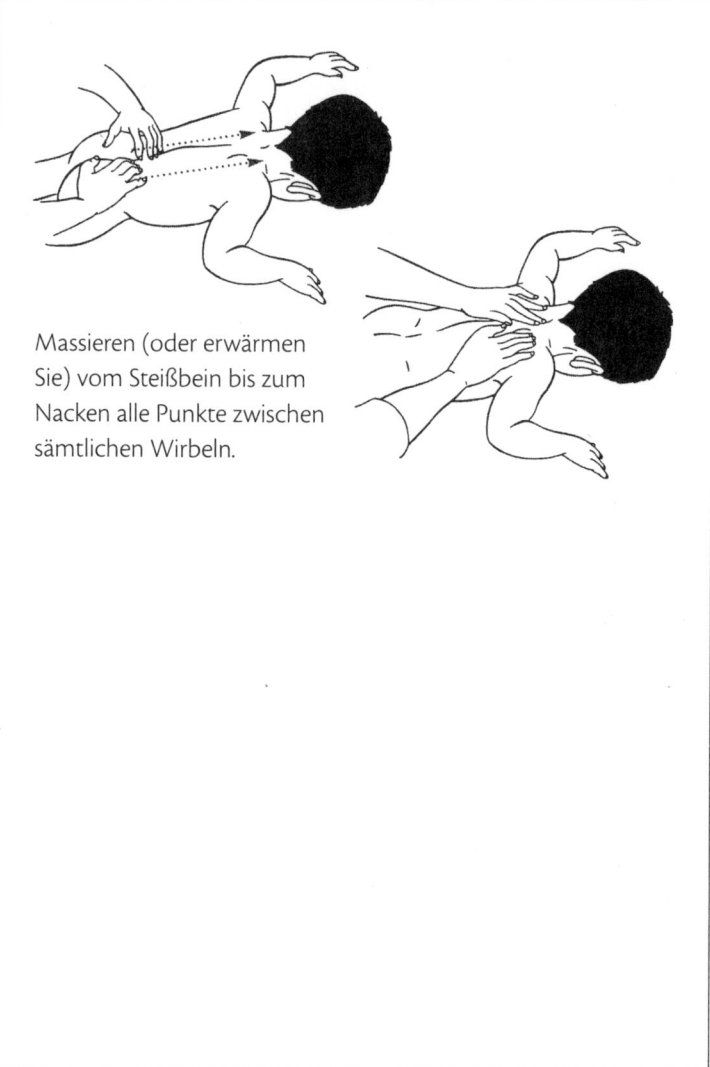

Massieren (oder erwärmen Sie) vom Steißbein bis zum Nacken alle Punkte zwischen sämtlichen Wirbeln.

8. Massage der Beinrückseiten

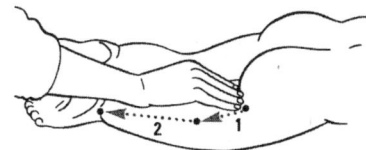

Massieren Sie, ausgehend von der Oberschenkelrückseite, auf Höhe der Gesäßfalte achtmal bis zur Mitte der Kniegelenksfalte den Punkt »Die Mitte des Staugewässers« *(weizhong)*.

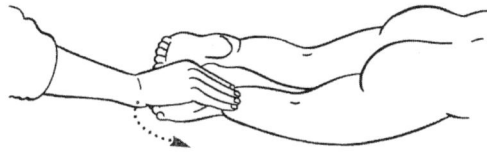

Massieren Sie ausgehend vom Punkt »Die Mitte des Staugewässers« *(weizhong)* in der Kniegelenksfalte bis zum Punkt »Olympus« *(kunlun)* in der Vertiefung zwischen dem Malleolus externus (äußerer Knöchel) und der Achillessehne in Höhe des Knöchels. Ziehen Sie dann sanft jede einzelne Zehe lang.

Stillen

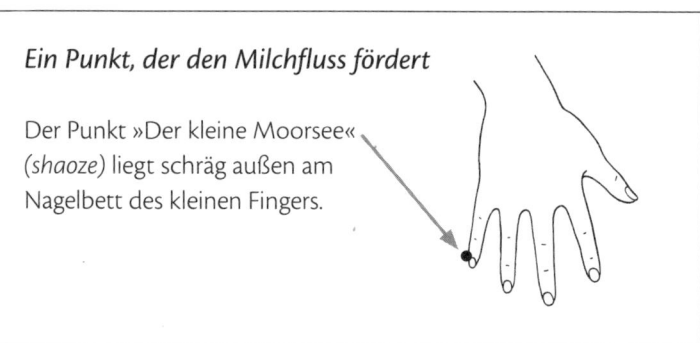

Ein Punkt, der den Milchfluss fördert

Der Punkt »Der kleine Moorsee« *(shaoze)* liegt schräg außen am Nagelbett des kleinen Fingers.

So unterstützen Sie die Verdauung Ihres Babys

Nehmen Sie einen Apfel (am besten aus biologischem Anbau oder einen grünen Apfel, der weniger allergen ist), stechen Sie oben ein kleines Loch hinein, gießen Sie etwas Wasser in die Öffnung, und lassen Sie ihn dreißig bis vierzig Minuten im Backofen braten (er muss richtig durchgegart sein). Schälen Sie den Apfel, zerkleinern Sie ihn mit einer Gabel oder im Mixer, und vermischen Sie ihn mit etwas Muttermilch, damit der Apfelbrei schön flüssig wird.

Zu Anfang können Sie Ihrem Baby einen kleinen Löffel voll davon geben und die Menge jeden Tag erhöhen – nach einigen Wochen kann Ihr Kind dann schon einen ganzen Apfel essen. Das im Apfel enthaltene Pektin hat sehr wertvolle Eigenschaften: Es enthält nicht nur viele Vitamine, sondern absorbiert auch die Gase im Darm und lindert Darmkoliken. Die Verdauung des Babys normalisiert sich, der Stuhl wird kompakter, und es hat viel seltener Bauchschmerzen. Mit dieser Ernährung können Sie ab einem Alter von zwei Monaten beginnen.

Das Wichtigste in Kürze

Unabhängig vom Alter einer Frau ist die Schwangerschaft eine privilegierte Zeit, in der die ganze Aufmerksamkeit ihrem Wohlbefinden und dem des Babys gelten sollte. In der Traditionellen Chinesischen Medizin gilt die Schwangerschaft als eine Zeitspanne, in welcher der Organismus mehr Energie verbraucht als sonst. Nach der Entbindung muss die Mutter also dafür sorgen, dass sie ihre Energie weitgehend zurückgewinnt. Hören Sie auf Ihren Körper, ruhen Sie sich immer mal wieder aus, und vertrauen Sie auf sich!

Von vierzig bis fünfzig

Das Alter der wesentlichen Dinge

*V*ierzig Jahre! Wenn man erwachsen wird, hat man oft den Eindruck, als dauere es Jahrhunderte, bis man dieses Alter erreicht. Und doch ist diese Zehn-Jahres-Spanne eines Tages plötzlich da.

Zwar ist die Zeit der großen Umwälzungen nun vorbei, aber im Lauf von zehn Jahren hat sich die Situation in jeder Hinsicht verändert.

Zunächst einmal im Beruf. Mit zunehmender Erfahrung sind wir leistungsfähiger und erfinderischer geworden, nur leider nicht mehr so widerstandsfähig wie früher. Allerdings ersetzen und kompensieren die neuen Eigenschaften spielend die geringere Resistenz. Wir tragen Verantwortung und müssen Entscheidungen treffen, was jetzt viel einfacher erscheint, da wir auf jahrelange Praxis zurückgreifen können. Wir beraten Jüngere, sprechen mit ihnen über unseren Werdegang, und nicht zuletzt haben wir jetzt eine gewisse berufliche Erfahrung. Sehr oft stellen wir zufrieden fest, dass wir auch schwierige Situationen meistern und rasch und ohne zu zögern Lösungen für drängende Probleme finden.

Im Privatbereich gehen die Dinge ihren Gang. Die Kinder werden groß, die Paare haben sich etabliert – oder neu gefunden. Manchmal sind wir versucht, noch einen Nachzügler in die Welt zu setzen, und fragen uns dabei, ob wir dazu überhaupt die Energie haben werden, denn gelegentlich macht sich bereits eine gewisse körperliche Erschöpfung bemerkbar. Während wir uns in jungen Jahren für unverwüstlich hielten, fordern die Exzesse nun immer häufiger ihren Tribut. Zwischen Arbeits- und Privatleben lässt uns der Lebensrhythmus nur wenig Gelegenheit zur Erholung, und wir verspüren zunehmend den Wunsch, uns zu schonen.

Zwischen vierzig und fünfzig ist auch die Zeit der wichtigen Entscheidungen: Sport treiben, sich pflegen, in den Schönheitssalon gehen. Instinktiv spüren wir: Es wird Zeit, die Dinge in die Hand zu nehmen, und wir können nicht mehr damit rechnen, dass die Natur alles wiedergutmacht.

In dieser Zeit gewöhnen wir uns viele reflexartige Handlungen an: Wir beobachten die Fältchen, die in den Augenwinkeln entstehen, und vor dem Spiegel ziehen wir automatisch die Haut straff. Der morgendliche Blick in unser Antlitz fällt manchmal richtig schwer, denn nach einer Party sehen wir nicht mehr so taufrisch aus wie früher. Damals standen wir trotz der Ausschweifungen am nächsten Morgen putzmunter auf. Ab vierzig dauert die Erholungsphase jedoch länger.

In der chinesischen Medizin schreibt man diese Symptome dem Nierenmeridian zu: »Mit fünf mal sieben = 35 Jahren bei Frauen und mit fünf mal acht = 40 Jahren bei Männern nimmt die Nierenenergie allmählich ab.« Wir beginnen einen neuen Zyklus. Der Stoffwechsel verlangsamt sich, was unterschiedliche Folgen haben kann: Gewichtszunahme, schlechtere Verdauung, Kreislaufstörungen, alle möglichen Beschwerden, vor allem mit der Wirbelsäule.

Zum Glück lassen sich diese ganzen Störungen aber oft problemlos in den Griff bekommen. Es wird Zeit, sich einige gute Gewohnheiten (in puncto Ernährung, Sport usw.) zuzulegen, wenn Sie es nicht bereits getan haben. All die kleinen Alltagsbeschwerden, die Signale Ihres Körpers, können nicht nur gelindert, sondern vollkommen geheilt werden. Somit bestimmt diese Altersstufe die kommenden Jahrzehnte entscheidend mit.

Jede Lebensphase hat ihre Vorteile. Natürlich werden wir mit zunehmendem Alter verletzlicher, aber wir dürfen keinesfalls vergessen, dass wir um etwas Wesentliches reicher werden: die Erfahrung. Wir kennen uns immer besser, haben gelernt herauszufinden, was uns gelingt und was nicht, und wir wissen, was wir uns erlauben können. Nun müssen wir lernen, wie wir diesen hohen Trumpf ausspielen können, indem wir ganz einfach unserer Intuition vertrauen und ihr folgen.

Nicht umsonst heißt es, mit zwanzig hätten wir Frauen die Schönheit, die uns der Himmel schenkt, mit dreißig jene, die uns entspricht, und mit vierzig die, die wir verdient haben.

Darauf sollten Sie achten

- Gewicht
- Verdauungsprobleme
- Kreislaufstörungen
- Rückenschmerzen

Auf sich achten heißt, sich selbst respektieren und die Fähigkeit haben, energisch zu sein, sich zu widersetzen und gegen das aufzulehnen, was einen einengt.

Sichtbare Veränderungen

Ab vierzig verändert sich die Funktionsweise des Organismus. Die großen körperlichen Umwälzungen liegen hinter uns, der Basisstoffwechsel verlangsamt sich, die Muskeln werden schlaff, wenn wir sie nicht trainieren, und das wirkt sich auf die Haut aus, die ebenfalls nicht mehr so straff und elastisch ist. Es gibt zwei Arten von Muskulatur: die somatische Muskulatur, die man durch Sport anregt, und die glatte Muskulatur, welche die Organe zusammenhält und die Haut strafft. Letztere lässt sich allerdings nicht willentlich anregen. Mit zunehmendem Alter lockern sich diese Muskeln, und es bilden sich die ersten Falten – diese Entwicklung hat in den zurückliegenden zehn Jahren begonnen. Je nach Haarstruktur und Veranlagung ist das Haar manchmal brüchiger, und es werden die ersten grauen Fäden sichtbar. Mit gezielten Maßnahmen können Sie die Auswirkungen des Alters hinauszögern, die Muskeln kräftigen und die Kopfhaut beleben.

Gewichtsregulierung

Zwischen Beruf und Kindern bleibt uns weniger Zeit, um uns auszutoben, tanzen zu gehen, zu joggen, Rad zu fahren oder Tennis zu spielen, weshalb wir ein viel beschaulicheres Leben führen. Es ist auch bekannt, dass Hausfrauen und Mütter öfter kochen – mehr und üppiger als Singles, die oft nur schnell mal zwischendurch etwas knabbern. Auch wenn wir keine große Familie haben, Beruf und gesellschaftliches Leben verleiten uns häufig dazu, mal einen Cocktail zu trinken oder allzu üppig zu Abend zu essen. Das Ergebnis: Der Energieverbrauch durch körperliche Betätigung verringert sich, weil uns obendrein oft auch die Zeit fehlt, um regelmäßig Sport zu treiben.

Wegen des verlangsamten Stoffwechsels braucht auch der Darm länger, um Schadstoffe auszuscheiden. Da die Nahrung länger in unserem Körper bleibt, sammeln sich Giftstoffe an, was wiederum die Verdauung beeinträchtigt. Durch Müdigkeit und Stress wird unser Appetit größer, weshalb es uns häufig nach schnellem Zucker gelüstet – schließlich lässt sich der unmittelbare Energiebedarf mit Zucker am schnellsten und bequemsten decken. Aber sobald er verbrannt ist, nehmen die Müdigkeit und das Bedürfnis, noch einmal schnellen Zucker zu »tanken«, weiter zu. Da ist es unvermeidlich, dass wir immer rundlicher werden.

Die Gewichtszunahme erfolgt nach einem ganz einfachen Mechanismus: Man nimmt mehr Kalorien zu sich, als man verbrennt. Deshalb müssen Sie Ihren Appetit wieder normalisieren und zu gesundheitsfördernden Verhaltensweisen zurückfinden, und dazu müssen Sie sich zuallererst um Ihren Darm kümmern.

Finden Sie das seltsam? Dabei ist es das ganz und gar nicht.

Schon die alten Chinesen sagten, dass der Mensch zwei Gehirne habe, eines im Kopf und das andere im Bauch. Seither wissen wir, dass der Darm dieselben Neurohormone ausschüttet wie das Gehirn. Die beiden Zentren regulieren den Appetit – wenn alles in Ordnung ist. Ist der Magen leer, weil wir die letzte Mahlzeit ausgeschieden haben, verspüren wir ein Hungergefühl und essen etwas. So sieht es im Idealfall aus. Aber gesellschaftliche Konventionen und die zahlreichen Versuchungen des Alltags führen dazu, dass wir nicht mehr auf unseren Körper hören und unzählige kleine Ernährungssünden begehen. Da wir ständig etwas knabbern, naschen und uns häufig sogar zwingen, aus Höflichkeit den Teller leer zu essen, merken wir gar nicht mehr, wann wir wirklich Hunger haben. Wir setzen uns an den gedeckten Tisch und konsumieren automatisch, ohne dass der Bedarf besteht. Je mehr Giftstoffe wir dabei anhäufen, desto schwieriger bekommen wir das Hungergefühl in den Griff – die »Bremse« reagiert nicht mehr auf die Befehle.

Einige andere Faktoren können diese ungeregelte Nahrungsaufnahme ebenfalls begünstigen, beispielsweise Stress, dessen Auswirkungen ich bereits auf den Seiten 73ff. und 88ff. erwähnt habe, oder auch eine Form der Depression, die einen dazu treibt, zu essen, um die innere Leere aufzufüllen. Auch in diesen Fällen funktionieren die Kontrollmechanismen für Hunger- und Sättigungsgefühl nicht mehr.

Wo lagern sich die Pfunde ab?

Wenn wir dieser auf den ersten Blick seltsam anmutenden Frage nachgehen, erfahren wir mehr darüber, wie es zur Gewichtszunahme kommt und wie wir am besten etwas dagegen tun können. Je nachdem, wie schwach die endokrinen Drüsen sind, können sich die Pfunde nämlich an den verschiedensten Stellen ablagern.

- Wenn das Gewicht ausschließlich auf der Taille sitzt, hat das etwas mit dem Insulinhaushalt zu tun. Aufgepasst: Diese überschüssigen Pfunde, unter denen vor allem Diabetiker leiden, gefährden die Gesundheit am ehesten. Sie müssen Ihren Zuckerkonsum unbedingt einstellen und die Verstoffwechselung der »langsamen« Zucker normalisieren, indem Sie auf Brot verzichten (oder es durch Reiswaffeln oder glutenfreies Brot ersetzen). Am häufigsten läuft das Ganze so ab: Stress – der größte Energieräuber – verursacht Müdigkeit, daraufhin braucht der Körper sofort Kalorien – in Form von schnellem Zucker, und für dessen »Verdauung« muss die Bauchspeicheldrüse Insulin im Übermaß produzieren. Das Ergebnis: Es kommt vorübergehend zu Unterzucker (Hypoglykämie), der sich in Form von Erschöpfung und einem dringenden Bedürfnis nach Zucker bemerkbar macht. So geht es immer weiter, bis die von der Bauchspeicheldrüse produzierten Insulinreserven aufgebraucht sind. Ich rate Ihnen dringend, sich in diesem Fall an einen Arzt zu wenden.

- Wenn die Pfunde zugleich an Po, Oberschenkeln und Bauch sitzen, ist der weibliche Hormonhaushalt durcheinandergeraten. Ursache könnte eine Hormonbehandlung oder eine nicht ausreichend auf Sie abgestimmte Empfängnisverhütung sein. Wenden Sie sich in diesem Fall an Ihren Gynäkologen.

- Wenn das Gewicht eher auf den Schultern und am Oberkörper sitzt, ist dies ein Hinweis auf Stress, der die Nebennierendrüsen schwächt. Machen Sie daher unbedingt Entspannungsübungen, Yoga, oder meditieren Sie. Ursache kann aber auch eine Kortisonbehandlung sein, welche die Nebennierendrüsen angreift und Wasseransammlungen begünstigt. In diesem Fall sollten Sie mit Ihrem Arzt besprechen, wie Sie wieder ins Lot kommen.

Sind Ihnen all diese Dinge einmal bewusst, geht es darum, einige einfache Maßnahmen zu ergreifen, um Ihr Übergewicht loszuwerden. Legen Sie sich daher möglichst viele gute Angewohnheiten zu, die Ihnen schnell in Fleisch und Blut übergehen.

Tun Sie etwas zur Erhaltung Ihres Basisstoffwechsels

Unter Basisstoffwechsel versteht man den Energieverbrauch des Organismus im Ruhezustand, der bei jedem Menschen anders ist. Die Glücklichen unter uns haben einen sehr aktiven Stoffwechsel, weshalb sie eher mehr Energie verbrauchen und somit eher über die Stränge schlagen können, während sich bei anderen jede konsumierte Kalorie bemerkbar macht, weil ihr Stoffwechsel in Zeitlupe arbeitet. Das ist eine der großen Ungerechtigkeiten des Lebens, der wir jedoch teilweise entgehen können. Es ist nämlich durchaus möglich, den Stoffwechsel anzukurbeln, und dabei kommen zwei Faktoren ins Spiel.

Erstens beschleunigt sportliche Betätigung den Basisstoffwechsel. Aber Vorsicht, der Stoffwechsel reagiert erst nach dreißig Minuten Sport. Das heißt, Sie müssen sich länger anstrengen, wenn Sie Resultate sehen wollen. Da die Muskelmasse die Kalorien verbrennt, müssen Sie die Muskelmasse erhöhen. Außerdem sollten Sie regelmäßig Sport treiben, denn sobald Sie aufhören, ist alles wieder beim Alten. Oft rafft man sich nur schwer auf, etwas Langweiliges oder Anstrengendes regelmäßig zu tun, und das hält viele Menschen davon ab. Sie fangen hochmotiviert an, hören aber irgendwann auf und haben obendrein das Gefühl, gescheitert zu sein.

Am Wichtigsten ist es daher, dass Sie eine körperliche Betätigung finden, die Ihnen Spaß macht. Für manche sind dies Spaziergänge mit Freunden, für andere ist das ein Gruppensport, der eine spielerische Seite hat, oder Schwimmtraining, Radausflüge und dergleichen. Gruppenaktivitäten sind oft eine gute Möglichkeit, sich zu motivieren.

Außerdem sollten Sie Ihre Herzfrequenz messen: Bei körperlicher Anstrengung sollte die Zahl der Pulsschläge auf jeden Fall steigen – vergessen Sie nicht, dass der Myokard (Herzmuskel) einer der größten Muskeln im Körper ist. Wenn das Kardiotraining Wirkung zeigen soll, muss der Puls auf 130 bis 140 ansteigen. Mit einem Kardio-Brustgurt lässt sich der Puls ganz einfach messen. Auf diese Weise können Sie mit den Kardioübungen – mit Beschleunigungen, um die Herzfrequenz richtig in die Höhe zu treiben – den Herzmuskel trainieren, aber auch all jene Muskeln stimulieren, welche die Fettmasse später ersetzen, und Kalorien verbrennen.

Die Schilddrüse hat ebenfalls eine nicht unerhebliche Wirkung auf den Stoffwechsel: Sie speichert Jod aus dem Blut und produziert Hormone, die unterschiedliche Aufgaben haben: Sie regen Fett-, Glukose- und Eiweißstoffwechsel sowie das Wachstum an. Die Schilddrüse ist zudem ein Filter, der den Organismus vor äußeren Störfaktoren (wie Umweltverschmutzung und Radioaktivität) schützt und den Energieverbrauch reguliert. Wenn dieser Filter überlastet ist, verstopft er, und dann kann die Schilddrüse ihre regulierende Funktion nicht mehr ausüben – es kommt zur Gewichtszunahme. In dem Moment, wenn nicht mehr genügend Schilddrüsenhormone vorhanden sind, werden Sie die Kalorien nicht mehr so einfach los.

Die verlangsamte Schilddrüsenfunktion, die ab vierzig einsetzt, führt daher oft zu Gewichtszunahme und Verstopfung. Eine Schilddrüsenunterfunktion (Hypothyreose), also eine verminderte Produktion von Schilddrüsenhormonen, kann erhebliche Konsequenzen haben, etwa eine plötzliche beachtliche Gewichtszunahme oder große Erschöpfung.

Da ein ausgewogener Jodspiegel für das richtige Funktionieren der Schilddrüse wichtig ist, weist eine Hypothyreose auf einen Jodmangel im Organismus hin. Die Schilddrüse ist für das Wachstum maßgeblich, weshalb mangelnde Jodzufuhr bei Kindern zu verminderttem Wachstum führt. Aus diesem Grund waren die Asiaten lange Zeit relativ klein, da ihre Grundernährung (Reis) kein Jod enthält. Heute ist ihre Ernährung abwechslungsreicher, und sie werden im Durchschnitt größer. Alle Getreidearten enthalten im Gegensatz zu Algen wenig Jod.

Umgekehrt ist eine Schilddrüsenüberfunktion (Hyperthyreose) ein Hinweis auf eine Funktionsstörung der Schilddrüse, genauer gesagt eine Schilddrüsenentzündung. In diesem Fall müssen Sie unbedingt ärztlichen Rat einholen.

Lassen Sie einen TSH-Test machen und bitten Sie Ihren Arzt, Ihnen die Funktionsweise der Schilddrüse zu erklären. Plötzliche schlechte Laune oder gar Angstattacken können ebenfalls Symptome für eine Fehlfunktion dieser Drüse sein.

Der Organismus wird langsam vergiftet

Eine weitere Ursache für Gewichtszunahme, Verlangsamung des Stoffwechsels und die schlechtere Ausscheidung von Abfallstoffen sind Verstopfungen.

Verstopfung

Es gibt drei Faktoren, die zu Verstopfung führen können. Erstens nehmen wir nicht genügend Ballaststoffe auf, die aber dringend notwendig sind, damit der Stuhl genug Volumen hat und im Darm besser transportiert wird. Nehmen wir mit der Ernährung zu wenig Wasser auf, wird der Stuhl zu trocken und lässt sich nur schwer ausscheiden. Zweitens arbeitet der Darm dann langsamer, und die Darmbewegungen (Darmperistaltik) funktionieren nicht mehr so gut: Die Kontraktionen, mit deren Hilfe die Fäkalien ausgeschieden werden, bleiben praktisch aus, weshalb die Abbauprodukte im Darm verbleiben. Diese blockieren ihn mit der Zeit immer mehr und verlangsamen die Ausscheidung weiter. Drittens hängt die Darmperistaltik auch von der Gallenflüssigkeit ab, die in der Leber produziert wird. Auf diese Weise können Gallenblasenspasmen oder zu zähflüssige Galle die Darmausscheidung beeinträchtigen. Probiotische Lebensmittel, die sich an den Darmwänden ablagern, sorgen dafür, dass der Darm wieder richtig arbeitet.

Stagnierende Giftstoffe in Leber und Darm können zu den unterschiedlichsten Beschwerden führen. Eine Kolonblähung, bei der die Blutgefäße in der Leistengrube zusammengepresst werden, wirkt sich unmittelbar auf die Durchblutung im kleinen Becken und in den Beinen aus, so dass sich Krampfadern und Hämorrhoiden bilden können.

Schlechte Durchblutung in den Beinen

Am Anfang hat man bloß ein Schweregefühl in den Beinen, wenn man unterwegs ist oder zu lange auf der Stelle tritt. Dann entstehen allmählich Besenreiser (dünne violette Äderchen) an den Knien.

Schwangerschaften spielen sicher auch eine Rolle dabei, wenn diese Beschwerden auftreten. Der Embryo lastet dann schwer auf den Arterien, die durch die Leistengrube verlaufen und die unteren Gliedmaßen mit Blut versorgen. Jedenfalls kann es dabei zu ersten Krampfadern kommen, die Sie möglichst schnell behandeln lassen sollten, um weitere Probleme zu vermeiden.

Die Durchblutung in den Beinen hängt vom kleinen Becken ab, da die Pfortader in die Leber mündet, welche die zirkulierende Blutmenge reguliert. Bei Verstopfungen verschlechtert sich die Durchblutung, da die Pfortader zusammengedrückt wird. So entsteht das Gefühl der schweren Beine.

Über die Venen wird das Blut zum Herzen transportiert (Venenrückfluss). Das in den Beinen stagnierende Blut und der momentane

Krämpfe

Während die Muskeln arbeiten, verbrauchen sie Glukose und Sauerstoff und produzieren Milchsäure. Werden sie zu heftig oder zu lange beansprucht, erschlaffen sie und sondern größere Mengen Milchsäure ab. Sammelt sich diese Substanz an, führt sie irgendwann zu einer Acidose (Übersäuerung). Das äußert sich in Krämpfen, Müdigkeit und Muskelkater. Die Milchsäure ruft die Schmerzen hervor, und die einzige Substanz, die sie neutralisieren kann, ist das von der Leber gebildete Enzym Lactatdehydrogenase. Voraussetzung dafür ist, dass die Leber einwandfrei arbeitet.

Anstieg der Blutmenge überlasten die Venen, die mangels eigener Muskeln erschlaffen und sich dann lokal und für das Auge erkennbar erweitern: Das sind dann die Krampfadern. Die benachbarten Muskeln helfen den Venen durch ihre Tätigkeit, das Blut zum Herzen zu pumpen. Deshalb ist körperliche Betätigung so hilfreich für die Durchblutung und verbessert den Venenrückfluss.

Eine Verödung der Krampfadern behebt nicht die Problemursache. Wenn man dies zu oft macht, verkleinert man das noch vorhandene Venennetz und verringert damit die Fähigkeit der tiefen Venen, das Blut weiterzupumpen. Langfristig gesehen kann dies zu schlechter Durchblutung in den Beinen führen.

Hämorrhoiden

Diese kleinen, mit Blut gefüllten Taschen, die sich an den Aftervenen bilden, sind besonders schmerzhaft, und ihre Ursache sind immer Durchblutungsstörungen im kleinen Becken. Abgesehen von der uneingeschränkten Funktionsfähigkeit von Leber und Darm, spielt auch der Venentonus eine wichtige Rolle. Um ihn zu kräftigen, empfehle ich mehrere Maßnahmen im Abschnitt »Was Sie tun können« am Ende dieses Kapitels.

Rückenschmerzen

Lumbalgien

Eine Lumbalgie ist die klassische Form von Rückenschmerzen. Sie tritt sehr häufig auf, da siebzig Prozent aller Menschen irgendwann im Leben einmal davon betroffen sind. In neunzig Prozent der Fälle kommt sie unangekündigt und ohne wirklich erkennbare Ursache. Auf Röntgenaufnahmen ist dann meist keine Anomalie zu sehen. Egal ob akut (Hexenschuss) oder chronisch (regelmäßig wiederkehrende Schmerzen im unteren Rücken), der Schmerz verschwindet im Allgemeinen durch Schmerzmittel. Aber machen Sie sich darauf gefasst, dass er wiederkommt, wenn Sie beispielsweise eine zu schwere Tasche getragen oder im Garten gearbeitet haben.

Ursache für diese Schmerzen ist Druck auf die Nervenwurzeln. Ziehen Sie dabei als Auslöser auch die Verdauung – wieder einmal! – in Betracht. Schmerzursache können aber auch unbehandelte gynäkologische Krankheitsbilder sein.

Die Wirbelsäule ist die senkrechte Achse unseres Körpers, die unser ganzes Gewicht trägt und uns eine gute Haltung ermöglicht. Sie besteht aus Wirbeln und dämpfend wirkenden Bandscheiben – kleinen Knorpeln –, die zwischen den Wirbeln liegen. Die ganze Achse wird von zwei Muskeln gehalten, die rechts und links auf der gesamten Länge der Wirbelsäule verlaufen, und zwar von der Schädelbasis bis zum Steißbein. Kreuzschmerzen können die verschiedensten Ursachen haben.

Einerseits können sie von einer Anschwellung der Bandscheiben ausgelöst worden sein. Diese Knorpel nehmen Wasser wie Schwämme auf und können im Extremfall auf die Nervenwurzeln drücken, die vom Rückenmark aus in den Zwischenwirbelbereich verlaufen. Der Schmerz tritt also bei jeder Bewegung auf. Die Wassermenge in den Bandscheiben ist wiederum vom Gleichgewicht zwischen Östrogen und Progesteron abhängig. Ist der weibliche Hormonhaushalt durcheinandergeraten, kommt es daher häufig zu Kreuzschmerzen, die sich je nach Menstruationszyklusphase verschlimmern können.

Andererseits führen ein Blutstau im kleinen Becken, Darmblähungen und Verstopfung dazu, dass es in der Lendenwirbelsäule zu einem Blutstau kommt und die Bandscheiben anschwellen. Der aufgeblähte Bauch bringt auch die vertikale Achse aus dem Gleichgewicht und zieht die Wirbelsäule nach vorn. Das wiederum schwächt die Nervenwurzeln der Lendenwirbelsäule, die bei körperlicher Überanstrengung, Bewegungen oder beim Tragen schwerer Taschen nicht mehr so stabil sind. In diesem Fall äußern sich die Stauungsschmerzen anders: Sie machen sich vor allem bei Positionsveränderungen bemerkbar. Nach der Anstrengung lassen diese Schmerzen nach, wenn man »die Muskeln erwärmt«. Die Muskelarbeit bringt den Kreislauf in Schwung und verringert den Blutstau im kleinen Becken, die Bandscheiben schwellen ab, und dies nimmt den Druck von den Nervenwurzeln.

Nackenschmerzen und Genicksteife

Abgesehen von einer schlechten Haltung kann auch eine durch Überarbeitung hervorgerufene nervöse Anspannung der Grund für Rückenschmerzen sein. Die Muskeln ziehen sich zusammen und werden steinhart. In der Magengrube bildet sich ein richtiggehender »emotionaler Knoten«, der die Bewegungen des Zwerchfells und eine gute Atmung behindert.

Arztsprechstunde

Als Alexandra zu mir in die Praxis kommt, fallen mir sofort ihre Körpergröße und ihr leicht gebeugter Gang auf. Seit ihrer Kindheit trägt sie eine dicke Brille. Ihr Teint ist fahl, und ihr Gesicht wirkt müde, sicher aufgrund von Schlafmangel. Als ich sie bitte, den Kopf zu drehen, gelingt es ihr nicht, weder nach links noch nach rechts. Wegen ihrer Fehlsichtigkeit und ihrer Größe hat Alexandra eine schlechte Körperhaltung und bezahlt einen hohen Preis dafür. Die Gründe, weshalb sie zu mir in die Sprechstunde gekommen ist, sind klassisch: Aufgrund der schlechten Körperhaltung hat sich ihr Körper verkrampft, und die Muskeln haben sich verspannt. Diese Verspannung hat schließlich zu einer Bewegungsblockade geführt.

Die Blutversorgung der Schädelbasis erfolgt über die beiden Vertebralarterien, die an beiden Seiten der Wirbelsäule verlaufen. Wiederholte Nackensteifheit und die damit einhergehenden Verspannungen verhindern somit die richtige Blutversorgung des Gehirns. Sie verringern die Sauerstoffzufuhr, führen zu Schlaf-, Gleichgewichts-, Gedächtnis- und Konzentrationsstörungen und lösen Kopfschmerzen aus. Zum Glück können Sie gegen diese Beschwerden etwas tun, sofern Sie sich rechtzeitig darum kümmern.

Die Nervenwurzeln in den Halswirbeln sorgen für die Innervation der Muskeln und für die Artikulation von Armen, Schultern, Ellbogen und Händen bis zu den Fingerspitzen – vergleichbar etwa mit Elektrokabeln. Oft haben Sie dann Schmerzen am Ellbogen oder in der Schulter, aber eigentlich geht der Schmerz von einer weiter entfernten Stelle im Nacken aus.

Was Sie tun können

So kaschieren Sie die ersten Alterserscheinungen

Lifting ohne Chirurgie

Sich wohl in seinem Körper zu fühlen heißt auch, gegen die Zeichen der Zeit anzugehen, um sich stets von seiner besten Seite zu zeigen.

Auf das Thema, um das es in diesem Abschnitt geht, hat mich eine liebe Freundin gebracht, die Ärztin ist. Um die Wirksamkeit eines »Akupunkturliftings« zu testen, hatte sie sich kleine Nadeln auf die linke Gesichtshälfte gesetzt, um sie anschließend mit der rechten zu vergleichen. Das funktionierte so gut, dass sie beim Blick in den Spiegel einen gehörigen Schrecken bekam: Sie hatte den Eindruck, als wäre die eine Seite alt geblieben und die andere hätte sich urplötzlich verjüngt! In aller Eile setzte sie dann auch Nadeln auf die rechte Gesichtshälfte, um wieder wie eine junge Frau auszusehen.

Eigentlich ist der zugrundeliegende Mechanismus ganz einfach. Man braucht sich nur zu fragen: Warum haben Kinder keine Falten? Warum hatten auch die chinesischen Kaiserinnen keine, die Frauen des Volkes hingegen schon?

Die Antwort darauf gibt die Anatomie des Menschen. Normalerweise ist die Haut zwischen den Muskeln gespannt, so wie Wäsche, die man zum Trocknen aufhängt. Verlieren die Muskeln ihre Geschmeidigkeit, können sie die Haut nicht mehr vollständig spannen, und wenn sie ein wenig nachlassen, bilden sich Falten auf der Haut. Am natürlichsten ist es deshalb, die Muskeln anzuregen, damit die Haut auch weiterhin straff bleibt. Das ist der Wirkungsmechanismus des »Akupunkturliftings«. Dieser Effekt ist rein physiologisch und unterstützt das natürliche System des Organismus.

Massieren Sie folgende Punkte, um die Gesichtsmuskeln anzuregen

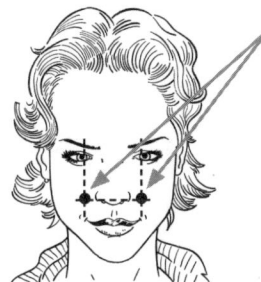

Den Punkt »Weites Kellerloch« *(juliao)*. Er liegt auf der Mittellinie der Pupille, auf gleicher Höhe wie der untere Nasenflügelansatz, außerhalb der Nasolabialfalte.

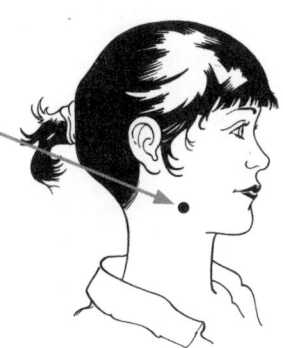

Den Punkt »Maxilla« *(jiache)*. Bei geschlossenem Kiefer liegt der Punkt ganz oben am Musculus masseter (einem der vier Kaumuskeln).

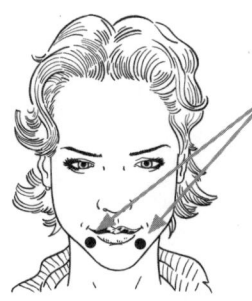

Den »Punkt, der Großes empfängt« *(daying)*, der sich in der Vertiefung zwischen dem Unterkieferwinkel und dem Musculus masseter befindet.

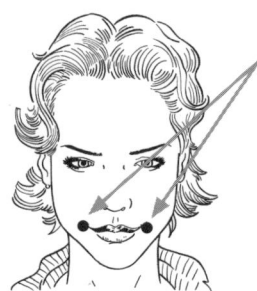

Den Punkt »Zwischenspeicher der Erde« *(dicang)*, der zu beiden Seiten des Mundwinkels liegt.

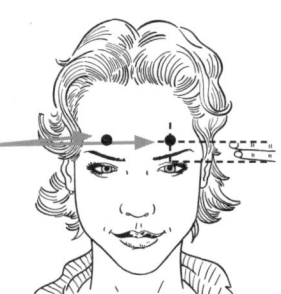

Den Punkt »Die Weiße des Yang« *(yangbai)*, der senkrecht über der Pupille, anderthalb Fingerbreit (etwa zwei Zentimeter) oberhalb der Mitte der Augenbraue liegt.

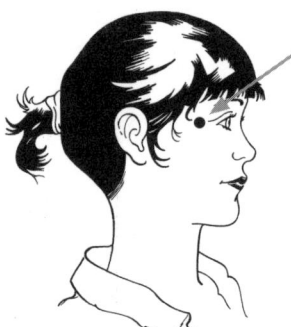

Den Punkt »Kellerloch der Pupille« *(tongziliao)*, der sich in der Vertiefung am seitlichen Rand der Augenhöhle befindet.

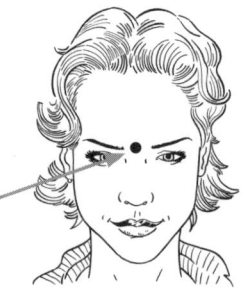

Den Punkt »Siegelhalle« *(yintang)* genau auf der Mittellinie zwischen den Augenbrauen.

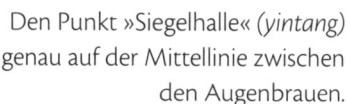

Beachten Sie: Mit Botoxinjektionen erzielen Sie genau den entgegengesetzten Effekt. Botox – Botulinumtoxin – ist ein Bakterium, das zu Lähmungen führt. Es wirkt deshalb genau umgekehrt wie die Akupunktur: Mit der einen Methode regt man die hautstraffenden Muskeln an, mit der anderen lähmt man sie, damit sie sich nicht noch mehr dehnen.

Seitdem mir besagte Freundin von ihrem abenteuerlichen Erlebnis erzählt hat, mache ich jedes Jahr an meinem Geburtstag ein »Akupunkturlifting«. Wenn man es manuell, also auf althergebrachte Weise macht, muss man die kleinen Nadeln, die im Gesicht stecken, über zwei Stunden hinweg regelmäßig drehen, damit die Muskeln stimuliert werden. Die Gesichtszüge glätten und straffen sich wie unter dem Skalpell. Das ist sensationell und so viel natürlicher als Chirurgie.

Glücklicherweise gibt es für Praktizierende mittlerweile Geräte, die kleine elektrische Wellen aussenden und auf diese Weise die Wirkungsweise der Nadeln verstärken.

Dieses Lifting habe ich bei meinen Patientinnen jahrelang nicht praktiziert, weil ich davon überzeugt war, dass es meine Aufgabe sei, Schmerzen zu lindern. Bis mir eine von ihnen, die ich sehr gern mochte, eines Tages verriet, dass sie sich wegen einer Organsenkung operieren lassen wolle. Der bevorstehende Eingriff verdarb ihr die gute Stimmung. »Ich fühle mich alt und hässlich«, sagte sie. Sie wirkte so traurig auf mich, dass ich ihr als Balsam für die Seele mein kleines Lifting vorschlug. Wie sie mir später gestand, hatte dies eine solch durchschlagende Wirkung, dass sie wieder bester Laune war und wieder neue Energie bekam, um sich der Operation zu stellen.

Garantie für schönes Haar

Eines Morgens entdecken wir beim Blick in den Spiegel die ersten grauen Haare, und das ist immer ein kleiner Schock. Nicht sehr angenehm, oder? Doch graue Haare sind weit verbreitet, erst recht, wenn

Haarausfall

Dieses Phänomen ist häufig auf ein hormonelles Ungleichgewicht zurückzuführen. In diesem Fall ist es immer besser, sich an einen Arzt zu wenden, der eine Schilddrüsenuntersuchung vornehmen sollte.

Die Lösung

Sie können die Widerstandskraft des Haares mit drei natürlichen, sich ergänzenden Heilmitteln stärken, die Sie am besten gleichzeitig anwenden:

- Eine Jodtherapie. Dieses Spurenelement, das Sie in Form des Präparats Oligosol zu sich nehmen sollten, ist an der Bildung der Schilddrüsenhormone beteiligt. Es erhöht die Widerstandskraft gegenüber äußeren Störfaktoren und verbessert die Mikrozirkulation an der Haarzwiebel.
- Eine Kur mit Kieselerde, die bekanntlich die Haarfasern stärkt.
- Täglich eine Kapsel Bierhefe, damit die Haare wachsen und glänzen.

schon unsere Eltern um die vierzig grau geworden sind. Es bedeutet lediglich, dass das Melanin, ein für die Haarfärbung verantwortliches Pigment, nicht mehr so gut synthetisiert wird.

Wenn Sie diesen Prozess noch ein bisschen hinauszögern möchten, können Sie auf die Traditionelle Chinesische Medizin zurückgreifen. Ihr zufolge gehört das Kopfhaar zum Lungenmeridian, also zum Bereich Luft. Das ist nicht weiter verwunderlich, denn inzwischen ist bekannt, dass bei der Depigmentierung des Haarschafts kleine Luftbläschen gebildet werden. Diese lagern sich in das Haar ein und verhindern ein Eindringen des Melanins. Das ist auch die Erklärung dafür, weshalb das Haar bei großem Stress sehr schnell grau oder weiß wird. In Russland kennt man Fälle von jungen Frauen, die von Stalin aus politischen Gründen inhaftiert und brutal von ihren Kindern getrennt worden waren und deren Haar über Nacht weiß geworden war. Die Traditionelle Chinesische Medizin liefert dafür eine einfache Erklärung: Die Angst verletzt den Lungenmeridian. Die Luftbläschen in den Haaren schneiden dem Melanin den Weg ab, und die Haare depigmentieren.

So erleichtern Sie Ihrem Organismus die Arbeit

Einmal wöchentlich Fruchtsaft

Da die Ausscheidung nicht mehr so gut funktioniert und der Stoffwechsel sich verlangsamt, müssen Sie handeln. Mit einem »Entgiftungstag« – einen Tag lang trinken Sie nur Fruchtsäfte – reinigen Sie den Verdauungstrakt, gönnen Leber und Magen eine Verschnaufpause, überschwemmen Ihren Organismus mit wertvollen Vitaminen und laden Ihre Gehirnzellen mit dem nötigen »guten« Zucker auf – und tun nebenbei auch etwas für Ihre Figur! Die Rechnung ist ganz einfach: Mit einem Safttag nehmen Sie nur zweihundert bis dreihundert Kalorien zu sich, was den wöchentlichen Durchschnitt gewaltig senkt. Außerdem macht ein Entgiftungstag nicht müde, wie allgemein angenommen, sondern leichter.

Ananassaft besitzt einige Eigenschaften, die ihn besonders interessant machen. Diese Frucht enthält extrem viel Vitamin C (150 g Ananas enthalten über 27 mg, das ist mehr als ein Drittel der empfohlenen Tagesmenge), Vitamin A und Vitamin E, das in Verbindung mit Vitamin C eine antioxidierende Wirkung hat. Außerdem sind in der Ananas Kalium, Natrium, Mangan und Phosphor enthalten. Vor

Rezepte

- **Ananas-Ingwer**
  ½ Ananas, 3 Orangen, 4 dicke Scheiben frischer Ingwer.

- **Ananas-Kiwi-Pfefferminz**
  ½ geschälte Ananas, 6 geschälte Kiwis, 5 Pfefferminzblätter, 2 dicke Scheiben frischer Ingwer.

- **Tropische Köstlichkeit**
  ¼ Ananas, ¼ Melone, 1 Papaya, 1 Mango.

- **Gemüsesaft**
  6 Karotten, 1 großer Apfel, 4 Stangen Sellerie, 6 Kopfsalatblätter, 20 Spinatblätter.

- **Gute Laune**
  500 g Rote Bete, ¼ Melone, 2 Esslöffel Ingwerpulver, 2 Esslöffel Pfefferminzblätter.

- **Noch mal gute Laune**
  1 kg Karotten, 4 Tomaten, 1 geschälte Zitrone, 10 g Basilikum.

Für jedes Rezept die angegebenen Zutaten entsaften.

allem ist sie jedoch eine Frucht, die dem Organismus hilft, sein natürliches Säure-Basen-Gleichgewicht aufrechtzuerhalten. Säure beschleunigt nämlich den Alterungsprozess und kann langfristig zahlreiche Erkrankungen auslösen. Ananassaft ist ein echter Jungbrunnennektar und ideal geeignet, wenn Sie Ihre Energie behalten möchten, ohne zuzunehmen.

Sie können die guten Eigenschaften dieser Frucht noch verstärken, indem Sie etwas Ingwersaft hinzufügen. Diese Frucht, die man inzwischen frisch beim Gemüsehändler findet, ist ein außergewöhnliches Stärkungsmittel. Sie regt die Magensekrete an und befreit den Verdauungstrakt dank ihrer antiseptischen Eigenschaften von schädlichen Mikroben und Bakterien. Doch vor allem »erwärmt« sie den Organismus, denn sie regt die Durchblutung an und beschleunigt den Stoffwechsel. Resultat: Ihre Verdauung wird besser, und Sie »verbrennen« mehr Kalorien – damit ist die Ananas das ideale Schlankheitsmittel!

Unterstützen Sie Ihre Verdauung

Wie wir gesehen haben, zieht eine Verlangsamung der Verdauungstätigkeit in unterschiedlichen Bereichen Nebenwirkungen nach sich. Für Ihr Wohlbefinden können Sie ein paar einfache Regeln befolgen, die dem Darm die Arbeit erleichtern.

Zum einen sollten Sie mit jeder Mahlzeit Ballaststoffe zu sich nehmen, wobei Obst und Gemüse hier an oberster Stelle stehen. In Form von Säften ist es einfacher, große Mengen davon zu konsumieren (ein Glas frisch gepresster Fruchtsaft entspricht den Eigenschaften von vier frischen Früchten). Weichen Sie abends fünf dicke Pflaumen in einem Glas lauwarmem Wasser ein. Essen Sie sie am nächsten Morgen vor dem Frühstück mitsamt der Flüssigkeit – die Wirkung ist erstaunlich! Wenn Sie es schaffen, sich zu überwinden, können Sie auch auf nüchternen Magen einen Esslöffel Olivenöl zu sich nehmen und anschließend ein Glas warmes Wasser trinken und einen Apfel essen.

Hilfreiche Pflanzen

- Flohsamen: Zwei bis drei Tage lang täglich zwei Teelöffel in ein großes Glas Wasser geben und trinken. Dank ihrer abführenden Wirkung lösen sich die trockenen Verkrustungen, die schon seit Jahren hartnäckig an den Darmwänden kleben, und die Verdauung wird erleichtert.

Massieren Sie folgende Punkte für eine bessere Verdauung
Massieren Sie mehrmals täglich folgende Punkte, um die Nahrungspassage im Magen-Darm-Trakt zu beschleunigen[1]:

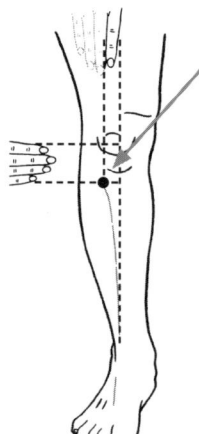

Die beiden symmetrischen Punkte »Dritter Weiler am Bein« oder »Lebensenergiepunkte« *(zusanli)*, die vier Fingerbreit unterhalb der Kniescheibenunterkante (da, wo die kleinen Hautunebenheiten aufhören) und einen Fingerbreit nach außen liegen.

Die beiden Punkte »Die Quelle am Yin-Grabhügel« *(yinlingquan)* an der Beininnenseite, etwas unterhalb des Knies, in der Mulde zwischen Schienbeinkopf und Wadenmuskel.

Den Punkt »Vereinte Täler« *(hegu)* auf beiden Händen in der Vertiefung zwischen dem ersten und zweiten metakarpalen Gelenk (zwischen Daumen und Zeigefinger).

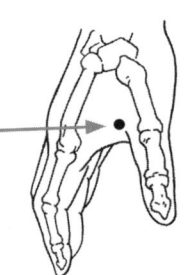

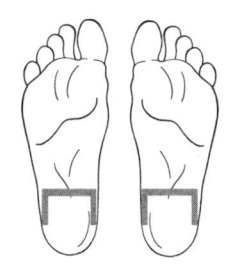

Auf der Fußsohle liegt der Bereich des Dickdarms genau oberhalb der Ferse.

- Rosmarintee, denn diese Pflanze regt die Gallenblase und die Motorik des Dickdarms an.

Als Ernährungsergänzung

- Eine Probiotika-Kapsel auf nüchternen Magen: Probiotika fördern die Entwicklung einer guten Darmflora, die für die Verdauung und die Ausscheidung von Giftstoffen unerlässlich ist.
- Magnesiumsulfat (in Ampullenform), auch unter der Bezeichnung Epsomsalz bekannt, regt die Darmmotorik an.

Bewegung und richtige Atmung unterstützen den Darm

Bewegung verbessert die Ausscheidung, daher sind die Dickdarmmotorik und die Muskulatur auf Ihre körperliche Betätigung angewiesen. Laufen, Rennen, Treppensteigen und Gymnastik – all das optimiert die Verdauung! Auch Bauchatmung hilft, denn sie wirkt wie eine Darmmassage, welche die Darmmotorik unterstützt:

- Legen Sie beide Hände auf den Bauch. Blähen Sie den Bauch beim Einatmen wie einen Ballon auf, und verringern Sie dabei den Druck der Hände. Drücken Sie beim Ausatmen mit den Händen sanft auf den Bauch, so weit es geht. Wiederholen Sie die Übung vierundzwanzig Mal.

Schließen Sie dann eine intensivere Bauchatmung an:

- Drücken Sie beim Einatmen mit den Händen so weit es geht auf den Bauch, als wollten Sie Ihre Wirbelsäule berühren. Blähen Sie ihn beim Ausatmen auf, und verringern Sie dabei den Druck der Hände. Machen Sie vierzehn Wiederholungen.

Wenn Sie abnehmen müssen

Juliette, eine sehr aktive Zweiundvierzigjährige, fühlt sich seit einiger Zeit nicht mehr wohl in ihrer Haut: Sie hat zugenommen und wird die Pfunde trotz aller strengen Diäten, zu denen sie sich zwingt, nicht mehr los. Bei ihr kann man den Jojo-Effekt beobachten: Sobald sie zwei Kilo verloren hat, sind ein paar Wochen später auch schon drei dazugekommen. Da bei ihr die Ausscheidung nicht richtig funktioniert, behält ihr Körper die Kalorien.

Juliette ist verzweifelt: »Ich brauche nur ein Glas Wasser zu trinken, und schon nehme ich ein Kilo zu. Ich behalte alles bei mir und verwerte alles. Früher konnte ich alles essen und war trotzdem dünn wie eine Bohnenstange.«

Juliettes Stoffwechsel hat sich altersbedingt einfach verändert, daher muss sie sich neue Verhaltensweisen angewöhnen, wenn sie dauerhaft Gewicht reduzieren möchte.

Dies sollte sie am besten ab sofort tun, denn sobald die Menopause begonnen hat, ist es viel schwieriger, abzunehmen.

Erster Schritt: den Organismus entgiften

Alle Filter des Körpers sind durch Giftstoffe verstopft, daher muss man sie vorher erst einmal gründlich reinigen. Dazu ist eine Kolonhydrotherapie erforderlich – ich gebe zu, dass diese Prozedur recht unangenehm ist, doch erst danach können Sie mit der veränderten

Ernährungsweise beginnen. Es handelt sich um einen Einlauf, der in bestimmten physiotherapeutischen Praxen vorgenommen wird.

Zweiter Schritt: das Abnehmen in Gang setzen

Im Winter braucht der Organismus Wärme, und die führen wir ihm ungefähr so zu, wie wir einen Kamin feuern. Ein Gramm Fett entspricht 9,3 Kalorien, ein Gramm Zucker 4,3 Kalorien. Sie fangen mit dem Abnehmen also am besten im Sommer in den Ferien an. Da Sie nur wenig essen werden, müssen Sie dafür sorgen, dass Ihr Organismus seine Vitamindosis in Form von Nahrungsergänzungsmitteln erhält.

Nehmen Sie jeden Morgen eine Vitaminkomplex-Kapsel.

In den ersten drei Tagen sollten die Mahlzeiten nur aus Frucht- und Gemüsesäften bestehen, beispielsweise können Sie sich eine Suppe kochen und die Brühe trinken. Mittags dürfen Sie ein Tütchen Proteine dazugeben (erhältlich in Apotheken und Reformhäusern). Hüten Sie sich aber vor Hyperprotein-Diäten, denn durch tierische Proteine nimmt der Organismus sehr viel Säure auf. Wie Sie bereits wissen, zerstört die Säure die Darmflora, und es bilden sich früher oder später Kristalle, die sich in Form von Nierensteinen oder in den Gelenken ablagern und zu Arthrose führen können.

Trinken Sie ab dem vierten Tag mehrmals täglich Gemüsebrühe oder Fruchtsäfte, aber essen Sie auch das Gemüse in der Suppe. Falls Sie tagsüber Hunger verspüren, können Sie einen Apfel oder eine Birne essen.

Dritter Schritt: auf Dauer das richtige Tempo finden

Lassen Sie Ihre neue Ernährungsweise am besten zur Gewohnheit werden, und versuchen Sie, sich daran zu halten, dann werden Sie nicht mehr zunehmen. Ich selbst mache das schon seit Jahren und habe nicht ein Gramm zugenommen.

Beherzigen Sie das russische Sprichwort: »Iss dein Frühstück ganz allein, teile dein Mittagessen mit deinem Freund, und gib das Abendessen deinem Feind.«

- Morgens: eine Schale »Proticerealien« (Vollkornweizen, Hafer) in Sojamilch, eine oder mehrere Früchte, einen Kaffee.
- Mittags: ein Fisch mit Grüngemüse.
- Nachmittags: ein Apfel, eine Clementine oder Ähnliches.
- Abends: nur eine Gemüsesuppe und etwas Obst oder hin und wieder ein Stück weißes Fleisch oder Fisch mit gedämpften Karotten, Zucchini und Blumenkohl.

Sobald Sie Ihr Idealgewicht erreicht haben, dürfen Sie Vollkornreis, Getreide aller Art und Milchprodukte in kleinen Mengen essen. Vollkorngetreide ist sinnvoller, denn es enthält viele Faserstoffe und ist deshalb bekömmlicher.

Diese guten Essgewohnheiten sollten Ihnen in Fleisch und Blut übergehen. Es hat keinen Sinn, eine Zeit lang aufs Gewicht zu achten und dann wieder in frühere schlechte Gewohnheiten zurückzufallen – auch wenn es manchmal schwerfällt, Gewohnheiten zu verändern. Dies gilt vor allem, wenn Sie häufig mit Freunden auswärts essen gehen.

Vierter Schritt: Treiben Sie Sport

Übergewichtige sollten nicht zu viel Sport treiben. Frauen vergessen ihre guten Vorsätze schnell bei der Vorstellung, einen Badeanzug oder Gymnastikkleidung zu tragen. Zu viel Sport kann das Herz belasten, die Wirbel schädigen und zu Gelenkabnutzungen führen.

Wenn Sie jedoch schon auf dem Weg zur Traumfigur sind, ist Sport durchaus sinnvoll. Dreimal eine halbe Stunde pro Woche genügt, um die Muskelkraft zu erhalten.

Massieren Sie folgende Punkte, um das Hungergefühl zu dämpfen

Natürlich werden Sie anfangs Hunger verspüren, denn Sie sind leichte Kost nicht mehr gewöhnt. Dass die Akupunkturpunkte hungerdämpfend wirken, ist erwiesen.

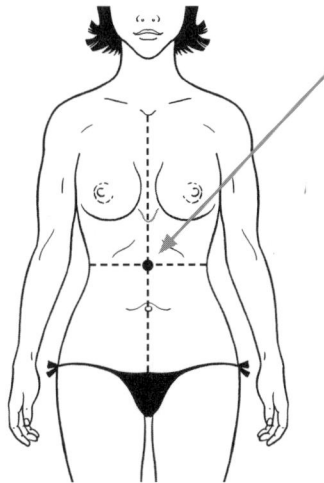

Den Punkt »Sammlungspunkt des Magen-Funktionskreises« *(zhongwan)*, der auf der Bauchmittellinie genau zwischen dem Nabel und dem knochigen Brustbein liegt. Massieren Sie ihn im Uhrzeigersinn immer dann, wenn Sie ein »Loch« im Magen verspüren.

Der berühmte »Appetitpunkt« am Ohr liegt vor dem Ohrläppchen, direkt in der Mitte des Tragus. Stimulieren Sie ihn möglichst oft mit der Spitze eines Kugelschreibers.

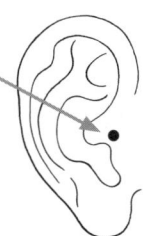

Machen Sie anfangs sanfte Übungen im Wasser. Schwimmen ist ideal. Durch die relative Schwerelosigkeit verlieren Sie dabei Kalorien, ohne die Gelenke zu beanspruchen. Natürlich ist ein Schwimmbad im Winter nicht immer angenehm, denn das Chlor greift Haut und Haare an. Deshalb wäre im Winter eine Thalassotherapie ideal oder ein Besuch in einem Spa, mindestens einmal wöchentlich, wenn Sie fit werden oder bleiben wollen. Das Meerwasser ist warm, und vor Ort ist für alles gesorgt, was die körperliche Betätigung angenehm macht.

Falls Sie nicht so gern im Freien Sport treiben oder es sich mit Ihrem Terminplan nicht vereinbaren lässt, bleibt Ihnen noch der Hometrainer (Rudergerät oder Fahrrad).

Sie können Ihren Muskeln auch ein bisschen bei der Arbeit helfen, indem Sie einen Monat lang zusätzlich L-Carnitin einnehmen. Diese Aminosäure hilft beim Muskelauf- und zugleich beim Fettabbau, denn sie hat die Fähigkeit, Fettgewebe, Lipide und Cholesterin in Muskelmasse umzuwandeln. Aber Achtung: Diese Substanz wird nur dann aktiv, wenn Sie mindestens dreimal zwanzig Minuten pro Woche trainieren.

Auch mit Kardiotraining können Sie wirksam Pfunde verlieren, denn die Muskelmasse wird gekräftigt und der Basisstoffwechsel beschleunigt. Außerdem ist es ein gutes Training für den Herzmuskel, einen der größten Muskeln im Körper. Für ein effizientes Kardiotraining brauchen Sie nicht immer mit derselben Geschwindigkeit zu trainieren: Nach fünf Minuten schnellem Laufen müssen Sie in den folgenden fünfzehn bis zwanzig Minuten den Rhythmus ändern: Steigern Sie die Anstrengung, bis der Puls sich auf 150 bis 160 Schläge erhöht, und werden Sie dann wieder langsamer, bis er auf 130 bis 140 gefallen ist. Beenden Sie die Übung mit fünf bis zehn Minuten Auslaufen – zur Erholung. Damit das Kardiotraining Wirkung zeigt, müssen Sie dreimal pro Woche trainieren.

Der Tanz des Drachen

Ein weiterer Trick ist der »Tanz des Drachen«, eine taoistische Übung, die chinesische Frauen traditionell zur Verbesserung der Figur machten. Stellen Sie sich aufrecht hin, pressen Sie die Hände vor der Brust zusammen, drücken Sie die Knie aneinander, und beugen Sie sie leicht. Führen Sie beide Hände vor die linke Schulter und drehen Sie gleichzeitig beide Knie nach rechts. Führen Sie dann beide Hände zur rechten Schulter, beugen Sie gleichzeitig die Knie etwas mehr und drehen Sie sie nach links. Wiederholen Sie diese Bewegungen und beugen Sie die Knie dabei immer mehr, bis sie den Boden berühren. Absolvieren Sie den »Tanz des Drachen« mehrere Male. Beginnen Sie mit drei Mal und erhöhen Sie dann die Anzahl der Wiederholungen bis zu der Zahl, die Ihrem Alter entspricht.

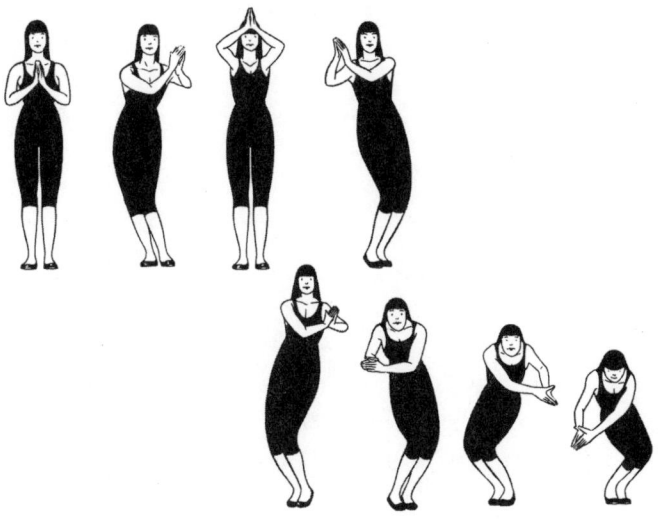

Pflanzen und Mineralien

Verschiedene Algen – Chlorella, Spirulina, Fucus, *Garcinia* – beeinflussen die Geschwindigkeit des Stoffwechsels positiv und verringern obendrein den Appetit.

Vergessen Sie aber auch die Mineralien nicht. Zink etwa spielt eine wichtige Rolle beim Insulinstoffwechsel, bei der Regulierung des Appetits und beim Abbau von Fettgewebe.

Auch Chrom zeigt eine gute Wirkung bei der Regulierung des Glukosestoffwechsels[2].

Vermeiden Sie eine Schilddrüsenunterfunktion

Wie bereits erklärt, wirkt sich eine zu geringe Ausschüttung von Schilddrüsenhormonen auf die Gewichtszunahme aus. Um dies zu vermeiden, können Sie Jodampullen (aus der Apotheke) einnehmen.

Drei Tipps für eine erfolgreiche Gewichtsabnahme

- Verzichten Sie auf Salz, denn es speichert Wasser im Körper und lässt Sie wie einen Schwamm aufquellen.
- Trinken Sie viel, vor allem Schachtelhalmtee, das unterstützt die Ausschwemmung von Giftstoffen.
- Nehmen Sie zusätzlich Chrom ein (ein bis zwei Tabletten täglich): Es verringert die Zuckergelüste[3] und beeinflusst den Insulinspiegel günstig. Insulin ist ein Hormon, das für den Auf- und Abbau von Fettgewebe und die Senkung des Blutzuckerspiegels verantwortlich ist. Nach einer zu üppigen Mahlzeit schüttet die überlastete Bauchspeicheldrüse nämlich übermäßig Insulin aus und es kommt wie auf Seite 153 beschrieben zu Hypoglykämie.

Ein Spaziergang am Meer sowie der Verzehr von Algen sind ebenfalls gute Möglichkeiten, den Jodbedarf zu decken. Ausreichende Jodmengen im Organismus sind Voraussetzung dafür, dass die Schilddrüse ihre Filterfunktion ausüben kann.

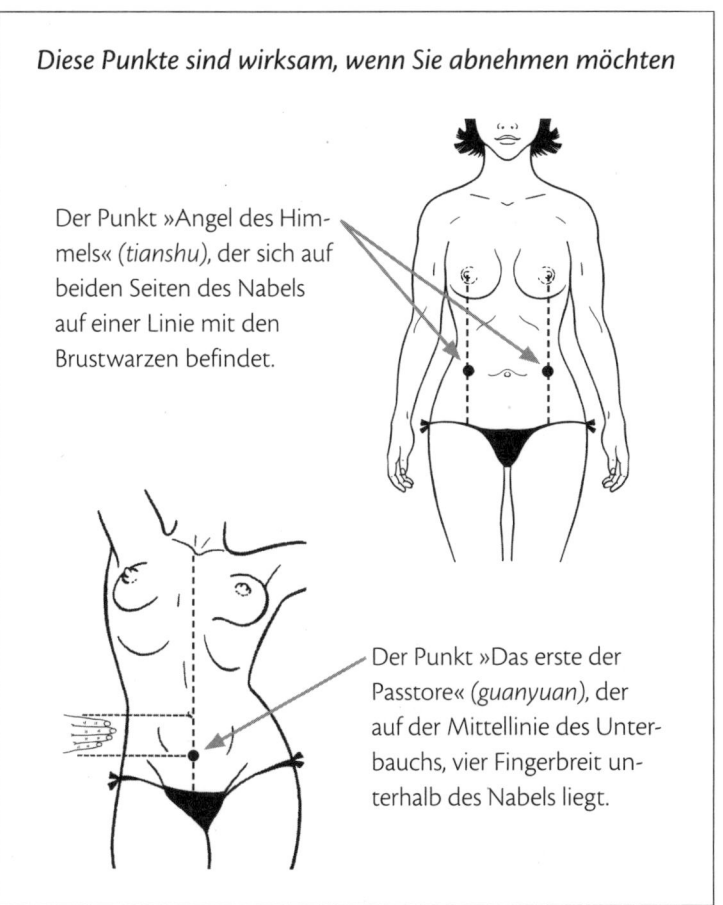

Diese Punkte sind wirksam, wenn Sie abnehmen möchten

Der Punkt »Angel des Himmels« *(tianshu)*, der sich auf beiden Seiten des Nabels auf einer Linie mit den Brustwarzen befindet.

Der Punkt »Das erste der Passtore« *(guanyuan)*, der auf der Mittellinie des Unterbauchs, vier Fingerbreit unterhalb des Nabels liegt.

179

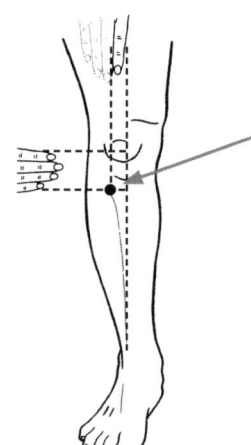

Die beiden symmetrisch angeordneten Punkte »Dritter Weiler am Fuß« oder »Lebensenergiepunkte« *(zusanli)*, die vier Fingerbreit unterhalb der Kniescheibenunterkante (da, wo die kleinen Hautunebenheiten aufhören) und einen Fingerbreit nach außen liegen.

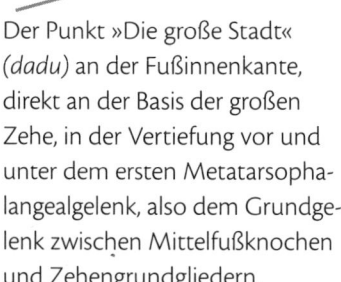

Der Punkt »Die große Stadt« *(dadu)* an der Fußinnenkante, direkt an der Basis der großen Zehe, in der Vertiefung vor und unter dem ersten Metatarsophalangealgelenk, also dem Grundgelenk zwischen Mittelfußknochen und Zehengrundgliedern.

Der Punkt »Das größte Weiße« *(taibai)*, der seitlich am Fuß, am Großzehengrundgelenk direkt unter dem vorstehenden Gelenk liegt.

Die Ohrpunkte

Die Stimulation der Ohrpunkte ist ebenfalls sehr wirksam, wenn es ums Abnehmen geht[4]. Zahlreiche wissenschaftliche Arbeiten haben gezeigt, dass sie den Appetit zügelt, indem sie auf das Appetitzentrum des Hypothalamus einwirkt, dass sie aber auch das Magenvolumen verringert, indem sie den Muskeltonus im Magen anregt.

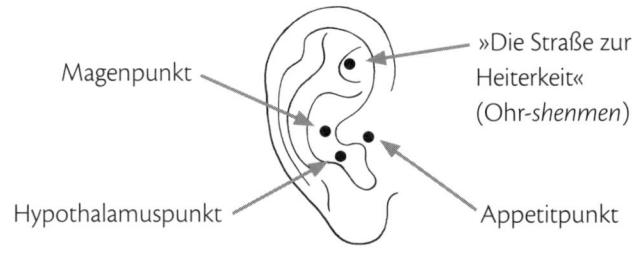

Magenpunkt

»Die Straße zur Heiterkeit« (Ohr-*shenmen*)

Hypothalamuspunkt

Appetitpunkt

Die Folgen schlechter Durchblutung

Wir erinnern uns, dass schwere Beine, Krampfadern und Hämorrhoiden eine Folge schlechter Durchblutung sind. Daher ist es extrem wichtig, diese Symptome schnell zu behandeln. Das geht mit ganz einfachen Mitteln, so dass sich spätere Unannehmlichkeiten vermeiden lassen.

Schwere Beine

Die richtigen Maßnahmen

- Regen Sie die Durchblutung mit Wechselduschen an (abwechselnd kalt und warm). Es ist übrigens nicht die Kälte, welche die

Venenwände stärkt, sondern der Temperaturunterschied, der ihre Thermorezeptoren stimuliert und sie dadurch kräftigt.

- ● Tragen Sie auf Flügen, zum Einkaufen und auch sonst sooft es geht Kompressionsstrümpfe.

Lassen Sie Ihre Krampfadern aber nicht operativ entfernen, es sei denn, sie sind völlig funktionsuntüchtig. Eine Venenverkalkung befördert das Blut nämlich automatisch in das tiefer liegende Blutnetz, das seinerseits überlastet und erweitert wird. Dies kann Auslöser für viel schlimmere Störungen und Ödeme sein.

Sinnvolle Therapien

- ● Ginkgo biloba kräftigt die Blutgefäßwände.

- ● Rutin bringt kleinere Blutungen in den Mikrogefäßen zum Stillstand und stabilisiert die Widerstandskraft der Gefäßwände.

- ● Im Sommer eine Therapie mit Rutin und Vitamin C (500 bis 1000 mg täglich) sowie zwei Tabletten Kalzium 500, eine morgens, eine abends, um die Widerstandskraft der Arterienwände zu stabilisieren.

Hämorrhoiden

Hämorrhoidalvenen sind Verästelungen der Pfortader, die von der Leber aus Blut ins kleine Becken pumpt. Ursachen für das Anschwellen dieser Venen sind eine schlecht funktionierende Leber oder Verstopfung.

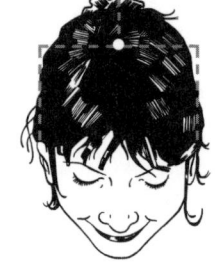

Ein vietnamesischer Akupunkteur behandelte voluminöse und sehr schmerzhafte Hämorrhoiden, indem er eine einzige Nadel am Punkt »Zusammenkunft aller Leitbahnen« *(baihui)* anbrachte. Dieser Punkt liegt auf dem Scheitel direkt in der Mitte der Linie, welche

Massieren Sie folgende Punkte für eine bessere Durchblutung

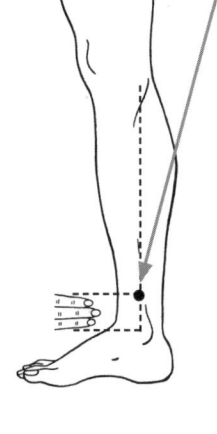

Den Punkt »Die Verbindung der drei Yin« (*sanyinjiao*). Er liegt auf der Wadeninnenseite, drei Fingerbreit über dem höchsten Punkt des Innenknöchels.

Den Punkt »Die Quelle am Yin-Grabhügel« (*yinlingquan*) an der Beininnenseite, etwas unterhalb des Knies, in der Mulde zwischen Schienbeinkopf und Wadenmuskel.

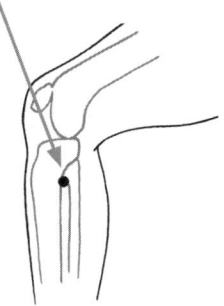

die Spitzen der beiden Ohrmuscheln miteinander verbindet. Er reguliert den gesamten Blutkreislauf im kleinen Becken. Sie können ihn zwei bis drei Minuten mehrmals täglich massieren.

Für den Krisenfall

- Lassen Sie sich von einem Arzt geeignete Medikamente verschreiben.

- Lassen Sie nach dem Stuhlgang kaltes Wasser über den Anus laufen, um die Hämorrhoidalvenen zu kräftigen.

• Nehmen Sie Rosskastanie und Ginkgo biloba ein: dreimal täglich eine Kapsel zum Essen. Achtung, scharfe Gewürze und Alkohol fördern die Entstehung von Hämorrhoiden.

Zur Vermeidung von Rückfällen: die Hirsch-Übung
In einer chinesischen Legende heißt es, dieses schöne Tier ziehe oft den Anus zusammen. Deshalb sprechen die Ärzte von der »Hirsch-Übung«, wenn sie die Anuskontraktionen meinen (so als wollte man das Rektum anheben). Machen Sie diese Übung sooft wie möglich – zum Beispiel im Auto, an einer roten Ampel oder im Büro. Sie brauchen die Anspannung beim Einatmen nur wenige Augenblicke halten und lassen beim Ausatmen locker.

Angezeigte Therapien

• Rosskastanie und Ginkgo biloba sowie probiotische Lebensmittel verbessern die Durchblutung und die Plastizität der Venenwände.

• Verzichten Sie auf Tabak, denn er schädigt die Blutgefäße und macht das Blut dickflüssiger (siehe hierzu auch die praktischen Tipps im Anhang).

Die Stimulation der Leber verhindert Krämpfe
Wie weiter oben bereits erwähnt, können Muskeln aufgrund der Milchsäure erschlaffen, die sie bei Betätigung im Übermaß produzieren. In Zeiten sportlicher Anstrengung sollten Sie daher mehrmals pro Woche eine Banane essen. Diese Frucht ist reich an Eisen und Kupfer, zwei Spurenelementen, die unentbehrlich sind, damit die roten Blutkörperchen den Sauerstoff an sich binden können. Sie helfen auch, in der Leber das Enzym zu bilden, das die Milchsäure zu entgiften vermag, und beugen auf diese Weise Krämpfen und Muskelermüdung vor.

● In Zeiten großer Beanspruchung empfiehlt sich die Homöopathie vor der Belastung oder bei stechenden Schmerzen als vorbeugende Maßnahme. Sie können die homöopathische Form von Kupfer verwenden – *Cuprum* D10 –, und zwar vier- bis fünfmal täglich drei Globuli.

● Massieren Sie zur Schmerzlinderung den Punkt »Säule des Fleisches« *(chengshan)* in der Vertiefung zwischen den beiden Köpfen des Wadenmuskels.

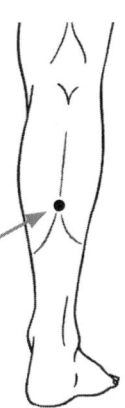

Tun Sie etwas gegen Rückenschmerzen

Die Geschichte von der Schildkröte

Der nachfolgend beschriebene Bewegungsablauf geht auf eine alte taoistische Legende zurück: Vor sehr langer Zeit wurde eine Familie in den hohen Vorgebirgen des Himalaya von einer Lawine in einer Höhle eingeschlossen. Bald wurden Luft und Nahrung knapp, und alle sahen schon ihren Tod nahen, als sie eine Schildkröte bemerkten, die so bewegungslos dasaß, dass sie das Tier zunächst mit einem Stein verwechselt hatten. Wie hatte sie so lange in dieser Höhle überleben können? Als sie das Tier beobachteten, sahen sie, wie es ganz langsam den Kopf aus dem Panzer in Richtung Wand streckte, wo ein Wassertropfen herunterrann, die Flüssigkeit aufleckte und den Kopf dann ebenso langsam wieder einzog. Daraufhin machte die ganze Familie es der Schildkröte nach. Der Legende nach überlebte sie noch jahrelang dank dieser einfachen Übung, bis sie von Bergsteigern, die dort vorbeikamen, befreit wurde.

Die Übungen

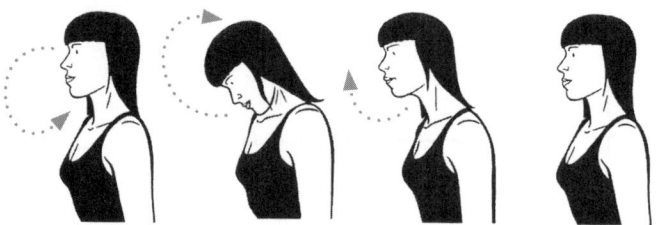

»Die Schildkröte«: Drücken Sie das Kinn auf die Brust und ziehen Sie dabei den Scheitel richtig nach oben. Atmen Sie langsam ein, und neigen Sie den Kopf beim Ausatmen zurück. Ziehen Sie nun Kinn und Hals nach oben, und bringen Sie das Kinn beim nächsten Atemzug wieder in die Ausgangsposition. Wiederholen Sie diese Abfolge zwölf Mal.

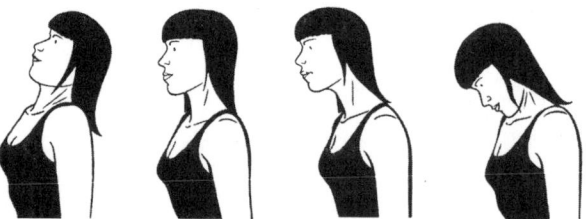

»Der Kranich«: Führen Sie die Bewegungen der vorigen Übung in umgekehrter Reihenfolge durch. Neigen Sie beim Einatmen den Kopf nach hinten, und strecken Sie das Kinn nach oben. Atmen Sie mit nach vorn gestrecktem Kinn langsam aus, lassen Sie den Kopf kreisen, und strecken Sie dann das Kinn nach unten. Wiederholen Sie diesen Bewegungsablauf zwölf Mal.

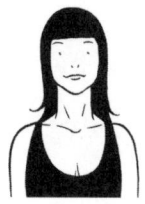 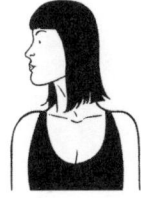 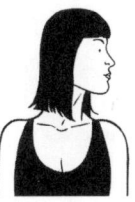

»**Der Blick ins Unendliche**«: Eine sehr wirksame Bewegungs-übung, durch die der Hals gelenkig bleibt und beweglicher wird. Stellen Sie sich hin und richten Sie Ihren Blick in die Ferne. Atmen Sie langsam ein, ohne den Körper zu bewegen, drehen Sie den Kopf so weit es geht nach links, und blicken Sie dabei immer noch in die Ferne. Kehren Sie mit der nächsten Ausatmung in die Ausgangsposition zurück. Machen Sie dieselbe Bewegung nach rechts. Wiederholen Sie diese Übung mehrmals täglich.

Massieren Sie folgende Punkte bei Rückenschmerzen

Um Nackenschmerzen und Genicksteife zu lindern, massieren Sie mehrmals täglich zwei bis drei Minuten lang die folgenden Punkte:

Den Punkt »Der hintere Wasserlauf« *(houxi)*. Er liegt an der Außenseite des kleinen Fingers auf Höhe der Falte, die sich zwischen Handfläche und Finger bildet, wenn man die Hand zur Faust ballt.

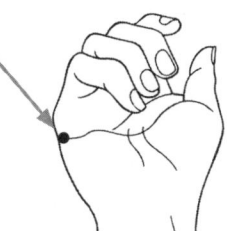

Den Punkt »Nackenstarre«
(luozhen), der auf dem
Handrücken in einer Ver-
tiefung zwischen Zeige-
und Mittelfinger liegt.

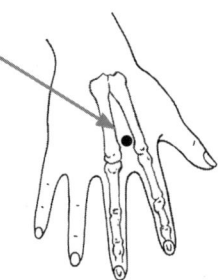

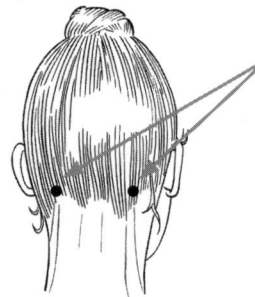

Den Punkt »Teich des
Windes« *(fengchi)*, der in
der Vertiefung direkt hinter dem Ohr zwischen
Nacken und Schädelbasis
liegt.

Auf der Fußsohle
Der Bereich, der den
Halswirbeln entspricht,
befindet sich am unteren Innenrand der großen Zehe. Es genügt,
wenn Sie ihn täglich ein paar
Minuten morgens und abends
massieren.

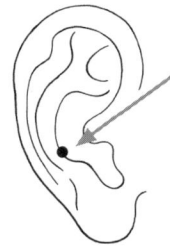

Im Ohr
Erwärmen Sie die Ohrpunkte »Halswirbel«
und »Nacken«, indem Sie sie mit der Spitze
eines Kugelschreibers zwei bis drei Minuten
lang massieren.

Wissenswertes über die Aurikulotherapie

Die seit 1987 von der Weltgesundheitsorganisation (WHO) an-
erkannte Aurikulotherapie ist eine Methode, welche die Ohrmuschel zur Diagnosestellung und zur Behandlung von Beschwerden heranzieht. Laut den Aurikulotherapeuten ist die
Ohrmuschel eine »geografische Karte« des Körpers, auf der jeder
Bereich des Ohres einem Körperteil oder einem Organ entspricht. Fachleute können demnach an den verschiedenen
Punkten ablesen, wo der Körper aus dem Gleichgewicht geraten
ist und wo sie therapeutisch ansetzen können. Zur Behandlung
werden die einzelnen Punkte stimuliert: Man kann sie mit einer
weichen Spitze massieren, kleine Kügelchen auf den Ohren anbringen, die Ohren mit den üblichen Akupunkturnadeln stechen oder auch Mininadeln anbringen, die einige Tage lang stecken bleiben und irgendwann von selbst abfallen.

Ellbogenentzündungen

Massieren Sie folgende Punkte bei Ellbogenentzündungen

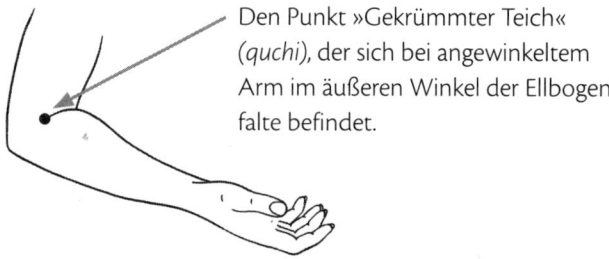

Den Punkt »Gekrümmter Teich« (*quchi*), der sich bei angewinkeltem Arm im äußeren Winkel der Ellbogenfalte befindet.

Auf der Fußsohle
Massieren Sie wie bei Nackensteife die Reflexzone der Halswirbel am Innenrand des großen Zehs.

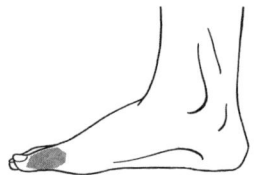

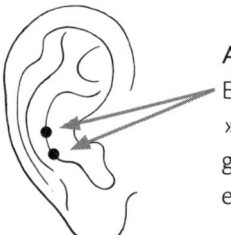

Am Ohr
Erwärmen Sie die Ohrpunkte »Nacken« und »Halswirbel« einige Minuten lang mit der Spitze eines Kugelschreibers.

Übung

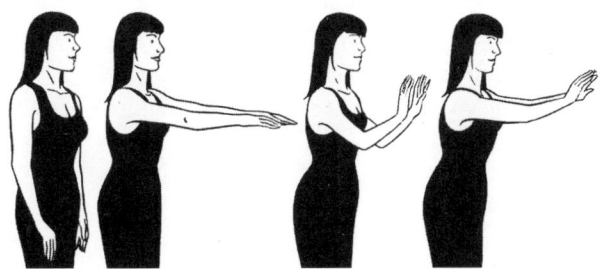

»Der Tiger versetzt Berge« – ein sehr vielversprechender Name für eine Übung! Stellen Sie sich aufrecht hin, und heben Sie beim Einatmen beide Arme bis auf Brusthöhe. Winkeln Sie beim Ausatmen die Ellbogen an, und schieben Sie beide Arme nach vorn, als würden Sie einen großen Ball wegdrücken. Beim nächsten Atemzug lassen Sie die Arme langsam sinken. Machen Sie diese Übung zehn Mal hintereinander.

Kreuzschmerzen

Die Ernährung
Kaffee und Alkohol sollten Sie während der Schmerzattacke unbedingt meiden, denn sie führen eher zu Muskelverspannungen. Heißer Tee und Honig hingegen wirken schmerzlindernd.

Die richtige Maßnahme
Tragen Sie, solange Sie Schmerzen haben, und mindestens zwei bis drei Tage danach einen weichen Lendengürtel, der den Wirbeln die

191

Arbeit erleichtert. Schlafen Sie, sofern möglich, auch mit diesem Gürtel.

Wenn es Ihnen wieder gutgeht, inspizieren Sie bitte mal den Inhalt Ihrer Handtasche. Ich darf Sie daran erinnern, dass Sie niemals mehr als zwei Kilo mit sich herumschleppen sollten ...

Osteopathie ist als ergänzende Behandlung bei Kreuzschmerzen sehr gut geeignet.

Angezeigte Pflanzen

Schachtelhalm und Teufelskralle in Kapselform lindern den Schmerz, lassen die Entzündung abklingen und verringern die Schwellung.

Übungen

- Stützen Sie Wirbel und Muskeln des unteren Rückens mit einem Lendengürtel, den Sie mehrere Tage lang rund um die Uhr tragen.

- Wenn Sie sich wieder etwas besser fühlen, können Sie Dehnungsübungen machen. Stellen Sie sich aufrecht mit dem Rücken an eine Leiter (oder eine andere Stange, an die Sie sich hängen können). Stellen Sie sich auf die Zehenspitzen, und greifen Sie nach der obersten Sprosse. Atmen Sie ein, und strecken Sie sich so weit Sie können auf den Zehenspitzen nach oben. Atmen Sie dann langsam aus, und berühren Sie dabei den Boden mit den Fersen, ohne die Sprosse loszulassen. Halten Sie dreißig Sekunden den Atem an. Stellen Sie sich beim nächsten Atemzug auf die Zehenspitzen usw. Wiederholen Sie diese Übung ungefähr dreißig Mal.

Massieren Sie folgende Punkte bei Kreuzschmerzen

Mehrere wissenschaftliche Arbeiten haben den Beweis dafür geliefert, dass das Massieren der Akupunkturpunkte bei der Behandlung von Kreuzschmerzen sehr wirksam ist, vor allem in Verbindung mit klassischen Behandlungsmethoden[5].

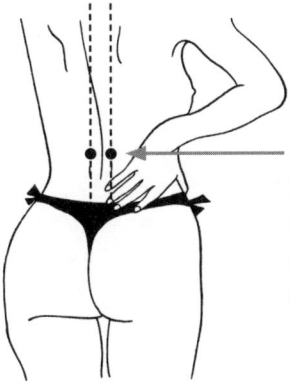

Die »Nierenpunkte« (*shenshu*): Sie liegen im unteren Rücken, zu beiden Seiten der Wirbelsäule, drei Fingerbreit nach außen, zwischen dem zweiten und dritten Lendenwirbel (wenn Sie die Hand auf der Höhe des Nabels am Körper nach hinten führen, landen Sie genau an der richtigen Stelle).

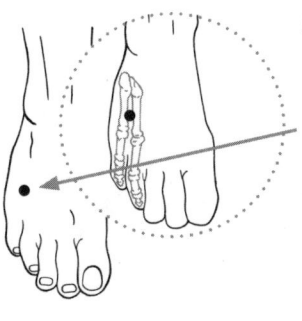

Den Punkt »Am Rand der Tränen des Fußes« (*zulinqi*), der auf dem Fuß zwischen dem vierten und fünften Mittelfußknochen liegt (genau zwischen dem kleinen und dem vierten Zeh).

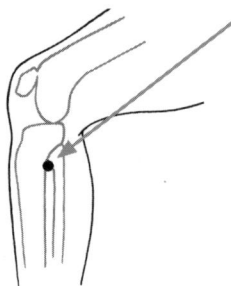

Den Punkt »Die Quelle am Yin-Grabhügel« *(yinlingquan)* an der Beininnenseite, etwas unterhalb des Knies, in der Mulde zwischen Schienbeinkopf und Waden-muskel.

Im Ohr

Auch hierzu gibt es Studien[6]. Solange der Schmerz anhält, kön-nen Sie ein Reiskorn mit einem Pflaster an der Stelle befestigen, um etwas Druck auszuüben. Wenn Sie möchten, können Sie aber auch folgende Zonen mit einer Kugel-schreiberspitze massieren:

Die Zone des Ischiasnervs
Die Zone der Lendenwirbel
Die Zone der Nieren

Auf der Fußsohle

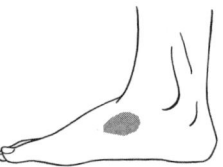

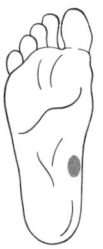
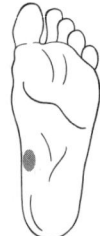

Die Zone »Lendenwirbel«   Die Nierenzone

Das Wichtigste in Kürze

Die zehn Jahre von vierzig bis fünfzig sind eine entscheidende Phase, in der Sie gar nicht anders können, als sich gute Gewohnheiten zuzulegen, wenn Sie heiter und aufgeblüht in die Zukunft blicken möchten. Bis vierzig sind noch nicht behandelte Beschwerden, schlechte Essgewohnheiten, überflüssige Pfunde und Rückenschmerzen nicht so schlimm ... Sobald jedoch die nächste Zehn-Jahres-Periode beginnt, wird es schwieriger. Deshalb sollten Sie schon jetzt für sich sorgen und vor allem der Verlangsamung des Stoffwechsels entgegenwirken, indem Sie die Energiezufuhr drosseln und Ihre Immunabwehrkräfte stärken.

Die richtigen Maßnahmen

Nehmen Sie jeden Morgen:

- eine Probiotika-Kapsel, alle zwei Monate einen Vitamincocktail aus den Vitaminen A, E, C und Selen sowie eine Omega-3-Kapsel.

- Im Winter: eine Kapsel Eleutherokokk, damit Sie den Belastungen, die diese Jahreszeit mit sich bringt, besser gewachsen sind, um Erschöpfungszuständen vorzubeugen und die Immunabwehrkräfte gegen Viren aus der Umwelt anzuregen.

- Im Frühling und Sommer: eine Schachtelhalm-Kapsel, um die Nieren anzuregen und Wasseransammlungen zu verhindern.

Täglich:

- Massieren Sie morgens, bevor Sie Strumpfhosen oder So-cken anziehen, die Nierenzonen an den Füßen. Das stimu-liert die Nebennierendrüsen, stärkt die Immunabwehr-kräfte sowie die Stress- und Erschöpfungsresistenz und regt die Funktionstätigkeit des Urogenitalsystems – Nie-ren, Eierstöcke, Gebärmutter – an.

- Massieren Sie Ihre Brüste dreißig Mal in die eine und acht-undzwanzig Mal in die andere Richtung, um den Lymph-fluss in Schwung zu bringen.

Einmal pro Woche:

- Wiegen Sie sich.
- Machen Sie eine Entgiftungskur mit reinen Fruchtsäften.

Dreimal pro Woche:

- eine halbe Stunde Kardiotraining.

Von fünfzig bis sechzig

Die Menopause: bloß keine Panik!

Vor einigen Jahren nahm ich an einem Kongress für Immunologie an der George Washington University in den USA teil. Dort lernte ich Linda kennen, die Frau eines Lehrstuhlinhabers, die selbst Ärztin und Professorin für Immunologie war. Mit ihren fünfzig Jahren war Linda eine sehr gut aussehende Frau, mit braunem Haar und einem kräftigen Kinn, das auf ihren energischen Charakter schließen ließ. Ihre Stimme war klar und entschlossen – man sah sofort, dass sie als Uniprofessorin gewohnt war, Vorlesungen zu halten.

Bei der Schlussveranstaltung des Kongresses, die abends bei Linda und ihrem Mann in der Nähe von Washington stattfand, fiel mir auf, dass sie müde und gereizt wirkte. Immer wieder verschwand sie und überließ die Gäste ihrem Mann.

Das Abendessen wurde im Garten serviert. Rings um einen herrlichen, mit Blumen und schwimmenden Kerzen geschmückten Pool waren zahlreiche runde Tische aufgestellt. Es war schon dunkel, und der Garten wirkte zauberhaft. Linda und ihr Mann gingen von Tisch zu Tisch und sprachen kurz mit jedem Gast. An unserem Tisch gratulierte Linda mir begeistert zu meinem Beitrag und fragte, ob ich nach dem Abendessen noch etwas länger als die anderen Gäste bleiben könne, denn sie wolle gern mit mir sprechen. Natürlich willigte ich gleich ein.

Nachdem alle Gäste gegangen waren, führte sie mich in ihr Büro und brach plötzlich in Tränen aus:

»Es tut mir leid, dass ich Sie um Hilfe bitte, vor allem so spät abends, aber ich sehe keine andere Lösung. Seit etwa einem Jahr leide ich an hormonellen Störungen, die natürlich mit der Menopause zu tun haben und mein Leben einschränken. Früher war ich immerzu stark und nie krank, aber jetzt leide ich an Angstzuständen, Schlaflosigkeit und vor allem entsetzlichen Hitzewallungen. Sie haben sicher bemerkt, dass ich heute Abend mehrmals verschwunden bin. Ich wollte meine Pflichten als Gastgeberin nicht vernachlässigen, aber alle halbe Stunde bekomme ich so starke Schweißausbrüche, dass ich mich umziehen muss. Mein Gesicht läuft dann dunkelrot an, und mir wird so heiß, dass ich rausgehen muss. Meine Gynäkologin hat schon alles versucht, aber es tritt keine Besserung ein. Obendrein darf ich keine Hormonersatztherapie machen, denn in meiner Familie gibt es viele Fälle von Brustkrebs. Ich habe das Gefühl, plötzlich alt zu werden ... Ich habe auf dem Kongress Ihren Vortrag über Akupunktur gehört. Wissen Sie vielleicht eine Lösung für meine Probleme?«

Ich sah sie an und war erstaunt, dass diese starke, entschlossene Frau so zu leiden hatte.

Zwischen fünfzig und sechzig geht die Produktion von Sexualhormonen zurück, was irgendwann zur Menopause führt. Diese Phase ist vergleichbar mit der Pubertät, nur in umgekehrter Abfolge. Diese vorübergehende hormonelle Störung kann der Auslöser für neurovegetative Reaktionen sein, die nur schwer erträglich sind, wie Hitzewallungen, Angstzustände, Schlaflosigkeit, Herzrasen, Gelenkschmerzen und Durchblutungsstörungen.

Die Menopause ist auch der Zeitpunkt, an dem viele Frauen Torschlusspanik bekommen. Plötzlich wird ihnen klar, dass sie nicht mehr jung sind. Dieses Gefühl kann schmerzhaft sein, ist aber unvermeidlich. Ich möchte betonen, dass es sich dabei um einen völlig normalen physiologischen Zustand und nicht um eine Krankheit handelt. Das Ausbleiben der Regel bedeutet lediglich, dass die Fortpflanzungsfähigkeit aufhört, die Eierstöcke keine Eizellen mehr produzieren und der Organismus nicht mehr jeden Monat Blut und Energie verliert. Dies ist natürlich eine Zeit der Transformation, in welcher der Organismus anfälliger ist, dennoch muss es keinesfalls zu pathologischen Erscheinungen kommen. Alle Probleme im Zusammenhang mit dieser Phase sind ohne Weiteres vermeidbar.

Die Traditionelle Chinesische Medizin liefert mehrere Lösungen, um dieses hormonelle Ungleichgewicht in den Griff zu bekommen und die damit einhergehenden Symptome zu lindern. Frauen haben diese Beschwerden seit Menschengedenken, und wenn es die Hormonersatztherapie nicht gäbe, müssten sich die Ärzte etwas anderes einfallen lassen.

Zwischen fünfzig und sechzig kommen wir endlich dazu, eine Verschnaufpause einzulegen. Das Leben verläuft in ruhigeren Bahnen als noch vor zehn Jahren, die Kinder sind groß und werden flügge. Auch wenn sie uns noch Sorgen bereiten, können sie in vielerlei Hinsicht schon allein zurechtkommen. Wir haben das Gefühl, nicht mehr gebraucht zu werden, und wissen manchmal innerlich nicht so recht weiter. Trotzdem ist all das auch ein Grund zur Freude, denn es ist der Beweis, dass wir ihnen eine gute Erziehung mit auf den Weg gegeben haben.

In beruflicher Hinsicht können wir uns entspannen. Die Prüfungen sind bestanden, und wir müssen niemandem mehr etwas beweisen. Was uns jetzt beschäftigt, ist etwas ganz anderes. Vielleicht verspüren wir ja den Wunsch, unserem Leben eine neue Richtung zu geben. Wir denken an eine persönliche Zukunft, allein oder mit einem Partner. Trotzdem kann es vorkommen, dass wir uns bei aller Stärke anfälliger fühlen, und zwar körperlich und stimmungsmäßig. Das ist ganz normal, schließlich befinden wir uns zwischen zwei Ufern.

Betrachten Sie diese Zeit nicht als eine Zerreißprobe, sondern wie einen Wendepunkt, den Sie meistern müssen, damit Sie noch viele richtig schöne Jahre verbringen können.

In jedem Alter bedeutet Schönheit: schöne Haut, schönes Haar, schöne Hände, aber vor allem ein Lächeln. Mehr denn je kommt es darauf an, dass Sie innerlich ausgeglichen bleiben und gesund leben.

Bewahren Sie sich die Liebe zum Leben und Ihr Selbstvertrauen.

Das Schlüsselwort heißt jetzt: Verletzlichkeit. Wir reagieren empfindlicher auf familiäre, soziale, berufliche, aber auch körperliche Angriffe. Wir haben weniger Widerstandskraft gegenüber Viren und Mikroben. Bei dem Versuch, ein Gleichgewicht zwischen Angriff und Verteidigung zu finden, kann es leicht zu einem Ungleichgewicht kommen.

Darauf sollten Sie achten

- Menopausenbeschwerden
- depressive Verstimmungen
- Cholesterin
- Bluthochdruck
- Auftreten einer Krebserkrankung

Die Menopause

Der allmähliche Rückgang der Hormonproduktion bringt viele Umwälzungen mit sich, von denen der gesamte Organismus betroffen ist. Manchmal klopft das Herz wie verrückt, und es treten einem Tränen in die Augen. Das ist nur logisch, denn die Hormone steuern auch die Emotionen. Entscheidend ist, dass Sie die Vorgänge in Ihrem Körper genau kennen und wissen, dass es allein an Ihnen liegt, diese Lebensphase problemlos zu bewältigen.

Die Menopause ist nun mal eine unumgängliche physiologische Etappe. Die Regel bleibt irgendwann aus, und auch das ist normal: Die Zeit der Gebärfähigkeit ist vorbei. Wenn Sie ehrlich sind, haben Sie ja auch keine Lust mehr, Babys zu hätscheln. Dennoch müssen

Sie sich damit abfinden, dass Sie nicht mehr fruchtbar sind, und das ist für manche Frauen nicht einfach.

Andererseits dürfen Sie Menstruation nicht mit Weiblichkeit verwechseln. Es gibt zwar keinen Grund, die Regel zu verlängern, doch es kann sehr hilfreich sein, die Hormonsekretion anzuregen. Dank der Hormone bleiben wir nämlich jung und schön, haben noch Verlangen auf und Vergnügen beim Sex und erhalten uns unsere Lebensfreude. Darauf brauchen wir ganz gewiss nicht zu verzichten.

Für die adligen Frauen im kaiserlichen China war die Periode kein Symbol für Weiblichkeit, sondern für Mutterschaft. Bestand kein Kinderwunsch, verwendeten sie Pflanzen, um den Zyklus zu unterbrechen. Wollten sie hingegen einen Erben, ließen sie ihre Periode nach Belieben wieder einsetzen. Für sie waren die Blutungen nur ein Energieverlust.

Die chinesische Oper vermittelt diese Denkweise sehr anschaulich, wenn sie erhabene, starke Frauen auf die Bühne bringt, die keine Periode haben: die so genannten Unsterblichen.

Die Unannehmlichkeiten der Menopause

Überempfindlich mit fünfzig

Ab fünfzig werden die meisten Frauen extrem empfindlich und sensibel. Dieser Gemütszustand hat zwei Ursachen. Viele Dinge ändern sich im Umfeld der Frau. Nach dem Auszug der Kinder steht die Paarbeziehung manchmal auf wackligen Füßen. Jetzt kommt die Zeit der großen persönlichen Fragen: Bin ich alt geworden? Bin ich noch zu etwas nütze?

Der rasante Rückgang der Hormonproduktion macht die Verwirrung nur noch größer. Uns fehlt die Spannkraft, um in diesem Durcheinander unseren eigenen Platz zu finden. Wir können es täglich feststellen: Sobald die Hormonausschüttungen nicht mehr reguliert werden, macht sich dies an der Laune bemerkbar. Junge Frauen, deren Zyklus noch nicht gefestigt ist, weinen oft. Schwangere auch, denn sie produzieren viel mehr Progesteron – das Schwangerschaftshormon – als Östrogene. Dieses physiologisch bedingte Hormonungleichgewicht beeinflusst die Stimmung. In Übergangszeiten wie dieser sind Frauen daher sehr dünnhäutig. Zu einem anderen Zeitpunkt im Leben hätten wir uns gegen Angriffe von außen gewehrt, aber jetzt wird es uns zu viel, und wir dramatisieren häufig. Manche Frauen bekommen eine echte Depression und brechen zusammen.

Was ist eine Depression? »Das sind Neurohormone, die einen Ausflug machen«, sage ich immer. Wo ist das schöne Gleichgewicht zwischen den Neurohormonen, die eine aufputschende Wirkung haben, und jenen, die diese Wirkung bremsen? Wo ist die Stressresistenz geblieben? Grundlose Tränenausbrüche, Dramatisieren von Situationen, Rückzug sowie nervöse und körperliche Erschöpfung geben den Ton an. Keine Sorge, für all diese Symptome gibt es Lösungen. Wirken diese nicht, so sollten Sie einen Arzt aufsuchen, denn dies ist vielleicht ein Hinweis darauf, dass Antidepressiva angezeigt sind. Sie werden Ihre Lebensfreude auf jeden Fall wiederfinden, sobald Sie das andere Ufer erreicht haben.

Herzrhythmusstörungen

Der allmähliche Rückgang der Sexualhormonproduktion hat alle möglichen Auswirkungen auf die Muskeln – auch den Herzmuskel –, die schwächer werden. Obendrein kommt es durch den Hormonmangel schnell zu Gefäßverengungen (Arteriosklerose) und Herzrhythmusstörungen. Er verringert die Gefäßneubildung am Herzen, was dessen Widerstandsfähigkeit gegenüber körperlicher und seelischer Belastung verringert. Außerdem verlangsamt er den Fettstoffwechsel und leistet der Bildung von Fettgewebe Vorschub.

Mit der Stimulation der Akupunkturpunkte lassen sich die weiblichen Hormone aktivieren und alle anderen Gewebe des Organismus für diese Hormone aufnahmefähiger machen. Die Akupunkturpunkte verbessern zudem sehr wirksam die Durchblutung, die Funktionsfähigkeit des kardiovaskulären Systems und helfen vorbeugend gegen Herzarrhythmien und Ischämien (verminderte Blutversorgung der Organe) sowie gegen eine mangelnde Blutversorgung des Herzmuskels[1].

Bluthochdruck

Drei Faktoren regulieren den Blutdruck: die Kraft des Herzens, welches das Blut pumpt (Systole), die Widerstandsfähigkeit der Gefäßwände und das Blutvolumen. Wenn das Herz zu angestrengt arbeitet und das Blut mit zu viel Kraft in die Arterien befördert oder wenn eine Wasserverhaltung die Blutmenge erhöht, steigt der Blutdruck steil an. Stress und Kaffee wirken ebenfalls stimulierend auf das Herz. Deshalb müssen Sie alle drei Faktoren in Betracht ziehen, wenn Sie die Widerstandsfähigkeit Ihres Organismus positiv verändern möchten.

Cholesterin

Warum steigt der Cholesterinspiegel mit fünfzig, selbst wenn man an seiner Ernährungsweise gar nichts ändert? Ganz einfach: weil die verlangsamte Funktion der Sexualhormone die Fettassimilation erschwert. Dieser schwächer – oder zumindest mühsamer – werdende Mechanismus führt am Ende dazu, dass sich leichter Cholesterin und Fettgewebe bilden. Daher kommen vor allem die Rundungen um den Bauch.

Um diesen Prozess aufzuhalten, müssen Sie sich auf Ihre Leber verlassen, denn die Cholesterinausscheidung erfolgt durch Leberenzyme. Durch die Ausschüttung dieser Enzyme trägt die Leber zur

Cholesterin – Balsam für die Arterien?

Cholesterin spielt eine sehr wichtige physiologische Rolle, da es nämlich die Blutgefäße schützt. Arterien sind wie mehrspurige Autobahnen, auf denen die Blutkörperchen im Umlauf sind. Werden diese mit hoher Geschwindigkeit weiterbefördert, können sie auf die Sicherheitsbarrieren prallen, das heißt die Arterienwände beschädigen. Dann setzt sofort ein Reparaturmechanismus ein. Der Blutgerinnungsfaktor schlägt Alarm und drängt darauf, dass eine lokale Gerinnung stattfindet und die beschädigte Stelle sofort repariert wird. Das Cholesterin »kittet« die lokale Bruchstelle und wartet darauf, dass die Schleimhautzellen sich vermehren und die Verletzung vernarben lassen. Sobald die Verletzung geheilt ist, löst sich das Cholesterin ab und wird von den Leberenzymen ausgeschieden, die es in Gallenflüssigkeit umwandeln.

Wenn das Cholesterin jedoch oxidiert, bleibt es in manchen Fällen an den Gefäßwänden hängen. Mit der Zeit bildet es dort eine Plaque, die verhärtet und langfristig die Arterie verstopfen kann und damit die Gefahr einer Ischämie des Herzmuskels, das heißt einer unzureichenden Blutversorgung des Herzens, erhöht.

Umwandlung von Cholesterin in Galle und zu deren Ausscheidung bei.

Es ist unklug, Cholesterin als Schreckgespenst darzustellen, wie es heute häufig geschieht. Es gibt nämlich weder gutes noch schlechtes Cholesterin. Ein Teil dieses Cholesterins oxidiert einfach unter dem Einfluss von freien Radikalen, wie ein Stück Eisen, das teilweise rostet und teilweise weiterhin glänzt. Der oxidierte Anteil, das so genannte »schlechte« Cholesterin, lagert sich an den Arterienwänden ab, wo er arteriosklerotische Plaque bildet und die Arterien verengt.

Osteoporose

Hinter einem Knochen verbirgt sich eine schier unglaubliche Technologie: Er ist ganz klein – gerade einmal wenige Zentimeter. Er ist hohl. Und trotzdem trägt er ein Leben lang unser Körpergewicht, das hundertmal höher ist als sein eigenes. Egal ob in der Wachstumsphase, beim Laufen, beim Springen – er geht niemals kaputt.

Ein Knochen ist wie eine Brücke: Sie muss stabil sein, um Menschen und Fahrzeuge zu transportieren, aber auch leicht, damit sie nicht einstürzt, und sie muss viele Jahre lang halten.

Warum ist ein Knochen so leicht und zugleich so stabil? Er besteht aus dem Periost (Knochenhaut), einem hohlen Schaft, der von Knochenbälkchen (Trabeculae) durchzogen ist. Diese bilden ein Gewebe – wie ein Schiffsmast mit Stützstreben –, und genau diese Struktur macht den Knochen so widerstandsfähig. Die moderne Technologie ahmt diesen Knochenaufbau heute beim Bau besonders stabiler Brücken nach.

Wenn ab einem gewissen Alter die Knochendichte nachlässt, nennt man das Osteoporose. Der Knochen kann dann leichter brechen, weil er porös wird. Die Wirbel sacken zusammen, Kopf und Oberkörper neigen sich nach vorn. Es ist sehr wichtig, dass Sie die Geschmeidigkeit und Kraft der Knochen erhalten, um ihnen eine lange Lebensdauer zu ermöglichen.

Die beiden Hauptbestandteile des Knochens sind Kalzium und Phosphor. Kleine Rezeptoren auf den Zellmembranen nehmen Kalzium auf und bilden daraus »Plättchen«, die den Knochen stärken. Die Empfindlichkeit dieser Rezeptoren sowie ihre Fähigkeit, das Kalzium aus dem Blut aufzunehmen und es für den Knochenbau zu verwenden, können mit zunehmendem Alter nachlassen, denn sie sind vom Hormonbestand abhängig.

Damit dieser Prozess ungehindert stattfinden kann, müssen Sie mehrere Dinge tun: einerseits Ergänzungspräparate einnehmen, um den Kalziumverlust auszugleichen, und sich andererseits regelmäßig sportlich betätigen, um diese Materie am Leben zu erhalten und die Rezeptoren der Knochenzellen anzuregen.

Vorbeugende Maßnahmen gegen Krebs

Krebs ist kein Schicksal! Die Stärke des Immunsystems spielt bei der Entwicklung dieser Krankheit eine entscheidende Rolle. Und auf diesen Faktor können Sie Einfluss nehmen!

Krebs wird nicht durch heftige Gefühlsregungen oder einen seelischen Schock verursacht. Eine amerikanische Studie hat sogar gezeigt, dass Frauen, die mehrere Nervenzusammenbrüche hinter sich haben, nicht häufiger an Krebs leiden als andere.[2] Hingegen schwächen quasi chronisch auftretende Emotionen das Immunsystem. Und dieses Immunsystem brauchen wir, um die Krebszellen zu eliminieren, die unser Körper wie jeder lebende Organismus in jeder Minute produziert. Diese »Reinigung« erfolgt täglich. Sie müssen den Abwehrmechanismus also aufrechterhalten und ihn stärken, wenn er nachlässt.

Die Makrophagen (sie gehören zu den weißen Blutkörperchen, wörtlich: »Vielfresser«) haben die Aufgabe, Schadstoffe zu beseitigen. Sie erkennen den Eindringling und befördern ihn wie einen giftigen Abfallstoff aus dem Organismus. Leider kommt es häufig vor, dass bestimmte Faktoren die Rezeptoren (die Suchorgane der Makrophagen) übersättigen. Sie »erblinden« und sind dann nicht mehr in der Lage, Krebszellen zu erkennen. Welche Faktoren sind das? Belastung durch Giftstoffe, zu große Hormonmengen, chronischer Stress. Histologische Studien zu Brusttumoren beweisen beispielsweise deren »Hormonabhängigkeit« – gemeint ist eine Überempfindlichkeit der Rezeptoren gegenüber Östrogenen[3]. Es ist also der Östrogenüberschuss, der die Immunzellenrezeptoren übersättigt und eine unkontrollierte, krankhafte Zellvermehrung auslöst, ebenso wie Tabak die Rezeptoren der Immunzellen der Atemwege übersättigt.

Damit dies nicht passiert, muss man die Immunabwehr stärken und gesundheitsbewusst leben. Nikotin erhöht die Vermehrung von Krebszellen. Sie sollten deshalb nicht rauchen und aus denselben Gründen nicht mehr als ein Glas Rotwein pro Tag trinken (Tipps gegen Süchte finden Sie im Anhang). Wichtig ist auch, dass Sie auf Ihre Ernährung achten: Kaufen Sie lieber weniger Nahrungsmittel, dafür aber gute Qualität.

Obst und Gemüse senken das Krebsrisiko. Zu viele Milchprodukte begünstigen hingegen aufgrund der darin enthaltenen Konservierungsstoffe die Entwicklung von Darm- und Brustkrebs.

Auch Sport hilft vorbeugend: Eine Studie hat gezeigt, dass täglich eine halbe Stunde körperliche Betätigung das Tumorrisiko verringert[4]. Und das Beste von allem ist: Sportliche Betätigung erhält auch die Knochendichte, sorgt für guten Schlaf, schützt das Herz und wirkt altersbedingtem Muskelschwund entgegen.

Was Sie tun können

Tun Sie etwas gegen Ihre Anfälligkeit

Wie bereits gesagt, lautet das Schlüsselwort für die Zeit zwischen fünfzig und sechzig Anfälligkeit. Es gibt ein wunderbares Heilmittel, mit dem Sie dagegen angehen und sich stärken können. Die Pflanze der Fünfziger hilft uns, die Klippen zu umschiffen. In Russland nennt man sie »Sonnenkrone«, denn ihre Knospen sind goldgelb. Früher setzten die Bauern auf der Krim sie bei allen möglichen Krankheiten ein, denn für die Menschen damals war sie ein Allheilmittel. »Falls nur noch eine Pflanze existieren sollte, dann wäre es das Johanniskraut«, hieß es bei ihnen.

Johanniskraut hilft im Kampf gegen äußere Störfaktoren: einerseits klimabedingte (Wärme, Kälte, Wind), andererseits seelische (der Hormonabbau macht uns sensibler, und wir neigen eher zu Niedergeschlagenheit). Mit Johanniskraut steigern wir unsere Widerstandskraft in jeder Hinsicht: körperlich, seelisch und die Immunabwehr betreffend. In den USA etwa ist Johanniskraut nach einer Organtransplantation verboten, denn es kann dank seiner das Immunsystem anregenden Eigenschaften die Abstoßung des Transplantats zur Folge haben. Mit Johanniskraut stabilisieren wir obendrein unsere Immunabwehrkräfte gegen Mikroben und Viren. Johanniskraut schützt uns auch bei einem seelischen Schock, denn es hebt die Empfindlichkeitsschwelle gegenüber Stress und heftigen Gefühlsregungen an.

Sie können also schon ab fünfzig mit der Einnahme von Ergänzungsstoffen beginnen: Nehmens Sie morgens und abends je eine Kapsel Johanniskraut oder verwenden Sie die homöopathische Urtinktur. Die richtige Dosis sind morgens und abends je 40 Tropfen.

Steckbrief des Johanniskrauts

- Allgemeiner Name: Frauenkraut, Herrgottsblut.
- Botanischer Name: *Hypericum perforatum*.
- Verwendete Teile: Blüten und junge Blätter.
- Herkunft: Europa, Nordafrika und Mittlerer Osten.

Eigenschaften

Zur Behandlung von leichten Depressionen, Angstzuständen und Nervosität. Eine Studie hat gezeigt, dass Johanniskrautextrakt genauso wirksam ist wie Imipramin, ein Molekül, das häufig bei der Behandlung von Depressionen zum Einsatz kommt[5].

Hinweis

Die Wirkung des Johanniskrauts zeigt sich erst nach vier Wochen.

Dosierung

Morgens und abends je eine Kapsel oder als homöopathische Urtinktur 40 Tropfen morgens und abends einnehmen.

Gegenanzeigen

Johanniskraut nicht gleichzeitig mit Antidepressiva einnehmen. Johanniskraut kann die Wirksamkeit bestimmter Medikamente (Medikamente gegen einen hohen Cholesterinspiegel und Asthma sowie Antikoagulantien und orale Verhütungsmittel) beeinträchtigen.

Massieren Sie folgende Punkte zur besseren Durchblutung der Eierstöcke

Durch Stimulation der Akupunkturpunkte lässt sich die Durchblutung der Eierstöcke verbessern und ihre Funktionsfähigkeit verlängern. Sehr wirksam ist die Stimulation folgender Punkte[7]:

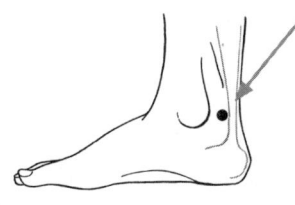

Die beiden Punkte »Mächtiger Wasserlauf« *(taixi)*. Sie liegen auf der Knöchelinnenseite in der Vertiefung gleich hinter dem hervortretenden Punkt des Malleolus internus (Innenknöchel).

Die beiden symmetrischen Punkte »Die Verbindung der drei Yin« *(sanyinjiao)*. Sie liegen auf der Wadeninnenseite, drei Fingerbreit über dem höchsten Punkt des Innenknöchels.

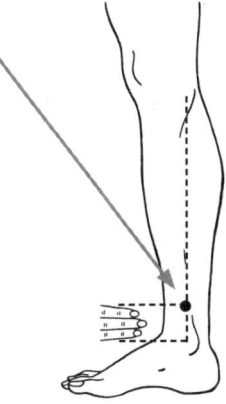

So umgehen Sie die Erscheinungen der Menopause

Hitzewallungen

Die Ernährung

Wenn Sie Hitzewallungen vermeiden möchten, dürfen Sie nicht zu viele »wärmende« Nahrungsmittel wie Kaffee, Alkohol, Peperoni und scharfe Gewürze zu sich nehmen, denn diese erweitern die Adern. Trinken Sie dafür viel Wasser, und essen Sie vermehrt sojahaltige Produkte (diese Pflanze hilft bei Hitzewallungen[6]): Sojasalat, Tofu, Sojamilch usw.

Für besseren Schlaf und ein ausgeglichenes Gemüt

Hilfreiche Pflanzen

Am allerbesten sind natürliche Hormone. Denn was nützen Medikamente, wenn es Arzneipflanzen mit derselben Funktion und derselben Wirkung gibt? Auch wenn diese Naturprodukte wissenschaftlich umstritten sind, bin ich fest davon überzeugt, dass sie nicht dieselben unerfreulichen Nebenwirkungen haben wie synthetische Hormone. Deshalb rate ich meinen Patientinnen, die Menopause lieber mit Pflanzen als mit einer Hormonersatztherapie zu behandeln.

- Trauben-Silberkerze *(Actaea racemosa)*, Soja und Angelikawurzel *(Angelica sinensis)* imitieren Östrogene.

- Wilder Yams und Frauenmantel haben eine ähnliche Wirkung wie Progesteron.

Wählen Sie für eine natürliche Behandlung aus jeder Familie eine Pflanze aus. Für eine ausgewogene Hormonfunktion müssen Sie aber unbedingt beide nehmen.

Massieren Sie folgende Punkte, um besser schlafen zu können

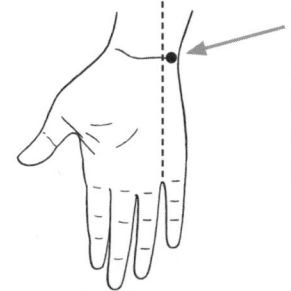

Den Punkt »Die Straße zur Heiterkeit« *(shenmen)*, der an der Innenseite der beiden Handgelenke in der Handgelenksfalte in einer Linie mit dem kleinen Finger liegt.

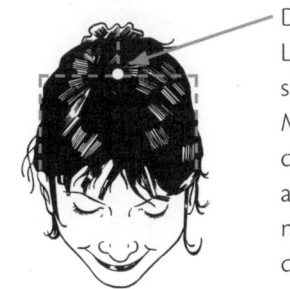

Den Punkt »Zusammenkunft aller Leitbahnen« *(baihui)*. Er befindet sich auf dem Scheitel, direkt in der Mitte der Linie, welche die Spitzen der beiden Ohrmuscheln miteinander verbindet. Dieser Punkt stimuliert den Hypothalamus, der den Hormonhaushalt steuert[8].

Homöopathie als Grundbehandlung

Ergänzend können Sie ein paar Monate lang eine homöopathische Behandlung machen: *Lachesis* (Schlangengift in Mikrodosen) und *Actaea racemosa* D30, um die Eierstöcke anzuregen und Hitzewallungen zu vermeiden.

Akupunktur gegen Hormonabbau

Japanische Forscher haben Ratten akupunktiert, denen die Eierstöcke entfernt worden waren und die daraufhin zugenommen hatten und vorzeitig gealtert waren. Dabei konnten sie beobachten, dass die Fettzellen der Tiere mit jeder weiteren Behandlung die Funktion der Eierstöcke übernahmen und Östrogene ausschütteten[9]. Das ist der Beweis dafür, dass man den Hormonabbau in der Menopause kompensieren kann, auch wenn die Eierstöcke ihre Tätigkeit eingestellt haben.

Hormonersatztherapie – Pro und Kontra

Die Vorteile dieser Behandlung auf Östrogen-Progesteron-Basis sind bei Organalterung, Osteoporose und Hitzewallungen deutlich feststellbar. Sie hat allerdings auch viele unerfreuliche Nebenwirkungen[10]: Sie verschlimmert Durchblutungsstörungen, fördert die Gewichtszunahme und erhöht das Risiko von Thrombosen und Embolien in Venen und Gehirn. Bei dieser Behandlung kommt es vermehrt zur Bildung von Gallensteinen, das Risiko für Brust- und Gebärmutterkrebs steigt, und die kognitiven Fähigkeiten werden eingeschränkt.

Wenn Sie trotzdem Hormone einnehmen möchten, sollten Sie lieber Östrogene in Gelform wählen (das Gel dringt direkt über die Haut in den Organismus ein und belastet die Leber nicht) und es vor dem Duschen auftragen. Auf diese Weise wird ein etwaiger Überschuss mit dem Wasser entfernt. Ergänzend empfehle ich regelmäßige Probiotika-Kuren, die den Darm entgiften und damit die Ausscheidung überschüssiger Hormone erleichtern.

Fußmassage

Am Fuß sind alle Organe des menschlichen Körpers abgebildet. Anhand der nachfolgenden Abbildungen können Sie herausfinden, welche Bereiche Sie massieren können, damit der Körper wieder ins Gleichgewicht kommt.

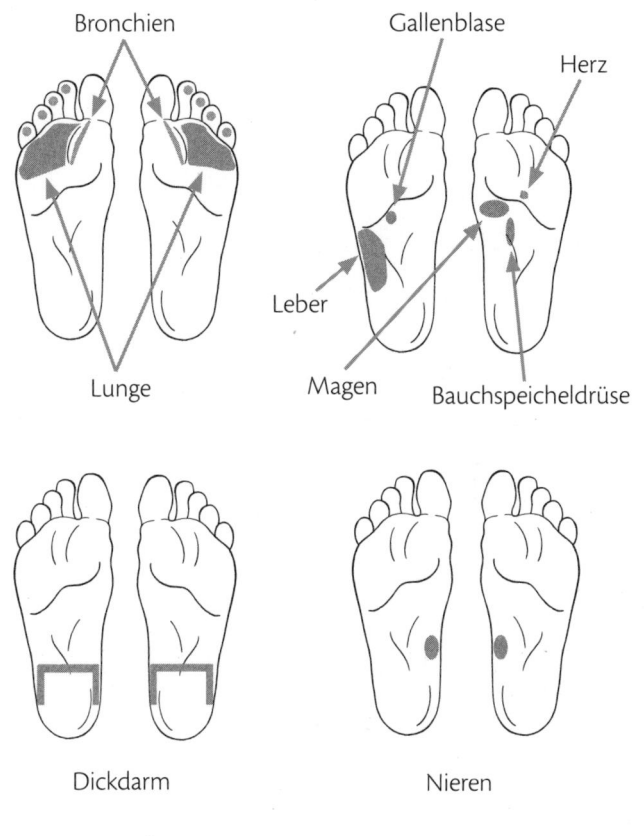

215

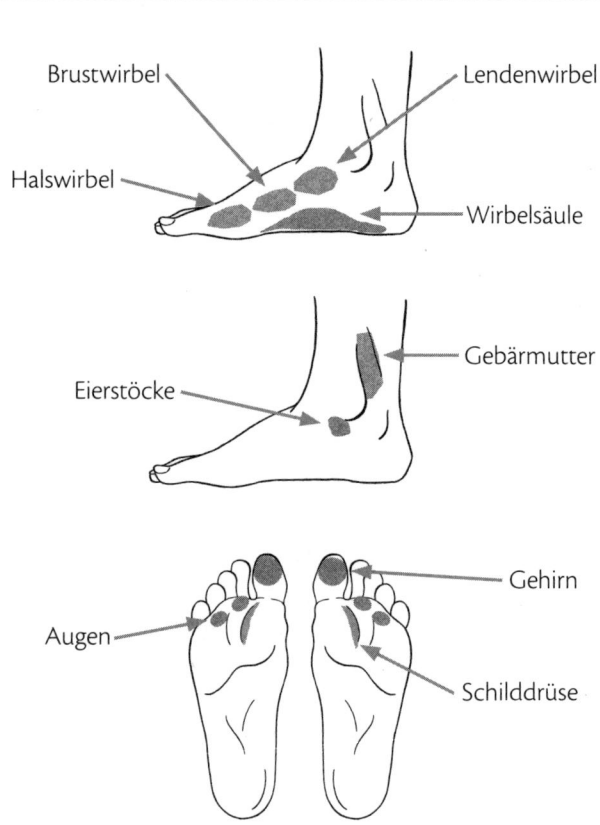

Bei Beschwerden im Zusammenhang mit der Menopause massieren Sie folgende Zonen:
»Gebärmutter«
»Eierstöcke«
»Zentralnervensystem«, auf der Unterseite des großen Zehs.

Die Übungen

Atmung

Mithilfe der Bauchatmung können Sie Ihren Darm massieren. So kommen Sie wieder zur Ruhe, und der Körper schüttet mehr Neurohormone aus. Anfangs müssen Sie noch bewusst atmen, aber schon nach kurzer Zeit geht es ganz von allein.

Die taoistische Übung »Eisenbrücke« machen Frauen, die ihren Hormonhaushalt wieder ins Gleichgewicht bringen und die Organe des kleinen Beckens stimulieren möchten. Machen Sie diese Übung einmal pro Tag:

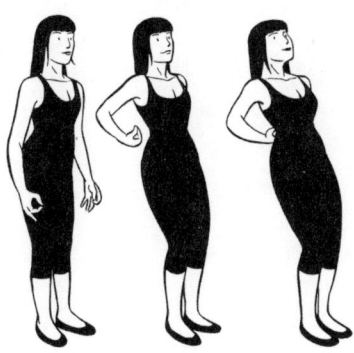

Schließen Sie Daumen und Zeigefinger jeder Hand zu einem Ring, und legen Sie die Ringe auf die Nieren über den Lenden. Neigen Sie Kopf und Oberkörper so weit wie möglich nach hinten, als wollten Sie in die Brücke gehen. Verharren Sie so lange wie möglich in dieser Position (mehrere Minuten), bis Ihr Körper anfängt zu vibrieren.

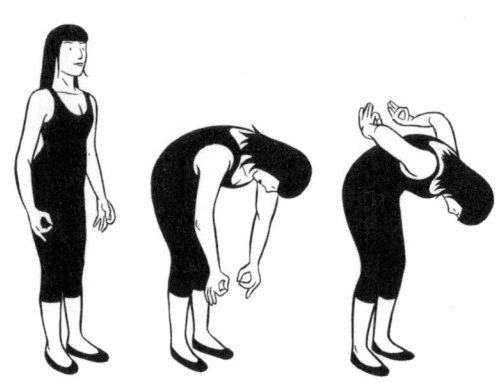

Heben Sie dann den Kopf wieder an, und lassen Sie dabei die Finger noch zu Ringen geschlossen. Beugen Sie sich nach vorn, und lassen Sie die ganze Wirbelsäule hängen. Bleiben Sie möglichst lange in dieser Position, mit angespannter Bauchmuskulatur und stets eingezogenem Bauch, als wollten Sie mit dem Nabel die Wirbelsäule berühren.

Altersbedingte Überempfindlichkeit

Hilfreiche Pflanzen

- Eine Baldrian- oder Weißdornkapsel erhöht die Stressresistenz, nicht zu vergessen das Johanniskraut.

- Falls Sie sich für ein homöopathisches Mittel entscheiden, können Sie auch *Lachesis mutus* D30 nehmen – dreimal wöchentlich eine Dosis reguliert die Funktionsfähigkeit der Eierstöcke.

Massieren Sie folgende Punkte bei Überempfindlichkeit

Massieren oder erwärmen Sie diese Punkte mindestens einmal täglich mit Beifuß. (Zur Moxibustion siehe Seite 27.)

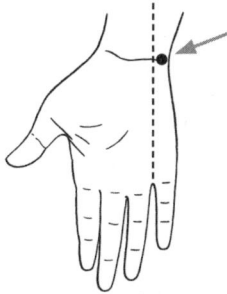

Den Punkt »Einfluss des Nieren-Funktionskreises« *(shenmen)*, der an der Innenseite beider Handgelenke in der Handgelenksfalte auf einer Linie mit dem kleinen Finger liegt.

Der Punkt »Die Verbindung der drei Yin« *(sanyinjiao)* normalisiert die weiblichen Körperfunktionen. Er liegt auf der Wadeninnenseite, drei Fingerbreit über dem höchsten Punkt des Innenknöchels.

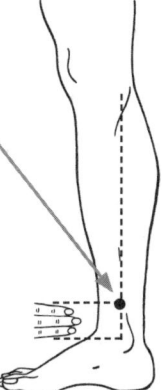

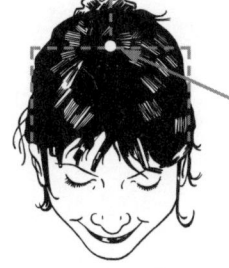

Den Punkt »Zusammenkunft aller Leitbahnen« *(baihui)*. Er befindet sich auf dem Scheitel, direkt in der Mitte der Linie, welche die Spitzen der beiden Ohrmuscheln miteinander verbindet.

Die »Nierenpunkte« *(shenshu).* Sie liegen am unteren Rücken zu beiden Seiten der Wirbelsäule, drei Fingerbreit nach außen, zwischen dem zweiten und dritten Lendenwirbel (wenn Sie die Hand auf der Höhe des Nabels am Körper nach hinten führen, landen Sie genau an dieser Stelle.

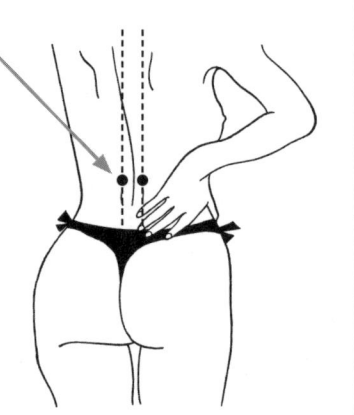

Bluthochdruck

Die Ernährung

Wenn Sie etwas gegen Wasseransammlungen tun wollen, müssen Sie auf Salz verzichten. Sie können es durch etwas geriebene (oder im Mixer pürierte) Ingwerwurzel ersetzen, um das Aroma von Speisen zu verfeinern. Sie können auch entwässernden Schachtelhalmtee trinken, um die Nierenfunktion anzuregen.

Zur Stressbekämpfung sollten Sie auf Kaffee verzichten und stattdessen Passionsblumen-, Baldrian- oder Kamillentee trinken. Diese Pflanzen dämpfen den Einfluss der Stresshormone Adrenalin und Noradrenalin.

Akupunktur

Massieren Sie bei Bluthochdruck den Punkt »Inneres Passtor« *(neiguan).*

Ein aufschlussreiches Experiment

Als ich anfing, am Lehrstuhl für Medizin Akupunktur zu unterrichten, saßen in meinem ersten Kurs lauter junge Chirurgiestudenten. Sie können sich vorstellen, wie wenig die motiviert waren! Sie waren wütend, dass sie einen Kurs für ein Fach besuchen mussten, dessen Gegenstand in ihren Augen völlig sinnlos war. Also ließ ich sie gleich in der ersten Stunde ein Experiment machen und bat sie, ihren Blutdruck zu messen. Auf einer schwarzen Tafel hielten wir jeweils den Namen jedes Studenten und seine Werte fest. Dann teilte ich die Studenten in zwei Gruppen. Die erste Gruppe bat ich, den Punkt »Inneres Passtor« zwei Minuten lang im Uhrzeigersinn zu massieren. Dann maßen wir wieder bei allen Teilnehmern dieser Gruppe den Blutdruck. Nach der Massage konnten wir eine deutliche Senkung des Blutdrucks feststellen. Nach diesem Experiment hörten mir meine Studenten schweigend und aufmerksam zu.

Dieser Akupunkturpunkt fasziniert seit je die Fachwelt. Es gibt amerikanische Studien über Ratten, die man mit einem Bluthochdruckgen genetisch verändert hatte. Durch Stimulieren des Punktes »Inneres Passtor« – mit einer Nadel, die auf ihren kleinen Pfötchen angebracht war – gelang es, diese Anomalie zu beseitigen. Viel interessanter war jedoch, dass bei Ratten mit niedrigem Blutdruck, bei denen man die gleichen Nadeln angebracht hatte, der Blutdruck wieder stieg! Man kann also sagen, dass der Punkt »Inneres Passtor« ganz einfach blutdruckregulierend wirkt.

Herzrhythmusstörungen

Massieren Sie folgende Punkte zur Normalisierung des Herzrhythmus

Mehrere wissenschaftliche Arbeiten[11] liefern den Beweis dafür, dass die Stimulation des Punktes »Inneres Passtor« den Herzrhythmus normalisiert, Rhythmusstörungen vorbeugt und die Gefäßneubildung am Herzen sowie die Funktionsfähigkeit des Herzmuskels verbessert.

Den Punkt »Inneres Passtor« *(neiguan)* auf der Innenseite des Unterarms, drei Fingerbreit oberhalb der Handgelenksfalte, zwischen den beiden hervortretenden Sehnen.

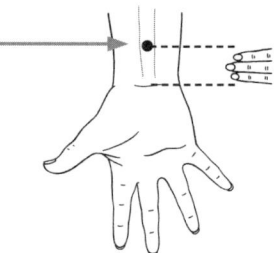

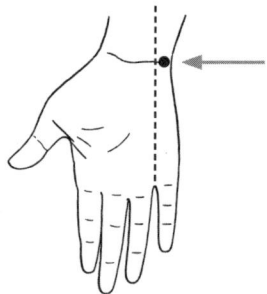

Den Punkt »Die Straße zur Heiterkeit« *(shenmen)*, der an der Innenseite beider Handgelenke in der Handgelenksfalte auf einer Linie mit dem kleinen Finger liegt.

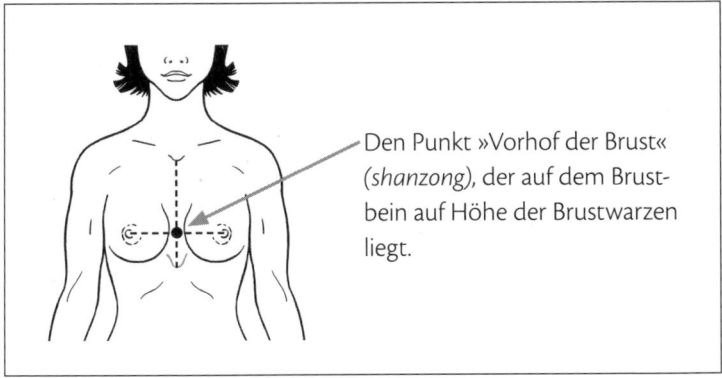

Den Punkt »Vorhof der Brust« (*shanzong*), der auf dem Brustbein auf Höhe der Brustwarzen liegt.

Cholesterin

Die Ernährung

Reduzieren Sie unbedingt die Zufuhr von tierischen Fetten, denn diese enthalten besonders viel Cholesterin. Auf dem Speiseplan sollten stattdessen roter Reis und Algen stehen. Und vergessen Sie nicht die bewährte Devise »Fünf am Tag«: unter allen Umständen fünfmal täglich Gemüse und Obst auf den Tisch! Da beides sehr viele Antioxidantien enthält, verhindert es die chemische Veränderung des Cholesterins und die Bildung von arterosklerotischer Plaque.

Wissenswert ist auch, dass Kalium für eine gute Durchblutung des Herzens unerlässlich ist. Es ist in Trockenfrüchten sowie in Kartoffeln enthalten. Letztere sollten Sie übrigens stets mit der Schale im Ofen backen.

Regen Sie die Leber an

Die Leberenzyme wandeln das Cholesterin um und zerstören es anschließend, so dass es vom Organismus ausgeschieden werden kann. Damit ist die Leber maßgeblich am Schutz von Arterien und Herz beteiligt. Behandeln Sie sie gut, und zögern Sie nicht, ihre Funktions-

Massieren Sie folgenden Punkt, um die Leber anzuregen

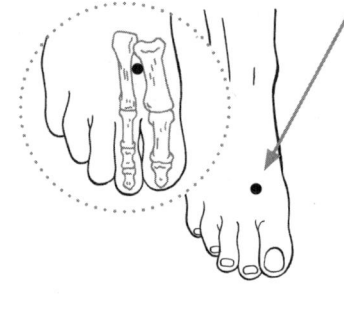

Stimulieren Sie den Punkt »Die mächtige Große Straße« *(taichong)*, der auf dem Fußrücken zwischen großem und zweitem Zeh liegt. Dies regt die Ausschüttung von Leberenzymen an, außerdem werden der Stoffwechsel sowie die Cholesterinausscheidung verbessert.

fähigkeit anzuregen. Jedes Frühjahr können Sie eine Antioxidantienkur machen, mit einem Cocktail, der die Vitamine A und C sowie Selen enthält. Dadurch wird die Oxidation des Cholesterins im Blut verringert.

Hilfreiche Pflanzen

Am besten sind geeignet: Linde, Artischocke, Chrysanthellum *(Chrysanthellum americanum)*, Sojalecithin. Zur Intensivierung können Sie ergänzend auch Aminosäuren wie Taurin und Cholin zuführen.

Osteoporose

Ergänzende Maßnahmen zur besseren Kalziumaufnahme

Statt mehr Milchprodukte zu konsumieren (die den Nachteil haben, dass sie Allergien, Gewichtszunahme und zahlreiche Verdauungsprobleme begünstigen), sollten Sie Ihr Augenmerk lieber auf die Kalziumaufnahme richten. Sorgen Sie zu diesem Zweck zuerst für ein Umfeld, das die Aufnahme fördert, denn Kalzium kann in saurer Umgebung nicht aufgenommen werden. Da Milchprodukte Konservierungsstoffe enthalten, wird das Darmmilieu sauer, weshalb das ganze Kalzium nicht im Körper bleibt, sondern ungenutzt wieder ausgeschieden wird. Nehmen Sie deshalb weiterhin probiotische Lebensmittel und Antioxidantien zu sich, wie sie in Obst und Gemüse vorkommen.

Sodann müssen Sie die Kalziumrezeptoren stärken, die ihrerseits von zwei Faktoren – Vitamin D und weiblichen Hormonen – abhängig sind.

Vitamin D hilft bei der Bindung des Kalziums an den Knochen. »Tanken« Sie im Winter ruhig mal so richtig voll, indem Sie eine Lebertrankur machen. Dank der Kieselsäure können die Knochen das Kalzium leichter aufnehmen. Forscher haben gezeigt, dass Knochenbrüche bei Einnahme eines Kalzium-Kieselsäure-Präparats dreimal so schnell heilen.

Für den Anteil weiblicher Hormone sollten Sie, sobald Sie das Menopausealter erreicht haben, Soja-Bioflavonoide zu sich nehmen, die wie Östrogen und Progesteron in der Natur vorkommen und die Knochenrezeptoren für die Kalziumaufnahme anregen.

Regelmäßige sportliche Betätigung ist immens wichtig!

Der Knochen ist eine lebende Substanz, die täglich neu gebildet und umgebildet wird. Aber er regeneriert sich viel besser, wenn er arbeitet. Schon mit einer halben Stunde Gehen täglich lässt sich Osteoporose vorbeugen. Besonders hilfreich sind Gymnastik und alle Sportarten, die uns mit dem Boden in Kontakt bringen: Tanzen, Ballsport und so weiter. Radfahren, Schwimmen haben auf das Skelett dagegen keinen so großen Einfluss.

Gehen Sie an die frische Luft!

Sonnenlicht ist unerlässlich für die körpereigene Produktion von Vitamin D in der Haut. Dieses Vitamin muss seinerseits unbedingt vorhanden sein, damit der Verdauungstrakt das Kalzium in der Nahrung aufnehmen kann. Ganz wichtig ist es, viel frische Luft zu schnappen, tagsüber spazieren zu gehen und selbst den kleinsten Sonnenstrahl zu nutzen ...

Tun Sie etwas gegen das Verstreichen der Zeit

Gegen trockene Haut und glanzloses Haar – beides ist eine Folge der nachlassenden Hormonproduktion – gibt es bemerkenswerte Produkte.

Borretsch- und Nachtkerzenöl sind richtiggehende Cocktails aus essenziellen Fettsäuren und für den Organismus unbedingt notwendig. Sie nähren die Haut, führen ihr Feuchtigkeit zu und wirken ihrer Austrocknung entgegen, indem sie die Hormonproduktion regulieren.

Ebenfalls eine Entdeckung ist das Arganöl, das aus zerkleinerten Argannüssen hergestellt wird. Es ist ein echtes Schönheitsprodukt und steht nach Ansicht einiger Hautärzte den Anti-Aging-Cremes in nichts nach. Sein Geheimnis besteht darin, dass es sehr viel Vitamin E und essenzielle Fettsäuren enthält. Kaufen Sie möglichst rei-

Anwendung des Arganöls

- ● Entweder zur äußerlichen Anwendung: täglich etwas Öl wie Creme auf die Haut auftragen und als Kur aufs Haar geben (Sie werden merken, wie häufig Sie es anwenden müssen, damit das Haar seinen Glanz behält).
- ● Oder innerliche Anwendung als Kur: zwei Monate lang jeden Morgen eine Kapsel nehmen.

nes Öl aus biologischem Anbau, das vor allem kaltgepresst sein sollte (beim Erhitzen verliert es einen Großteil seiner Eigenschaften). Sie können es als Kur auf Haare und Haut auftragen oder auch zwei bis drei Fingerhut voll mit einigen Tropfen ätherischem Öl mischen und ins Bad geben.

Achten Sie auf Ihre Ernährung

Wie Sie aus dem vorhergehenden Kapitel wissen, ist es ab vierzig wichtig, besonders auf die Ernährung zu achten, das gilt natürlich auch für das folgende Jahrzehnt ...

Hier sind ein paar wertvolle Tipps:

Setzen Sie auf Antioxidantien

Ihre Mahlzeiten sollten weitgehend aus Obst und Gemüse bestehen, denn diese enthalten Antioxidantien und sind damit der Schlüssel der Anti-Aging-Strategie. Sie brauchen nun dringend Vitamin E, auch Betakarotin genannt. Vitamin E ist ein Antioxidans, da es die Eliminierung von freien Radikalen unterstützt. Diese Zellabfallstoffe wirken auf unsere Zellen extrem zerstörerisch, denn sie können an den Zellmembranen und sogar an der DNA-Struktur andocken, die unser genetisches Erbgut trägt. Deshalb verlangsamt Vitamin E – sowie andere Antioxidantien wie die Vitamine C und A oder Selen – den Alterungsprozess und beugt der Entstehung von Zellverletzungen oder -schäden vor.

Vitamin E ist in Öl enthalten (Oliven-, Erdnuss-, Sonnenblumen- oder Rapsöl), aber auch in ölhaltigen Früchten (Erdnüsse, Mandeln und Haselnüsse), fetthaltigem Fisch (Thunfisch, Lachs) und Leber.

Gewöhnen Sie sich an, täglich ein paar Nüsse zu knabbern: 25 g frische Haselnüsse decken praktisch die Hälfte des täglichen Vitamin-E-Bedarfs. Vor allem in Mandeln sind unter anderem Vitamine des B-Komplexes, Magnesium, Kalium, Faserstoffe und gutes Fett enthalten – und eine winzige Dosis Blausäure, die den Herzmuskel und die Durchblutung der Koronararterie anregt. Vorsicht: In großen Dosen wirkt dieses Gift tödlich, denn es kann bis hin zum Atemstillstand und – aufgrund des entstandenen Sauerstoffmangels – zu einem raschen Absterben der Gehirnzellen führen.

Chlorophyll für den Darm

Chlorophyll wird von Pflanzen produziert und wandelt CO_2 in Sauerstoff und ein saures Milieu in ein basisches um. Das ist, als brächte es »Licht« in den Darm, indem es das anaerobe (sauerstofflose) Milieu aerob werden lässt.

Chlorophyll beugt der Gärung vor – bei der Gase entstehen – und verhindert die Einnistung krankheitserregender (pathogener) Bakterien, von denen die meisten anaerob sind. Es bekämpft nicht nur Säure, sondern wirkt auch einer chronischen Entzündung der Schleimhäute entgegen, welche die Ursache für die Entstehung von Polypen sind. Und wie man weiß, können Polypen zu Krebs entarten. Andererseits ist Chlorophyll das allerbeste Deodorant und sorgt garantiert für frischen Atem.

Seine Wirkung wird durch L-Glutamin verstärkt und ergänzt, jene Aminosäure, die im Organismus am häufigsten vorkommt, besonders in der Darmschleimhaut. Nach Ansicht zahlreicher Forscher ist L-Glutamin unter anderem extrem wichtig für den Magen-Darm-Trakt, das Säure-Basen-Verhältnis und das Immunsystem. Es kleidet das Innere der Darmschleimhaut aus, stärkt damit deren Widerstandskraft gegen Bakterien und macht sie für Giftstoffe undurchlässig. Es verhindert, dass Bakterien, Allergene und Giftstoffe über die Darmwände ins Blut gelangen.

Ich empfehle Ihnen, jeden Morgen eine Chlorophyll-Kapsel und eine Kapsel L-Glutamin einzunehmen. In der Apotheke können Sie sich die beiden Bestandteile (je 200 mg) in einer einzigen Kapsel mischen lassen.

Essen Sie bei den Mahlzeiten weniger

Wichtig ist, dass Sie auf Ihre Linie achten. Aufgrund des verlangsamten Stoffwechsels kann es sein, dass Sie selbst dann zunehmen, wenn Sie an den Essgewohnheiten, die Sie mit zwanzig hatten, nichts ändern.

Ab der Menopause sollten Sie bei der Ernährung deshalb fortan auf Qualität statt Quantität achten. Versuchen Sie unbedingt, weniger zu essen: Die Kalorienbeschränkung in diesem Lebensabschnitt beugt Herz-Kreislauf-Beschwerden sowie Entzündungen hervorragend vor. Es ist bewiesen, dass man länger lebt, wenn man weniger isst[12]. Seit den Dreißigerjahren konnten bereits zahlreiche Forscher bei Tieren beobachten, dass kleinere Rationen in der zweiten Lebenshälfte die Lebenserwartung um zwanzig bis fünfzig Prozent erhöhten.

Diese Ergebnisse darf man nicht ohne Weiteres auf den Menschen übertragen. Aber es ist bekannt, dass die Einwohner der japanischen Insel Okinawa, auf der drei- bis viermal so viele Hundertjährige leben als anderswo, sich schon in jungen Jahren daran gewöhnen, mit dem Essen aufzuhören, bevor sie satt sind.

Inwiefern kann eine Kalorienbeschränkung das Leben verlängern? Dazu wird derzeit eine amerikanische Studie durchgeführt. Aber man vermutet bereits, dass diese Beschränkung DNA-Schäden durch freie Radikale begrenzen könnte, die bei der Umwandlung von Nahrung in Energie entstanden sind.

Bisher haben die Experimente gezeigt, dass man mit einer geringeren Kalorienzufuhr (also indem man weniger Fett und Zucker konsumiert) Folgendes erreichen kann:

- Abbau von Übergewicht,

- Verbesserung der Funktionstätigkeit von Muskeln und Gelenken,

- deutliche Senkung der Entzündungsneigung und Verringerung von oxidativem Stress,

- Vorbeugung und Linderung von Arthrose,

- Verbesserung der Immunabwehr,

- Abschwächung von Herzrhythmusstörungen und Hitzewallungen,

- Verlängerung des Lebens und Verbesserung der Lebensqualität.

Stärken Sie Ihre Abwehrkräfte

Es gibt auf der ganzen Welt nur ein Tier, dem man keinen Krebs einimpfen kann, selbst im Labor nicht: der Hai. Sein Immunsystem ist so stark, dass die Krebszellen sofort ausgeschieden werden. Das aus seiner Haut gewonnene Öl hat außergewöhnlich stärkende Eigenschaften und kurbelt die natürlichen Abwehrkräfte an. Es gibt dieses Öl in Kapselform in Reformhäusern (es muss von nicht geschützten Haien stammen, überprüfen Sie das Etikett). Es enthält außerdem ungesättigte Fettsäuren: Omega-3- und Omega-6-Fettsäuren sowie Vitamin E (gegen Verkalkung) sowie Vitamin D (erleichtert den Knochen die Kalziumaufnahme und schützt so vor Osteoporose).

Therapie: einen Monat lang täglich eine Kapsel.

Bei Bedarf können Sie auch kleine Lebertrankuren machen (ein bis zwei Monate lang). Lebertran ist reich an Vitamin D und E sowie an Omega-3-Fettsäuren.

Bierhefe, die sehr viele Vitamine des B-Komplexes enthält, ist ebenfalls hervorragend für die Haut und sorgt für glänzendes Haar und kräftige Nägel.

Bewegen Sie sich

Bewegung ist eine sehr gute Methode, um schlank und glücklich zu bleiben! Denn überflüssige Kilos sind immer ein Zeichen von Ermüdung. Wenn man erschöpft ist, dann ist die naheliegendste Energiequelle die Nahrung – sie ist schier unerschöpflich.

Wenn Sie zu Gewichtsschwankungen neigen, sollten Sie auf den schlimmsten Energieräuber achten: den Stress. Sorgen können uns quälen und erschöpfen, und schon verspüren wir eine unwiderstehliche Lust auf Schokolade oder Kuchen, kurz: den Organismus so richtig mit Zucker zu versorgen, damit wir wieder »funktionieren«. Versuchen Sie lieber, »die Gedankenpferde in den Griff zu bekommen«, wie die Chinesen sagen. Auf diese Weise können Sie Ihr Schicksal lenken.

Mit Sport können Sie sich Ihre Muskulatur, Ihr frisches Aussehen, aber auch Ihre gute Laune erhalten: aus dem einfachen Grund, weil eine länger andauernde Anstrengung die Produktion von Endorphinen – Glückshormonen – auslöst. Wenn Sie sich erst einmal daran gewöhnt haben, wollen Sie den Sport nicht mehr missen.

Übertreiben Sie es aber nicht, sonst laufen Sie Gefahr, sich zu verletzen oder zu verausgaben, und das wäre kontraproduktiv.

Welche Sportarten sind in der Menopause geeignet?

Wenn Sie bereits Sport treiben, machen Sie einfach weiter und beachten Sie zudem Folgendes: Hüten Sie sich beim Tennis oder Jogging vor wiederholten kleinen Erschütterungen, die zu Verletzungen an Gelenken oder am Rücken führen können.

Falls Sie eher unsportlich sind, wird es Zeit, einmal einen Yogakurs in Betracht zu ziehen – Yoga macht gelenkig – oder Qi Gong oder Pilates, das den Unterbauch kräftigt und die Gelenke dehnt, oder auch sanfte Gymnastik für bessere Beweglichkeit oder Wassergymnastik, bei der Sie Ihre Muskeln nahezu schwerelos betätigen können.

Die fünf wichtigsten Energiequellen

Zwischen folgenden Energien sollte im Körper unbedingt ein ausgewogenes Verhältnis herrschen:

- Ererbte Lebensenergie: Manche Menschen sind immerzu in Bewegung und »verbrennen« alles, was sie essen. Andere sind schon von klein auf langsamer und schwerer. Entscheidend ist hier das Gen-Roulette. Später muss sich jeder mit dem arrangieren, was er mitbekommen hat;

- Ernährung: Sie ist das, was das Benzin fürs Auto ist. Wer nicht isst, stirbt;

- Sauerstoff: Er ist lebensnotwendig, das Gehirn kann nicht länger als fünf Minuten ohne ihn auskommen;

- Energie der Sexualhormone: Eine Hormonstörung (Schwangerschaft, Menopause) sowie die verminderte Funktionsfähigkeit der Schilddrüsenhormone schwächen den Organismus;

- Umweltenergie: Wir sind von der Natur und der von ihr ausgehenden Energie abhängig, zum Beispiel von den Bäumen, die das CO_2 filtern, oder von der Sonnenenergie: Sonnenlicht und der Tag-Nacht-Rhythmus regulieren unseren Tonus und schenken uns Erholung.

Das Wichtigste in Kürze

Während dieser zehn Jahre bringt der Abbau der Hormonproduktion den Körper komplett durcheinander. Er macht uns verletzlicher und verlangsamt die Funktionen des Organismus. Von jetzt an gilt es, gegen äußere Störfaktoren vorzugehen, indem wir unser Immunsystem stärken und die Widerstandskraft des Organismus anregen.

Die richtigen Maßnahmen

Täglich:

- morgens und abends eine Johanniskraut-Kapsel,
- eine Kapsel (150 mg) Vitamin E (jeden zweiten Monat, also einen Monat lang nehmen, danach einen aussetzen, dann wieder nehmen)
- Nehmen Sie nach Belieben zusätzlich einen Cocktail aus den Vitaminen A und C sowie Selen und eine Omega-3-Kapsel ein,
- eine Probiotika-Kapsel,
- den Punkt »Mächtiger Wasserlauf« *(taixi)* direkt hinter dem Innenknöchel massieren, um den Nierenmeridian zu stimulieren,
- weniger tierischer Fette und mehr Gemüse essen,
- die Brüste mit kreisenden Bewegungen massieren, etwa dreißig Mal in die eine und genauso oft in die andere Richtung.

Zweimal wöchentlich:
- Gymnastik machen.

Von sechzig bis siebzig

Die Freude am Leben

Z wischen sechzig und siebzig geschehen die großen Veränderungen: Allmählich ziehen wir uns aus dem Berufsleben zurück, unsere Kinder werden nun selbst Eltern, und unsere Energie lässt langsam nach. Der Körper sendet Alarmsignale, beispielsweise in Form verschiedenartigster Schmerzen, die unseren Unternehmungsdrang bremsen. Jetzt ist unsere Freiheit auf den Körper angewiesen, und mehr denn je gilt es nun, auf ihn zu hören.

Die Traditionelle Chinesische Medizin bezeichnet die Veränderungen des Organismus in dieser Zeitspanne als eine Folge der nachlassenden Nierenenergie und folglich aller damit zusammenhängenden Funktionen. Sie führen zu einer Schwächung des Knochenapparats und erhöhen somit die Wahrscheinlichkeit, dass es zu Arthrose, Osteoporose oder Zahnausfall kommt. Außerdem lassen die hormonelle und vor allem die sexuelle Aktivität nach, die Leistungsfähigkeit der Sinnesorgane – etwa Gehör oder Sehkraft – nimmt ab, Muskeln und Oberhaut verlieren ihre Geschmeidigkeit und ihre guten Eigenschaften. Auch das Gehirn reagiert langsamer, und es kommt immer mal wieder zu Gedächtnisstörungen.

Konzentrieren Sie sich in dieser Phase auf den Erhalt der Kräfte Ihres Organismus und Ihre gute körperliche und seelische Verfassung, damit Sie Ihr Leben weiterhin mit Freude und in vollen Zügen genießen können.

»Zwei Frösche waren in einen Topf mit frischem Rahm gefallen. Der eine ließ den Mut sinken, weil ihm die Situation ausweglos erschien. Er bewegte sich nicht mehr und ging unter. Der andere beschloss zu kämpfen, denn so wollte er nicht enden! Also fing er an zu strampeln und strampelte immer weiter ... Irgendwann war der Rahm zu Butter geworden, und der Frosch konnte – o Wunder! – aus dem Topf herausspringen und war wieder frei.«

Die enge Verbindung zwischen Körper und Geist gilt mittlerweile als erwiesen. Zahlreiche Studien haben gezeigt, dass das biologische

Alter viel mehr mit dem psychologischen als mit dem chronologischen Alter zu tun hat[1]. Lebensenergie, Lebenslust und der Elan, mit dem wir unseren Leidenschaften nachgehen, helfen dem Körper über die Jahre. Die biologischen Marker spiegeln diese Lebendigkeit wider.

Schönheit ist alterslos. Maja Plissetskaja war eine der bemerkenswertesten Tänzerinnen des zwanzigsten Jahrhunderts. Sie tanzte fünfzig Jahre lang und machte in einem Alter, in dem andere Ballerinen längst von der Bühne abgetreten sind, noch eine zweite Karriere als moderne Choreografin. Isadora Duncan tanzte mit fünfzig fast nackt auf der Bühne und hätte sicher noch weitergetanzt, wäre sie nicht bei einem Unfall ums Leben gekommen. Zizi Jeanmaire tanzte bis zu ihrem siebzigsten Lebensjahr und singt noch heute mit achtzig. Eine meiner Akupunkturprofessorinnen ist über siebzig, sieht aber immer noch wie knappe fünfzig aus, so schlank und beweglich ist sie. Diese Frau unterscheidet sich nicht sehr von ihren jungen Patientinnen. Sie hört ihnen zu, versteht sie und lässt es an ermutigenden Worten nicht fehlen. Sie ist so lebendig, dass ihre Augen am Abend noch genauso leuchten wie am Morgen.

All diese Frauen strahlen, weil sie begriffen haben, dass ihr Körper ein Werkzeug war, das sie nur pfleglich zu behandeln brauchten. Für sie ist Altwerden kein Schicksalsschlag. Vielmehr verneigt sich das Schicksal vor ihrer Lebenslust und dem Glück, das sie empfinden, indem sie ihre Leidenschaften ausleben.

Darauf sollten Sie achten

- Gelenke, Arthrose
- Durchblutung
- Gedächtnis, Gehör und Sehkraft.

Allgemeinbefinden: Lassen Sie die Muskeln spielen!

Muskelkontrolle ist das A und O für einen jugendlichen, geschmeidigen Körper. Sehnen und Muskeln halten nämlich Skelett und Gelenke zusammen. Das System zur Organisation der Muskelarbeit und Muskelkontrolle wurde bereits im antiken Griechenland im fünften Jahrhundert vor Christus entwickelt. Schon mit drei Jahren begannen die Kinder mit Übungen im *gymnasion* (Turnhalle). Dort brachte man ihnen nicht nur bei, ihre Muskeln aufzubauen, sondern sie vor allem auch richtig einzusetzen. Das richtige Zusammenspiel der Muskeln und die entsprechende Betätigung verhindern Ermüdung und erhöhen die Ausdauer. Gute Leistungen erzielt man dadurch, dass man die Muskelspannung aufrechterhält. Dieser Tonus, sowohl bei Bewegungen als auch im Ruhezustand, hat nichts mit Stress oder Aufregung zu tun, sondern ist eine »adaptive Muskeldehnung«.

Wissenschaftler haben aufgezeigt, dass Muskeln bei der Arbeit einen großen Tonus erzeugen, aus dem heraus die Bewegung entsteht. Einer der Effekte der Muskelspannung ist ein Empfinden von Leichtigkeit. Das außergewöhnliche Gefühl, die Schwerkraft überwunden zu haben, unterstützt die Bewegungen und lässt sie leicht und angenehm werden.

Grund dafür ist, dass die nach oben gelenkte Dehnungsspannung der Schwerkraft trotzt. Die Schwerkraft hat auf den Organismus deutlich mehr Einfluss, als wir meinen, und der Widerstand dagegen verändert sich mit zunehmendem Alter. Solange wir noch im Heranwachsen begriffen sind, dominiert die lebenswichtige Wachstumskraft.

Bei einem Säugling liegt der Schwerpunkt unterhalb des Schambeins, also sehr tief, was ihm Gelenkigkeit und Stabilität verleiht. Er bewegt sich sehr behände auf allen vieren vorwärts, kann aber noch nicht richtig stehen. Mit zunehmendem Alter verlagert sich der

Schwerpunkt allmählich nach oben. Sobald er genau unterhalb des Bauchnabels liegt, kann das Baby sich aufrichten. Wenn es laufen lernt und hinfällt, tut es sich nicht weh und steht mühelos wieder auf.

Im Lauf der Jahre nimmt diese Kraft ab, wenn wir nichts dagegen unternehmen. Der Schwerpunkt verlagert sich über den Nabel hinaus weiter nach oben. Dadurch wird der Körper instabil und neigt sich nach vorn, um das Gleichgewicht zu halten. Oft brauchen wir zum Gehen dann einen Stock. Die Erdanziehungskraft dominiert.

Erhalten wir dagegen die Muskelspannung aufrecht, vergleichbar mit den gespannten Saiten eines Instruments, konzentriert sich das Körpergewicht nicht auf einen »toten« Punkt, und im Allgemeinen verschwindet die Muskelermüdung.

Diese Spannung hat unterschiedliche Auswirkungen. Dadurch, dass die Muskeln die Haut gestrafft halten, zögern sie die Faltenbildung wie bereits beschrieben hinaus.

Der Herzmuskel, ein besonders wichtiger Muskel, pumpt das Blut durch den ganzen Körper, und das ununterbrochen. Die Arterienwände sind ebenfalls mit Muskeln versehen, mit deren Hilfe sie für eine gute Durchblutung sorgen. Je mehr wir den Muskelapparat anregen, desto mehr verbessern wir den Blutkreislauf, die Durchblutung des Herzens sowie die Beweglichkeit und Durchlässigkeit der Arterien. Die Kommandozentrale, welche die Muskelenergie produziert, ist das Zwerchfell. Die Kraft der Zwerchfellmuskulatur und ihre Entwicklung koordinieren den Zustand des gesamten Muskelapparats. Wer fähig ist, sein Zwerchfell zu dirigieren und es richtig einzusetzen, kann zu Ruhe und Selbstvertrauen gelangen.

Arthrose

Die Funktionsfähigkeit der Gelenke hängt ebenfalls von den Muskeln ab. Geschmeidigkeit, Arbeitsqualität und dynamische Kraft der Muskeln sorgen für eine gute Haltung, optimale Durchblutung und das richtige Funktionieren der Gelenke. Schwache Muskeln und Bänder zählen übrigens zu den Hauptauslösern für Arthrose.

Arthrose trifft am häufigsten Frauen. Von dieser Abnutzung der Knorpelmasse können alle Gelenke betroffen sein, auch die Wirbelsäule. Ein kaputter Knorpel trocknet aus, ist nicht mehr so glatt und bekommt manchmal Risse. Dies führt dazu, dass die Rotation der beiden Gelenkknochen nicht mehr so gut funktioniert. Ein abgenutzter Knorpel federt die durch Bewegung ausgelösten Stöße nicht mehr ab – vergleichbar mit einem Auto, dessen Stoßdämpfer defekt sind.

Wenn Sie an Schmerzen leiden, die Sie einschränken, sollten Sie unbedingt einen Arzt aufsuchen. Es hat keinen Sinn, die Schmerzen auszuhalten oder sich einzureden, sie seien altersbedingt unvermeidlich.

Arthrose kann mehrere Ursachen haben. Meist ist die Qualität der Knochen (Osteoporose), die des Knorpels oder die der Gelenkflüssigkeit (die für die Gleitfähigkeit der Gelenke verantwortlich ist) so beeinträchtigt, dass die Gelenke nicht mehr richtig rotieren können. Die Menopause schwächt den Knochenapparat in der Regel noch zusätzlich.

Das Wort »Arthrose« kommt aus dem Griechischen und bedeutet »Gelenkentzündung«. Jedes Gelenk besteht aus mehreren Teilen, wobei das Gelenk selbst die Verbindung zwischen den Knochen herstellt. Damit die Knochen in der Bewegungen nicht aneinander reiben, sind sie durch eine Knorpelschicht voneinander getrennt, die wie ein Stoßdämpfer wirkt. In der Wirbelsäule übernehmen die

Bandscheiben diese Funktion, in den Knien sind es die Menisken. Alle anderen Gelenke, auch die allerkleinsten, sind ähnlich aufgebaut. Damit die Knochen besser gleiten, schwimmt das Gelenk in der Gelenkflüssigkeit, die einen Flüssigkeitsanteil und Mineralsalze enthält. Deren Aufgabe ist es, die Flüssigkeit zu »fetten«, wie man eine Tür ölt, damit sie nicht mehr knarrt. Das Gelenk ist obendrein hermetisch in eine Gelenkkapsel eingeschlossen, die es vor Infektionen schützt. Selbst im Blut enthaltene Substanzen (Antibiotika eingeschlossen) können diese Barriere nicht überwinden.

Gelenke sind also für alle möglichen Dinge anfällig, etwa für Entzündungen und Kalziumabbau im Knochen aufgrund von Kalzium- und Phosphormangel, aufgrund von Knorpelschwäche oder wegen fehlender Gelenkflüssigkeit.

Der Mineralienstoffwechsel in den Knochen, vor allem der für den Knochenaufbau wichtige Kalzium-Phosphor-Stoffwechsel, ist laut der Traditionellen Chinesischen Medizin an die Funktionsfähigkeit des Nierenmeridians gekoppelt.

Wie gut die »Stoßdämpfer« in den Gelenken sind (also die Knorpelmasse zwischen den Knochen), hängt stark von ihrer Fähigkeit ab, Wasser zu binden. Das Knorpelgewebe erinnert tatsächlich an einen Schwamm: Wenn es sich ausdehnt, neigt es dazu, seinen »Käfig« zu verlassen, denn es wird ihm darin zu eng. Trocknet es hingegen aus, kann es seine Funktion als »Stoßdämpfer« nicht mehr ausüben und den Knochendruck nicht mehr abfedern. Ein ausgewogener Wasserpegel im Knorpel und damit verbunden dessen morphologische Struktur sind stark von den weiblichen Hormonen Östrogen und Progesteron abhängig. Nach der Menopause lässt sich dieses Gleichgewicht nicht mehr so leicht aufrechterhalten.

Wie gut die Gelenkflüssigkeit ist, hat damit zu tun, wie gut die Leber funktioniert. Diese sondert die Grundsubstanz der Gelenkflüssigkeit – fettende Mineralsalze – ab. Mineralsalze, die in neutralem oder basischem Milieu löslich sind, bilden in saurem Milieu kristallartige Ablagerungen. Bei extrem hohem Säuregehalt verhindern diese Ablagerungen, dass die inzwischen zu zähflüssig gewordene Gelenkflüssigkeit im Gelenk richtig zirkuliert. Im Gelenkinneren bilden sich »Steinchen«, ähnlich wie in der Galle und den Nieren. Dadurch kommt es zu einer Entzündung des Gelenks, das dann nicht mehr richtig funktioniert.

Arthrose kann alle Gelenke betreffen: die Wirbel der Wirbelsäule (Nacken-, Rücken- und Lendenwirbel), große Gelenke wie Schulter, Ellbogen, Handgelenk, Hüfte oder Knie, aber auch die kleinen Gelenke an Finger- und Zehengliedern. Klinisch äußert sich dies in Form von Schmerzen, einer Bewegungseinschränkung und einer Schwellung im betroffenen Gelenk. Logischerweise entzünden sich als Erstes die Gelenke, die häufig beansprucht werden: bei den Zahnärzten die Schulter, bei Taxifahrern die Lendenwirbel, bei Tennisspielern der Ellbogen, bei Fußballspielern die Knie. Um auf die spezifischen Beschwerden eines jeden Patienten mit einer symptomatischen Behandlung einzugehen, muss man das Übel bei der Wurzel packen.

Die Stimulation von Akupunkturpunkten ist bei diesem Krankheitsbild sehr wirksam. Zahlreiche Arbeiten von spanischen, deutschen, amerikanischen und chinesischen Wissenschaftlerteams haben gezeigt, dass dadurch vor allem die Schmerzen in Knien und Hüften gelindert werden konnten. Doch damit verschwindet nicht nur der Schmerz, sondern auch der Mikroblutkreislauf (davon profitieren die Knorpel) wird verbessert und der Muskeltonus (der die Arbeit der Gelenke unterstützt) gestärkt[2].

Ebenfalls erwähnenswert ist in diesem Zusammenhang die Rolle der Ernährung. Forscher aus Boston haben es bewiesen[3]:

Degenerative Arthrose hat fast immer etwas mit übermäßigem Fleischkonsum zu tun, zweifellos deshalb, weil Fleisch zu viel Säure enthält. Das ist die Plage der modernen Lebensweise, denn durch die industrielle Verarbeitung wird die Nahrung zu sauer. Unsere tägliche Ernährung sollte eigentlich zu siebzig Prozent basisch und nur zu dreißig Prozent »sauer« sein (siehe Liste der Nahrungsmittel im Abschnitt »Was Sie tun können«).

Durchblutungsstörungen, Schwindelanfälle

Unterstützen Sie die Gehirndurchblutung

Man fühlt sich nur frei, wenn der Körper richtig funktioniert. Wenn Schmerzen auftreten, schränkt dies die Bewegungsfähigkeit allmählich ein. Bewusst oder unbewusst unterlassen wir bestimmte Bewegungen, denn wir ahnen, dass sie uns Schmerzen bereiten werden und wir sie nicht mehr präzise ausführen können.

Um gegen diesen Eindruck anzukämpfen, müssen Sie auf die Durchblutung des Gehirns achten. Das Gleichgewichtszentrum befindet sich im Hirnstamm, genauer im Kleinhirn *(cerebellum)* und im Innenohr. Wenn diese Bereiche richtig durchblutet und mit reichlich Sauerstoff versorgt werden, bleiben die Bewegungen exakt. Wir leiden dann weder unter Gleichgewichtsstörungen noch unter Schwindelanfällen. Sichere Bewegungen verhindern, dass wir uns wehtun oder verspannen. Die Hirnbasis, wo diese Zentren liegen, wird von zwei Arterien vaskularisiert, die ganz nah an den Nackenwirbeln vorbeiführen: den Wirbelarterien. Unter Vaskularisation versteht man den Prozess der Neubildung kleiner Blutgefäße oder im weiteren Sinn die Versorgung eines Gewebes mit Gefäßen und Blutkapillaren. In genau diesem Bereich muss die Durchblutung nun dringend wieder angekurbelt werden, denn die Wirbelarterien stellen die Durchblutung der gesamten Hirnbasis sicher: vom Hirnstamm im Nacken bis zum Innenohr.

Gedächtnisstörungen

Als Angélique zu mir in die Praxis kam, war sie völlig verzweifelt. Mit zweiundsiebzig Jahren hatte sie trotz ihrer zahlreichen Aktivitäten ständig Angst vor Gedächtnisaussetzern: Plötzlich fiel ihr der Name eines Angehörigen nicht mehr ein, oder sie erinnerte sich nicht mehr daran, wo sie ein Buch oder ihren Schlüsselbund hingelegt hatte. Für sie war diese Vergesslichkeit schrecklich. Mit zwanzig machen wir uns um solche Dinge keine Gedanken, aber mit zunehmendem Alter neigen wir dazu, sie als erste Alterserscheinungen zu interpretieren. Angélique reagierte darauf besonders sensibel, weil sie sehr streng mit sich war und ihr selbst die geringste Fehlleistung auffiel.

Somit hängt die Durchblutung des ganzen Vestibularapparats (des Gleichgewichtsorgans) von den Wirbelarterien ab. Wenn eine Nackenarthrose, das heißt das Anschwellen der Bandscheiben im Nacken, zu Durchblutungsstörungen an der Schädelbasis führt, kann sich dies in Form von Schlafstörungen, einer Verschlechterung von Gedächtnisleistung und Konzentrationsfähigkeit, aber auch in Form von Schwindelanfällen, Gleichgewichtsstörungen, durch Bildung kleiner Kristalle im Innenohr (Ohrsteine), eine Hörverschlechterung oder gar durch Ohrgeräusche bemerkbar machen. Ohrensummen rührt tatsächlich von einer schlechten Durchblutung der Schädelbasis her – ausgenommen sind posttraumatische Ohrgeräusche, die beispielsweise durch starken Lärm ausgelöst wurden.

Die Nervenwurzeln, die an den Nackenwirbeln entspringen, sichern die funktionelle Versorgung eines Organs, eines Körperteils oder eines Gewebes mit Nervengewebe (Innervation) sämtlicher

Muskeln und Gelenke des Arms. Nackenarthrose kann daher auch eine Ursache für Entzündungen und Schmerzen an der Schulter, am Ellbogen oder am Handgelenk (Karpaltunnelsyndrom) sein.

Beindurchblutung

Wenn man sich nicht mehr ausreichend bewegt, stagniert das Blut im Organismus. Das ist in etwa so, als würde das Wasser in einer Pfütze trüb, schmutzig und von Mikroben verseucht. Bei den Chinesen heißt es, die Durchblutung müsse wie ein Bergbach sein, der schnell und ungehindert dahinfließt, dessen Wasser rein und klar sei und sich immer wieder erneuere. Leider wird die Durchblutung mit fortschreitendem Alter erschwert und verlangsamt sich.

Hier heißt die Lösung: Sport. Die Muskeln, von denen die Venen umgeben sind, beeinflussen deren Spannkraft. Wenn wir sie bewegen, und sei es nur sanft, um Verletzungen zu vermeiden, aktivieren wir die Blutversorgung. Vergessen Sie nicht, dass Venen im Gegensatz zu Arterien keinen eigenen Muskelapparat haben. Sportliche Betätigung ist daher besonders wichtig.

Schwindelanfälle und Gedächtnisstörungen hängen oft mit der schlechten Vaskularisation des Gehirns, Stoffwechselveränderungen (besonders betroffen ist der Zuckerstoffwechsel) und Reaktionen auf freie Radikale in den Gehirnzentren zusammen – all dies sind Alterserscheinungen.[4]

Das Erinnerungsvermögen ist eine ganzheitliche Funktion und muss wie ein Muskel trainiert werden. Überhaupt regen systematische Körperübungen das gesamte Muskel- und Gefäßsystem an und fördern so auch die Gedächtnisleistung. Ein herausfordernder Beruf und die vielfältigen gesellschaftlichen und familiären Pflichten fordern das Gedächtnis ständig und stimulieren es gleichzeitig. Wie können Sie etwas für Ihr Gedächtnis tun? Indem Sie beispielsweise eine Sprache lernen, ein Gedicht auswendig lernen oder Schach spielen.

Bei den alten Chinesen hieß es, der Mensch habe mehrere Gedächtnisse. Erstens das »Kopfgedächtnis«: eine Festplatte, die alle Informationen, die vielen tausend Ereignisse, Erfahrungen und Empfindungen aufzeichnet, in »Schubladen« ablegt und uns deren Inhalt bei Bedarf zur Verfügung stellt.

Zweitens das »Bauchgedächtnis«, das sämtliche Gefühlsempfindungen wie archäologische Schichten speichert. Gefühlserschütterungen lassen Verspannungsknoten entstehen und stören die ungehinderte Durchblutung.

Und drittens das »Herzgedächtnis«: das affektive oder Gefühlsgedächtnis, das jedem Ereignis und jedem Menschen, dem wir begegnen, eine besondere Färbung verleiht.

Das Gefühlsgedächtnis ist am lebendigsten: Die Namen von geliebten Personen oder Gedichte, die uns gefallen, vergessen wir nicht. Die meisten wissenschaftlichen Forschungen haben den Beweis erbracht, dass das Gedächtnis im Herzen liegt[6]. Demzufolge transportiert das Acetylcholin, dessen aktive Substanzen ins Herzinnere abgegeben werden, das Gefühlsgedächtnis, während die Gehirnzentren – das heißt die Zentren für das assoziative Gedächtnis – die Analyse übernehmen. Experimente mit Insekten zeigen, dass Bienen, bei denen man das Acetylcholin blockiert, tatsächlich vergessen, wie sie das Feld mit den meisten blühenden Pflanzen orten können.

Die Verknüpfung von affektivem und neurosensorischem System ist bewiesen. Deshalb ist die Redensart »Man muss im Herzen jung bleiben« keine nichtssagende Floskel und auch keine belehrende Aufforderung, vielmehr profitieren von einem »jungen Herzen« alle Organe. Wenn Sie sich Ihre Gedächtnisleistung erhalten möchten, müssen Sie in mehreren Bereichen etwas tun.

- Omega-3 wirkt auf das Gehirn, indem es die Bildung neuronaler Verbindungen unterstützt.

Schematische Darstellung des »Herzgedächtnisses«

Dank der Arbeiten verschiedener Forscher lässt sich die Funktionsweise des »Herzgedächtnisses« modellhaft darstellen[5]. Demnach kann man davon ausgehen, dass dieses Organ in der Lage ist, Gefühls- und Seelenbotschaften zu empfangen, zu verarbeiten und weiterzuleiten.

Ein Gefühlsschock hätte demnach eine Auswirkung auf die Muskelfasern. Die Muskelzellen agieren eher als Überträgerzellen denn als Kontraktionszellen. Emotionaler Druck löst die Freisetzung von atrialem natriuretischem Peptid (ein Hormon) aus, durch die wiederum Acetylcholin im Herz freigesetzt wird. Das löst eine Kettenreaktion aus: Der Herzrhythmus verändert sich, und die Nervenbotschaften werden in die Zentren der Gehirnwahrnehmung vermittelt (vorderer Kortex, Hypothalamus, Hippocampus striatum). Auf der anderen Seite wird das System aktiviert, das die schädliche Wirkung von Stress auf den Organismus eindämmt.

Interessant ist, dass das Herz über beide Systeme verfügt: jenes, das die Reaktionen des Körpers auf den Gefühlsschock auslöst, und das Rückkontrollsystem, das ihn vor den negativen Reaktionen auf diesen Schock schützt.

● Auch der Blutdruck ist entscheidend, denn das Blut versorgt das Gehirn mit Energie, mit Glukose, die dieses in großen Mengen braucht.

● Die Neutralisierung von freien Radikalen unterstützt letztendlich alle kognitiven Funktionen.

Die Sehkraft

Bei den alten Chinesen hieß es: »Die Leber erkennt man an den Augen.« In der Tat sondert die Leber Immunsubstanzen ab, unter anderem Lysozym, das in der Tränenflüssigkeit enthalten ist und die Augen vor wind-, kälte- oder wärmebedingten Reizungen und Infektionsfaktoren (Viren und Mikroben) schützt. Bei Lysozymmangel kommt es häufig zu Augenrötungen und erhöhter Augenempfindlichkeit. Die Leber sondert auch das Neurohormon Taurin ab, das die Netzhaut und ihre Sehrezeptoren schützt.

Wenn Sie die Widerstandskraft Ihrer Augen erhöhen möchten, muss die Leber möglichst gut arbeiten können. Alkohol ist eine der Ursachen für eine Funktionsstörung (Tipps, was Sie gegen die Auswirkungen von Alkohol tun können, finden Sie im Anhang).

Auch das Herz spielt eine Rolle beim visuellen Gefühlsgedächtnis: Dieselbe Substanz, die im Herzinneren abgesondert wird, nämlich das Acetylcholin, leitet die Botschaft der Netzhaut an die Gehirnzentren weiter, welche die visuellen Bilder analysieren und speichern.

Was Sie tun können

Bringen Sie Spannkraft in Ihren Körper

Die Fünf Unsterblichen – Übungsreihe[7]
Diese Übung macht den Rücken beweglich und kräftigt die Muskulatur von Nacken, Beinen, Armen und Bauch. Sie besteht aus fünf Bewegungsabläufen für jeweils unterschiedliche Körperteile, mit denen Sie etwas gegen Ungelenkigkeit und Trägheit unternehmen können. Durch die Bewegungen werden Muskulatur und Beweglichkeit gefördert, und Sie behalten Ihre jugendliche Figur.

Ideal wäre, jeden Übungsteil zwanzig Mal zu wiederholen. Natürlich nicht, wenn Sie untrainiert sind, aber im Lauf der Zeit können Sie die Wiederholungen bis auf die gewünschte Anzahl erhöhen. Wenn Sie dranbleiben und regelmäßig üben, wird es Ihnen sicher gelingen. Die Übung dauert etwa zwanzig Minuten. Zwanzig Minuten täglich, um zwanzig Jahre und länger in Form zu bleiben – das ist es doch wert, oder?

Bauchatmung
Die Bauchatmung ist die beste Methode, um das Zwerchfell zu lenken und dafür zu sorgen, dass der Schwerpunkt unterhalb des Nabels bleibt. Abgesehen davon trainiert die Bauchatmung die Zwerchfellmuskulatur sowie alle Bauchmuskeln.

Atmen Sie ein, und blähen Sie dabei den Unterbauch auf, bis Sie eine Spannung im Bauch verspüren. Halten Sie drei bis vier Sekunden den Atem an und atmen Sie dann erst aus. Machen Sie die Lunge ganz leer, und ziehen Sie dabei den Bauch so weit es geht in Richtung Wirbelsäule ein. Wiederholen Sie diesen Vorgang dreißig bis fünfzig

Die Fünf Unsterblichen

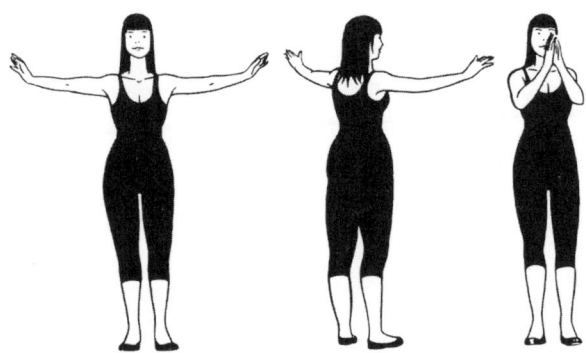

Breiten Sie die Arme seitlich auf Schulterhöhe aus, und drehen Sie sich mit geöffneten Augen einmal um sich selbst, etwa so wie ein tanzender Derwisch. Wenn Sie immer einen bestimmten Punkt vor sich fixieren, verlieren Sie dabei nicht so leicht das Gleichgewicht. Legen Sie dann die Hände vor ihrem Gesicht aneinander.

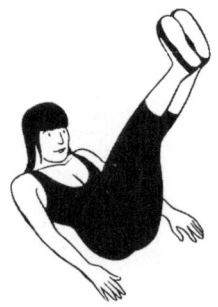

Legen Sie sich ausgestreckt auf den Rücken, die Hände neben dem Körper. Heben Sie jetzt gleichzeitig Arme, Beine und Oberkörper an.

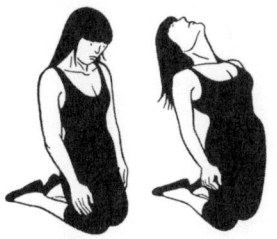

Gehen Sie in den Kniestand, legen Sie mit nach vorn geneigtem Kopf die Hände seitlich auf die Oberschenkel und strecken Sie sich nach oben und hinten, als wollten Sie in die Brücke gehen.

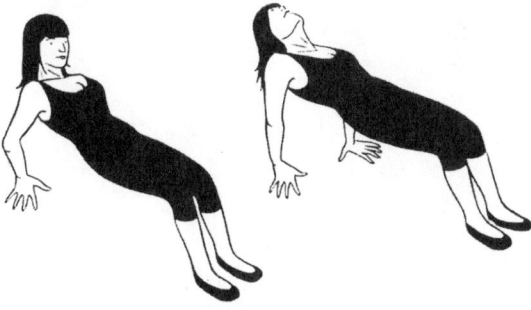

Setzen Sie sich hin, stützen Sie die Arme auf Schulterhöhe ab, die Füße bleiben bei halb gestreckten Beinen nebeneinander. Drücken Sie sich nun mit den Händen nach oben, heben Sie das Gesäß an, und machen Sie ein Hohlkreuz, als wollten Sie in die Brücke gehen.

Knien sie sich auf die Hände gestützt hin, wie ein Hund. Strecken Sie dann die Arme und Beine so weit wie möglich aus, und heben Sie sich in den Vierfüßlerstand.

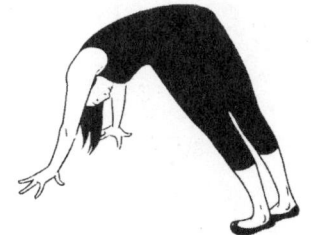

Mal. Diese Übung sollten Sie täglich und so oft wie möglich machen, beispielsweise beim Autofahren an allen roten Ampeln.

Die griechische Methode: Dehnungen[8]

Mit dieser Übung halten Sie Muskeln, Wirbelsäule, Sehnen und Gelenke beweglich.

Die Zungendehnung

Und so geht's: Stellen Sie sich aufrecht hin. Die Füße berühren sich, das Körpergewicht ist ein bisschen nach vorn, auf die Fußballen verlagert, und die Arme hängen seitlich am Körper herab. Sobald Sie die richtige Position gefunden haben, können Sie auf jeder Seite eine gedachte Linie vom Ohrläppchen über Schulter, Hüfte, Knie direkt bis zu den Füßen ziehen.

- Beugen Sie den Oberkörper nach vorn. Spannen Sie gleichzeitig die Bauchmuskeln an, als wollten Sie damit die Wirbelsäule berühren. Ziehen Sie nun die Beinmuskeln von den Oberschenkeln ab nach unten und zugleich die Taille so weit es geht nach oben. Wichtig ist, dass Sie sich ganz bewusst in entgegengesetzte Richtungen strecken. Dies ist ein wesentliches Prinzip dieser Übung.

- Heben Sie dann, ohne sich aufzurichten, den Nacken an und strecken Sie dabei die Finger lang. Die Spannung in den Armen muss entgegengesetzt zur nach oben gerichteten Spannung des Nackens und der Schultern erfolgen. Achten Sie darauf, dass die Schultern dabei nicht nach unten fallen.

- Strecken Sie das Kinn ein Stück vor und leicht nach oben, und spüren Sie die Muskelspannung unterm Kinn. Verziehen

---

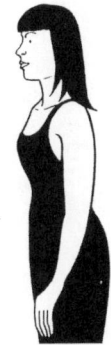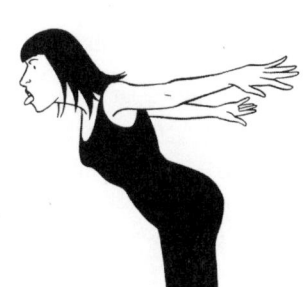

Sie nun unter Einsatz aller Gesichtsmuskeln das Gesicht zu einer Grimasse: Die Oberlippe berührt die Nasenspitze und die Wangen wandern so weit nach oben, bis die Augen halb geschlossen sind. Reißen Sie nun die Augen ganz weit auf. Die Brauen wandern nach oben, und die Stirn legt sich dabei in Falten.

- Spannen Sie die Kniemuskeln an, indem Sie die Knie so weit wie möglich nach hinten durchdrücken. Stellen Sie sich abschließend auf die Zehenspitzen. Der ganze Körper vom Scheitel bis zu den Fingerspitzen ist nun angespannt.

Die Garantie für ein langes Leben: das dreifache Lachen

Körperliche Betätigung ist für ein langes Leben sehr wichtig. Ich empfehle Ihnen die »Übung des Kaisers«, die sehr fröhlich macht, da sie aus dem dreifachen Lachen besteht.

- Das erste Lachen ist ein »schallendes Gelächter«: Man lacht aus vollem Herzen, mit offenem Mund und lauter Stimme, so dass es schon von weitem zu hören ist.

● Das zweite Lachen ist »das Lachen in der Kirche«: Mitten im Gebet kommt einem ein sehr lustiger Witz in den Sinn. Man hat Angst, gehört zu werden, kann sich aber nicht beherrschen. Also lacht man in sich hinein, wobei der ganze Körper vibriert.

● Das dritte Lachen ist »das Lachen vor dem Kaiser«: Man steht mitten im Königshof vor dem Kaiser und bekommt einen Lachanfall. Man darf seine Freude aber nicht zeigen, denn das wäre Majestätsbeleidigung. Also lacht man still in den Bauch hinein: Der Mund ist geschlossen, und die Lippen sind aufeinandergepresst, um das Lächeln zu verbergen. Der ganze Körper wird durchgeschüttelt.

Laut der Tradition werden mit diesen tief gehenden Vibrationen die Durchblutung und der Energiefluss im ganzen Organismus von außen nach innen angeregt: beim ersten Lachen Haut, Zwerchfell und Fleisch, beim zweiten Lachen Sehnen, Muskeln, Gelenke und Knochen und beim dritten Lachen alle inneren Organe und das Knochenmark.

Unterstützen Sie Ihren Körper durch richtige Ernährung

Kurkuma, ein unentbehrliches Gewürz

Nehmen Sie wie schon in der vorhergehenden Zehn-Jahres-Periode leichte Kost zu sich, essen Sie mehr Gemüse, und legen Sie mindestens einmal wöchentlich einen Entgiftungstag ein. Nehmen Sie außerdem jeden Morgen Antioxidantien zu sich, und verwenden Sie von nun an ein Gewürz, das Ihnen wirklich guttun kann.

Kurkuma (Gelbwurz) zerstört die giftigen Proteinablagerungen, trägt dadurch zu einer Senkung des Blutcholesterinspiegels bei und ist deshalb ein hervorragender Arterienschutz. Doch abgesehen von seiner Wirkung gegen Cholesterin, das unter bestimmten Umständen die Neuronen zerstört, beeinflusst es vor allem »Gedächtnislücken« sehr positiv.

Obendrein hat Kurkuma eine stark antibakterielle Wirkung, reinigt den Darm von allen Parasiten und wirkt als sehr starkes Antioxidans auch auf die Leber. Die Leber sondert, wie Sie wissen, die wie Schmiere wirkenden Mineralsalze ab, die dafür sorgen, dass die Gelenke ungehindert rotieren können.

Empfohlen wird ein Teelöffel Kurkuma pro Tag. Sie können es in einen Joghurt einrühren oder einfach ins Essen geben.

Wissenswert: Schwarzer Pfeffer verstärkt die Wirkung von Kurkuma.

Das Antifaltenmittel Kieselerde – hervorragend für die Knochen

Dieses Mineral ist in Sand enthalten und hat die großartige Eigenschaft, Wasser zu speichern. Mithilfe von Kieselerde können die Knochenzellen Kalzium besser aufnehmen. Eine Studie hat gezeigt, dass die Einnahme von Kalzium, Kieselerde und Vitamin C im Winter vorbeugend gegen Osteoporose wirkt[9]. Da Kieselerde Wasser speichert, ist sie auch hervorragend für die Haut geeignet, die in dieser Lebensphase trockener und dünner wird und zunehmend Falten bekommt.

Essenzielle Öle – universell einsetzbar

Diese Pflanzenextrakte haben eine ungemein starke Wirkung. Man kann sie in allen möglichen Situationen einsetzen, zur Desinfizierung der Raumluft, zur Stressdämpfung, für mehr Spannkraft und vieles andere. Ein paar Tropfen mit süßem Mandelöl vermischt ergeben ein gutes Massageöl. Allerdings dürfen Sie essenzielle Öle nie-

Eine Übung für jeden Morgen

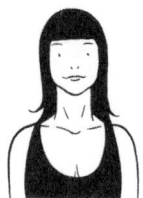 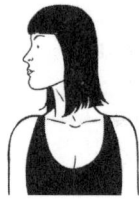 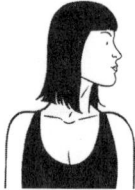

Beginnen Sie mit »Der Blick ins Unendliche«, der wunderbaren Übung von Seite 187, mit der Sie auch eine Genicksteifheit behandeln können. Stellen Sie sich hin und richten Sie Ihren Blick in die Ferne. Atmen Sie langsam ein, ohne den Körper zu bewegen, drehen Sie den Kopf so weit es geht nach links, und blicken Sie dabei immer noch in die Ferne. Kehren Sie mit der nächsten Ausatmung in die Ausgangsposition zurück. Machen Sie dieselbe Bewegung nach rechts. Wiederholen Sie diese Übung zehn Mal am besten täglich.

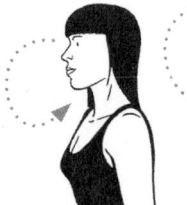 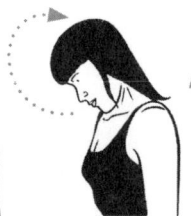 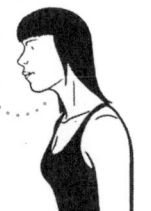 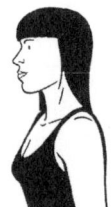

Sie können auch die »Schildkröte« von Seite 186 machen. Drücken Sie das Kinn auf die Brust und ziehen Sie dabei den Scheitel richtig nach oben. Atmen Sie langsam ein, und neigen Sie den

Kopf beim Ausatmen zurück. Ziehen Sie nun Kinn und Hals nach oben, und bringen Sie das Kinn beim nächsten Atemzug wieder in die Ausgangsposition. Wiederholen Sie diese Abfolge zehn Mal.

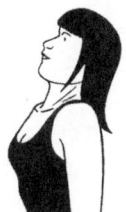 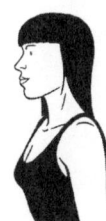 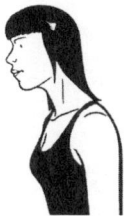 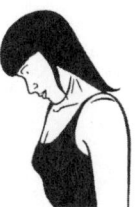

Oder die Kranichübung: Führen Sie dazu die beiden anderen Übungen einfach in umgekehrter Reihenfolge aus: Neigen Sie beim Einatmen den Kopf nach hinten, und recken Sie das Kinn nach oben. Atmen Sie dann langsam aus, und strecken Sie das Kinn dabei nach vorn. Beschreiben Sie mit dem Kopf einen Kreis, und strecken Sie anschließend das Kinn nach unten. Wiederholen Sie diese Bewegung zehn Mal.

mals unverdünnt anwenden, da sie sonst Hautreizungen hervorrufen können. Sie können sie zerstäuben, inhalieren oder ein paar Tropfen auf ein Taschentuch geben, das Sie nachts aufs Kopfkissen legen.

Eukalyptus wirkt sehr gut bei Infektionen. Thymian und Ingwer verbessern die Spannkraft.

Tun Sie etwas gegen Arthrose

Die Ernährung

Im vorigen Kapitel habe ich erklärt, dass eine verringerte Kalorien-
aufnahme das Leben verlängern kann. Wenn Sie weiterhin leichte
Kost essen, nehmen Sie nicht zu und reduzieren zudem erheblich die
freien Radikale und die Säure, die diese dem Organismus zuführen.
Freie Radikale können Sie unter anderem mit Antioxidantien be-
kämpfen, um einer Arthrose vorzubeugen[10].

Gut ist auch, weniger rotes Fleisch zu verzehren, das zu viel Säure
enthält, und ganz allgemein etwas gegen Übersäuerung zu tun. Trinken Sie täglich ein großes Glas lauwarmes Wasser mit etwas Zitronensaft – das hilft! Diese Zitrusfrucht wandelt nämlich – anders als
es ihr Geschmack vermuten lässt – ein saures in ein alkalisches Milieu um.

Neben Obst und Gemüse sollten auch Pflanzenöle (vor allem Olivenöl) auf Ihrem Speiseplan keinesfalls fehlen. Ihren Proteinbedarf
können Sie mit dem Verzehr von Fisch, Soja und Eiweiß decken. Ver-

Säurehaltige und basische Nahrungsmittel

Zu den säurehaltigen Nahrungsmitteln gehören beispielsweise rotes Fleisch, Wurstwaren, Fisch, Eier, Käse (Vorsicht bei Parmesan),
Zuckerarten, Schokolade und industriell verarbeitete Nahrung.

Zu den alkalischen oder basischen Nahrungsmitteln gehören
grünes Gemüse (vor allem Spinat), Obst, buntes Gemüse (außer
Tomaten), Trockenfrüchte und basische Mineralwässer.

Hinweis: Neben der Zitrone besitzt auch die Grapefruit die Eigenschaft, säurehaltiges in basisches Milieu zu verwandeln.

gessen Sie die Gewürze nicht, vor allem Ingwer. Frischer Ingwersaft aktiviert nämlich die Magensekretion, fördert die Verdauung, besitzt aber vor allem starke entzündungshemmende Eigenschaften und wirkt vorbeugend gegen Arthrose[11]. Mehrfach ungesättigte Fette (Omega-3, Fischöl, Pflanzenöl) zeigen bei Arthrose ebenfalls eine starke Wirkung, da sie die Qualität der Gelenkflüssigkeit sowie die Funktionsfähigkeit aller Körpergelenke verbessern[12].

Trinken Sie viel Wasser

Wasser ist der Hauptbestandteil der Haut und des Knorpelgewebes. Mit zunehmendem Alter neigt der Organismus dazu, schneller auszutrocknen, die Zellrezeptoren können das Wasser dann nicht mehr so gut speichern, und der Hypothalamus kaschiert das Durstgefühl. Die aufgenommene Wassermenge sollte dem Klima, der körperlichen Betätigung und der abgesonderten Schweißmenge stets angepasst sein.

Gut zu wissen

Ermitteln Sie, wie viel Wasser Ihr Organismus braucht. Die Wassermenge sollte Ihrem Gewicht, geteilt durch fünfunddreißig entsprechen. Bei einem Gewicht von siebzig Kilogramm müssen Sie also täglich zwei Liter Wasser trinken.

Hilfreiche Pflanzen

Kieselerde und Pflanzen, die große Mengen davon enthalten, etwa Schachtelhalm, regen die Funktionstüchtigkeit der Nieren an, verbessern den Stoffwechsel, vor allem den Mineralstoffwechsel, und ermöglichen den Knochen die Kalziumaufnahme.

Teufelskralle dämpft den Entzündungsprozess, und zwar um einiges sanfter als klassische entzündungshemmende Medikamente. Ihre Wirksamkeit bei der Arthrosebehandlung ist erwiesen[13].

Nahrungsergänzungsmittel

Chondroitinsulfat und Hyaluronsäure (sowie Fischknorpelextrakte, zum Beispiel Haifischknorpel) verbessern als Bestandteile des Knorpelgewebes dessen Stoffwechsel und Struktur.

Die Wirksamkeit der Grünlippmuschel *(Perna canaliculus)* wurde am Beispiel einer Kniearthrose bei Hunden nachgewiesen[14]. Extrakte dieser Muschel aus Neuseeland fördern die Gelenkigkeit.

Körperübungen

Körperübungen sind zur Vorbeugung und Behandlung von Arthrose unerlässlich, denn die Funktionsfähigkeit der Gelenke ist von der Tätigkeit der Muskeln abhängig. Wie erwähnt sorgen sie nämlich für die richtige Positionierung und die gute Durchblutung der Gelenke. Eine Schwächung des Muskulatur- und Bänderapparats ist die Hauptursache für Arthrosen.

Warum ist die Muskelspannung nun so wichtig? Weil er wie bereits erklärt nach oben gelenkt wird und sich der Schwerkraft widersetzt, die ihrerseits nach unten wirkt. Der Muskeltonus ist es, der uns dieses Gefühl von Leichtigkeit verleiht, das uns fließende, mühelose Bewegungen erlaubt.

Hilfreiche Übungen

Neben körperlicher Betätigung können Sie auch die Meditationsübung »Die lachenden Knochen« machen, um Ihren Skelettapparat vergnüglich zu stärken. Vor allem müssen Sie das Lächeln wiederfinden, indem Sie an etwas denken, das Sie zum Lachen bringt: ein lustiges Ereignis, ein Sketch Ihres Lieblingskabarettisten oder ein Witz, den Ihnen Ihr Enkelkind erzählt hat.

Konzentrieren Sie sich dann auf Ihre Zehen, und stellen Sie sich vor, dass jedes noch so kleinste Gelenk vibriert, als ob Ihre Knochen lachen würden. Lassen Sie diese »Lachvibration« dann allmählich nach oben steigen – zu den Fersen, den Knien, den Hüften, dem kleinen Becken, der Wirbelsäule, dem Steißbein, den Lendenwirbeln und weiter zu den Schulterblättern und den Halswirbeln. Gehen Sie dann über die Schultern und die Arme hinunter zu Ellbogen, Handgelenken und Fingern bis zu den Fingernägeln. Lassen Sie diese Vibration erneut Richtung Halswirbel und Kopf in jeden Gesichtsknochen – das Kinn soll beim Lachen erschüttert werden – auf und wieder hinunter durch den Brustkorb bis zum Nabel absteigen.

So wird Ihr ganzer Körper von dieser »Lachvibration« erfasst, und jeder Knochen vibriert im Einklang mit dem übrigen Organismus. Diese Übung stärkt den Knochenapparat und beugt gleichzeitig Osteoporose vor. Sie können diese Übung ganz oder in Teilen durchführen und sich dabei jeweils auf das schmerzverursachende Gelenk oder den Wirbel konzentrieren.

Massieren Sie bei Arthrose folgende Punkte

Die »Nierenpunkte« *(shenshu)*. Sie liegen im unteren Rücken, zu beiden Seiten der Wirbelsäule, drei Fingerbreit nach außen zwischen dem zweiten und dritten Lendenwirbel (wenn Sie die Hand auf der Höhe des Nabels am Körper nach hinten führen, landen Sie genau an dieser Stelle).

Die »Einflusspunkte des Dickdarm-Funktionskreises« *(dachangshu)*. Sie liegen zu beiden Seiten der Wirbelsäule, zwischen dem vierten und fünften Lendenwirbel. Sie finden sie, indem Sie den Daumen auf den Beckenknochen legen. Der Bereich zwischen dem vierten und fünften Wirbel befindet sich auf gleicher Höhe auf dem Rücken. Die beiden Punkte liegen dann rechts und links von der Wirbelsäule.

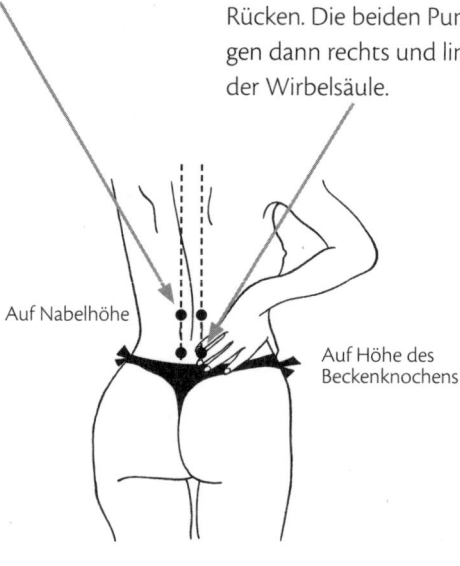

Auf Nabelhöhe

Auf Höhe des Beckenknochens

Zur Linderung von Kreuz- und Lendenschmerzen

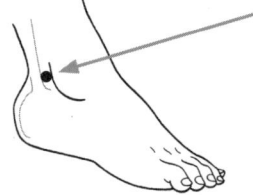

Den Punkt »Olympus« (*kunlun*) in der Vertiefung zwischen dem äußeren Knöchel (Malleolus externus) und der Achillessehne.

Den Punkt »Am Rand der Tränen des Fußes« (*zulinqi*), der auf dem Fuß zwischen dem vierten und fünften Mittelfußknochen liegt, also zwischen dem vierten und dem kleinen Zeh.

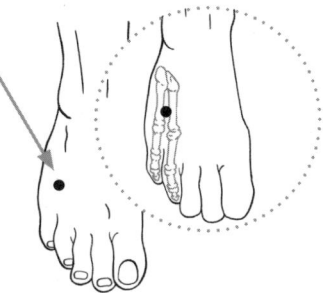

Gegen Kniebeschwerden

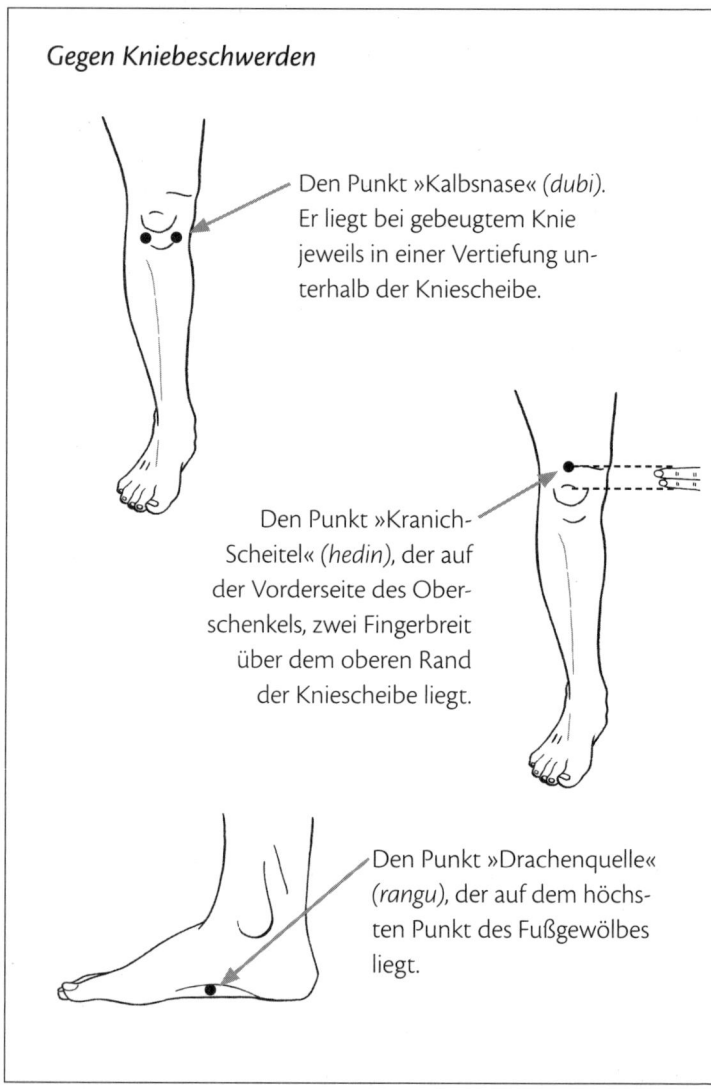

Den Punkt »Kalbsnase« *(dubi).*
Er liegt bei gebeugtem Knie
jeweils in einer Vertiefung unterhalb der Kniescheibe.

Den Punkt »Kranich-
Scheitel« *(hedin),* der auf
der Vorderseite des Ober-
schenkels, zwei Fingerbreit
über dem oberen Rand
der Kniescheibe liegt.

Den Punkt »Drachenquelle«
(rangu), der auf dem höchsten Punkt des Fußgewölbes
liegt.

Bei Hüftschmerzen

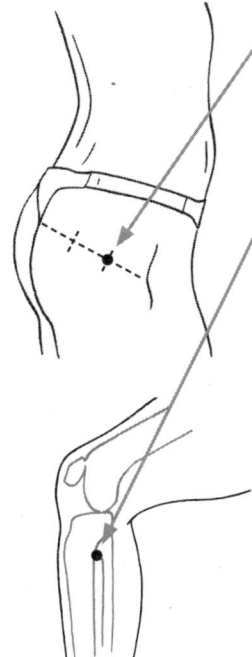

Auf zwei Drittel der gedachten Linie zwischen Steißbein und Hüftknochen liegt die Stelle »Angelpunkt des Femurs« *(huantiao)*.

Massieren Sie den Punkt »Die Quelle am Yin-Grabhügel« *(yinlingquan)*. Er liegt auf der Beininnenseite, etwas unterhalb des Knies, in der Mulde zwischen Schienbeinkopf und Wadenmuskel. Die Massage dieses Punktes ist sehr speziell und muss in drei Richtungen – Richtung Hüfte, senkrecht und Richtung Fuß – erfolgen.

Bei Schulterschmerzen

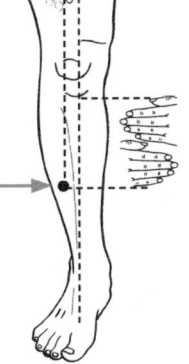

Den Punkt »Untere Enge des weiten Feldes« *(xiajuxu)* auf der Außenseite des Unterschenkels, zehn Fingerbreit unterhalb des Kniegelenks und einen Fingerbreit seitlich von der Schienbeinkante.

Der Blutkreislauf

Die Durchblutung der Beine

Hilfreiche Übungen

Um die Durchblutung so richtig anzukurbeln, müssen die Muskeln arbeiten. Sie umschließen die Venen, und logischerweise regt Muskelbetätigung ihre Pumptätigkeit an. Also bewegen Sie sich! Machen Sie sanfte Gymnastik, Qi Gong, gehen Sie oft spazieren, und machen Sie vor allem täglich die Übung »Die Fünf Unsterblichen«.

Hier noch ein paar Extratipps:

- Beim Sitzen oder Liegen die Füße hochlagern. Dadurch kann das Blut leichter zum Herzen zurückfließen und erneut Sauerstoff aufnehmen.
- Machen Sie zur Belebung der Durchblutung Wechselduschen.

Außerdem ...

Zur Verbesserung der Durchblutung können Sie ein Venentonikum einnehmen, zum Beispiel Ginkgo biloba (in Kapselform in Reformhäusern und Apotheken erhältlich). Nootropil, ein gefäßerweiterndes Präparat, verbessert zudem die Gehirnfunktionen. Eine Nootropil-Therapie sollte mindestens zwei Monate dauern, ziehen Sie jedoch vorher unbedingt Ihren Hausarzt zu Rate.

Massieren Sie folgende Punkte für eine bessere Durchblutung der Beine

Die beste Durchblutung nutzt Ihnen gar nichts, wenn sie blockiert ist! Für die Chinesen sind es Bauchspeicheldrüse und Milz, welche die Durchblutung günstig beeinflussen: Die Bauchspeicheldrüse eliminiert beschädigte Blutkörperchen, die Milz öffnet bei körperlicher Anstrengung die Ventile. Massieren Sie zur Anregung dieser beiden Organe folgende Punkte:

Den Punkt »Kleiner Fersenberg« *(shangqiu)* auf der Knöchelinnenseite am Kreuzungspunkt von vorderem und unterem Rand des inneren Knöchels (Malleolus internus).

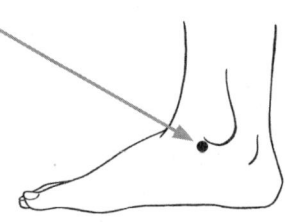

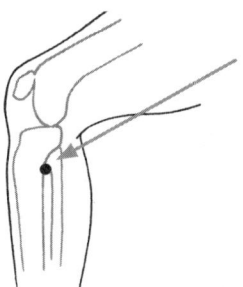

Den Punkt »Die Quelle am Yin-Grabhügel« *(yinlingquan)* an der Beininnenseite, etwas unterhalb des Knies, in der Vertiefung zwischen Schienbeinkopf und Wadenmuskel.

Tun Sie etwas für Ihr Gleichgewicht

Massieren Sie folgende Punkte für ein besseres Gleichgewicht

Erwärmen Sie diese Punkte, indem Sie sie im Uhrzeigersinn zwei Minuten lang massieren.

Die beiden symmetrischen Punkte »Der hintere Wasserlauf« *(houxi)*. Sie liegen an der Außenseite des kleinen Fingers auf Höhe der Falte, die sich zwischen Handfläche und Finger bildet, wenn man die Hand zur Faust ballt.

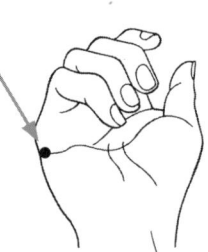

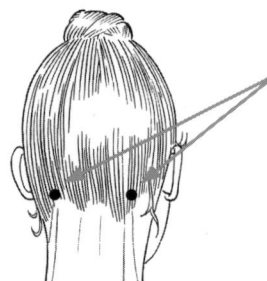

Den symmetrischen Punkt »Teich des Windes« *(fengchi)*, der in der Vertiefung direkt hinter dem Ohr zwischen Nacken und Schädelbasis liegt.

Den Punkt »Nackenstarre« *(luozhen)*, der auf dem Handrücken in der Vertiefung zwischen Zeige- und Mittelfinger liegt.

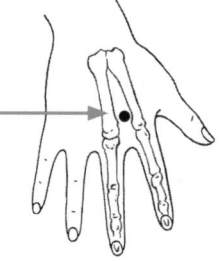

Die Stimulierung des Punktes »Inneres Passtor« *(neiguan)* auf der Innenseite des Unterarms, drei Fingerbreit oberhalb der Handgelenksfalte, zwischen den beiden hervortretenden Sehnen, aktiviert die Durchblutung im Bereich des Kleinhirns sowie im Gleichgewichtszentrum, normalisiert den arteriellen Druck und beugt Schwindelanfällen vor.

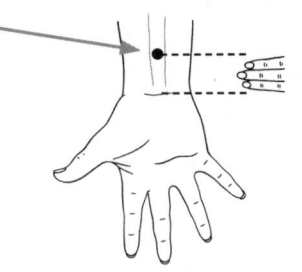

Ohrpunkte

Massieren Sie folgende Punkte:

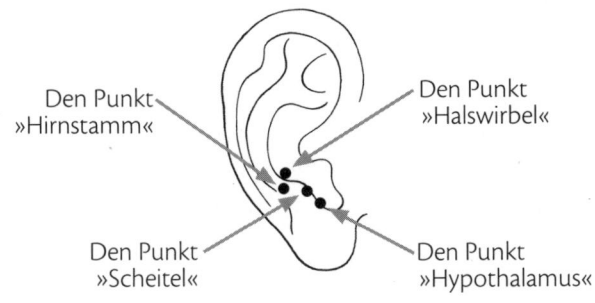

Den Punkt »Hirnstamm«

Den Punkt »Halswirbel«

Den Punkt »Scheitel«

Den Punkt »Hypothalamus«

Erhalten Sie Ihre Gedächtnisleistung

Die Ernährung

Man hört es immer wieder, und es stimmt auch: Phosphor ist hervorragend fürs Gedächtnis. Deshalb sollten Sie viel Fisch essen, am besten Kaltmeerfisch, denn der enthält obendrein die guten Omega-3-Fettsäuren.

Körperübung: »Die Himmelstrommel«

Der Legende nach ließ sich bei der Geburt von Yu Fei ein riesiger Vogel auf dem Dach seines Hauses nieder. Dies war das Zeichen für eine strahlende Zukunft. Aus diesem Grund nannten seine Eltern ihn Fei, was auf Chinesisch »fliegen« heißt. Yu Fei war ein großer Feldherr, wurde Marschall und gewann mehrere Schlachten. Aber er dachte sich auch eine Reihe athletischer Übungen aus, welche die Lebensenergie anregen sollten. Von all seinen Vorschlägen habe ich die »Himmelstrommel« ausgesucht.

Diese Übung, bei der »die Rechte und die Linke die Himmelstrommel schlagen und sie damit vierundzwanzig Mal erdröhnen lassen«, verbessert die Durchblutung in den Gehirnregionen.

Setzen Sie sich hin, und legen Sie die Handflächen so auf die Ohren, dass sich die Mittelfinger in der Mitte des unteren Hinterkopfs berühren. Diesen Bereich nennt man auch »Jadekissen«, zur Erinnerung daran, welch kostbare Gehirnzentren er schützt. Legen Sie die Zeigefinger auf die Mittelfinger, und schnippen Sie damit auf den Kopf. Das hört sich im Schädel wie Trommelschläge an. Schnippen Sie vierundzwanzig Mal ganz regelmäßig mit den Zeigefingern, entweder gleichzeitig oder abwechselnd.

Massieren Sie folgende Punkte zur Erhaltung des Gedächtnisses

In der Traditionellen Chinesischen Medizin regte man die Akupunkturpunkte an, um dem Alterungsprozess des Gehirns sowie Störungen des Gedächtnisses und anderer kognitiver Fähigkeiten vorzubeugen und diesen Prozess zu verlangsamen. Heute liefern zahlreiche Hochschularbeiten den Beweis für diese klinischen Beobachtungen[15]. Die Stimulierung dieser Punkte aktiviert die Durchblutung und damit die Gefäßneubildung in den Gehirnzentren. Außerdem werden dadurch der Glukosestoffwechsel angeregt (das Gehirn ernährt sich von Glukose) und freie Radikale neutralisiert. Indirekt wirkt dies positiv auf das Gedächtnis und alle kognitiven Fähigkeiten. Die Wirksamkeit dieser Punkte konnte in mehreren Experimenten beobachtet werden[16].

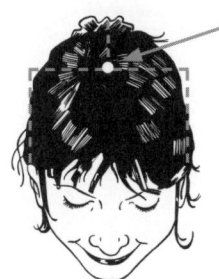

Massieren Sie den Punkt »Zusammenkunft aller Leitbahnen« *(baihui)*. Er liegt auf dem Scheitel, direkt in der Mitte der Linie, welche die Spitzen der beiden Ohrmuscheln miteinander verbindet.

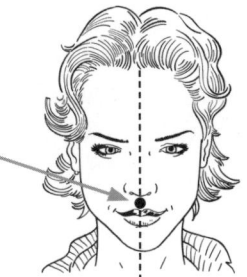

Massieren Sie den Punkt »Wassergraben« *(renzhong)*, der sich oberhalb der Oberlippe auf der Mittellinie, direkt unter der Nase befindet.

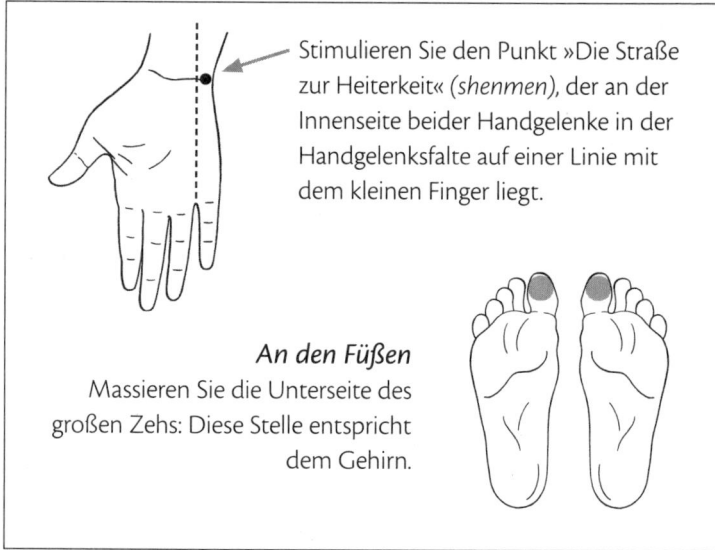

Stimulieren Sie den Punkt »Die Straße zur Heiterkeit« *(shenmen)*, der an der Innenseite beider Handgelenke in der Handgelenksfalte auf einer Linie mit dem kleinen Finger liegt.

An den Füßen
Massieren Sie die Unterseite des großen Zehs: Diese Stelle entspricht dem Gehirn.

Hilfreiche Pflanzen und Nahrungsergänzungsmittel

Zink, Phosphor und Taurin wirken stimulierend auf Gedächtnis und Konzentration. Ginkgo biloba beeinflusst die Gehirndurchblutung günstig.

Lernen Sie pro Woche ein Gedicht auswendig

Die neuesten Forschungen haben gezeigt, dass der Neuronenverlust in der Altersstufe zwischen achtzig und neunzig nicht mehr als zehn bis zwanzig Prozent ausmacht. Nur Krankheiten wie Alzheimer beschleunigen diesen Prozess. Hingegen ist die Leistungsfähigkeit des Gehirns von der Aktivierung der Neuronenverbindungen – der Synapsen – abhängig. Die muss man wie einen Muskel aktivieren, damit das Gehirn keinen Schaden nimmt. Sie können beispielsweise jede Woche ein Gedicht oder etwas ähnliches auswendig lernen.

Die Augen

Aufgrund der Immunsubstanzen und Neurohormone, welche die Leber ausschüttet, spielt sie eine maßgebliche Rolle beim Schutz der Augen. Nehmen Sie Antioxidantien, Vitamin E, A und Provitamin A – Betakarotin – sowie Selen zu sich. Stärken Sie auch Ihre Leber, indem Sie häufig Frucht- und Gemüsesäfte trinken.

Die hilfreiche Pflanze
Heidelbeere stärkt die Netzhaut.

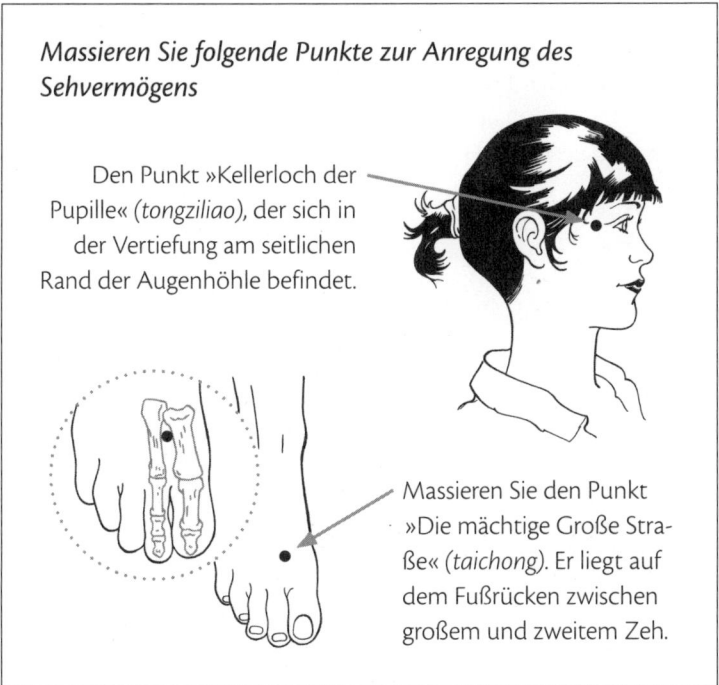

Massieren Sie folgende Punkte zur Anregung des Sehvermögens

Den Punkt »Kellerloch der Pupille« *(tongziliao)*, der sich in der Vertiefung am seitlichen Rand der Augenhöhle befindet.

Massieren Sie den Punkt »Die mächtige Große Straße« *(taichong)*. Er liegt auf dem Fußrücken zwischen großem und zweitem Zeh.

Das Wichtigste in Kürze

Wenn Sie in diese Zehn-Jahres-Phase eintreten, stehen Sie wieder einmal an einem Wendepunkt: Ihre Energie lässt nach. Doch wenn Sie die Muskulatur, das Gedächtnis und alle Körperfunktionen durch Übungen und Sport anregen und regelmäßig die Akupunkturpunkte massieren, lassen sich die damit einhergehenden Begleiterscheinungen etwas ausgleichen. Wenn Sie jetzt aktiv bleiben, dann sind Sie auch die nächsten zehn Jahre fit. Natürlich hängt Ihr Befinden von nun an maßgeblich von guter Körperdisziplin und einer gesunden Lebensweise ab, aber auch vom sozialen Umfeld: So erstaunlich es klingen mag, aber das Gefühlsleben wirkt sich erheblich auf die Gesundheit aus, vor allem auf das Sehvermögen, das Gedächtnis und alle mit den fünf Sinnen verbundenen Organe.

Die richtigen Maßnahmen

Täglich:

- nach dem Aufwachen ein Glas lauwarmes Wasser mit Zitronensaft,

- eine Kapsel (150 mg) Vitamin E (jeden zweiten Monat, also einen Monat lang nehmen, danach einen aussetzen, dann wieder nehmen),

- Nehmen Sie nach Belieben zusätzlich einen Cocktail aus den Vitaminen A und C sowie Selen und eine Omega-3-Kapsel ein,

- eine Probiotika-Kapsel,

- einen Teelöffel Kurkuma,

- morgens und abends eine Kapsel Kieselerde,

- die Brüste mit kreisenden Bewegungen massieren, etwa dreißig Mal in die eine und ungefähr dreißig Mal in die andere Richtung,

- die Übung »Die Fünf Unsterblichen« machen.

Schlusswort – Die Unsterblichen

> *»Eine Schildkröte lebt zwar sehr lange, aber*
> *früher oder später stirbt sie. Die Lebensdauer*
> *hängt nicht allein vom Himmel ab: Wer auf*
> *seine Gesundheit achtet, lebt länger.«*
>
> Cao Cao (155–220)

In einer Legende heißt es, eines Tages habe der Kaiser von China den ältesten Mann des Landes sehen wollen. Nach langem Suchen stießen seine Minister auf den hundertzehnjährigen Bauern Li und dessen neunzigjährige Frau. Der Kaiser fragte ihn nach dem Geheimnis seines langen Lebens. »Majestät, ich habe kein Geheimnis, aber einmal im Monat, wenn Vollmond ist, erwärmen meine Frau und ich den Punkt ›Dritter Weiler am Fuß‹, der drei Fingerbreit unterhalb der Kniescheibe liegt.«

Mehrere Jahre vergingen. Die Song-Dynastie löste die Tang-Dynastie ab, und der neue Kaiser ließ ebenfalls nach dem ältesten Mann des Reiches suchen. Nach langem Suchen stießen seine Minister auf den Bauern Li, der inzwischen hundertvierzig Jahre alt, aber immer noch rüstig war, und seine Frau, die hundertzwanzig Jahre alt war. Der Kaiser fragte ihn daraufhin nach dem Geheimnis seines hohen Alters. Der Bauer Li verneigte sich dreißig Mal und antwortete: »Majestät, ich habe kein Geheimnis, aber einmal im Monat, wenn Vollmond ist, erwärmen meine Frau und ich den Punkt ›Dritter Weiler am Fuß‹, der drei Fingerbreit unterhalb der Kniescheibe liegt.«

Altwerden ist nichts, was man tatenlos über sich ergehen lassen muss, sondern ein stoffwechselbedingter Prozess, der aktiv geregelt und gesteuert wird. Die spezifischen Gene, die für den Alterungsprozess und ein langes Leben verantwortlich sind, kennt man inzwischen. Japanische Forscher haben das Klothogen, das Anti-Aging-Gen, entdeckt[1]. Die Inhibition (Hemmung) dieses Gens führt bei Mäusen zu unmittelbarer Alterung, während sein Vorhandensein die Alterung von Organismus und Gehirn verhindert und die Gedächtnisleistung sowie andere kognitive Funktionen verbessert und sich auf die Lunge und das Herz-Kreislauf-System positiv auswirkt.

Doch der Alterungsprozess (und damit verbunden ein langes Leben) ist nur teilweise genetisch bedingt. Das Umfeld, die Ernährung und körperliche Aktivität können ihn ebenfalls verlangsamen. Außerdem wirksam ist die Stimulation der Akupunkturpunkte auf genetischer Ebene, denn sie entscheidet, in welchem Maß die Altersgene zum Tragen kommen. So hat man beispielsweise herausgefunden, dass der Punkt *shenshu* den Alterungsprozess des Fortpflanzungssystems hinauszögert[2]. Zahlreiche Studien aus jüngerer Zeit haben gezeigt, inwiefern die Akupunktur teilweise oder vollständig die Veränderung dieser Gene verhindert[3]. Aktuelle Forschungsarbeiten beschäftigen sich mit der Frage, wie sich diese Entdeckungen bei medizinischen Therapien einsetzen lassen.

Wissenschaftliche Untersuchungen bestätigen, dass der Gedächtnisschwund beim Menschen mit vierzig beginnt[4]. Bei alten Menschen, die ihren Geist regelmäßig beschäftigen, ist er dagegen geringer. So lautet denn auch eine alte chinesische Redensart: »Wer sein Gehirn häufig benutzt, bleibt länger jung.« Hundertjährige schreiben immer gern Gedichte, sagen Verse auf oder spielen Schach. Diese Leidenschaften haben einen positiven Einfluss auf die Gehirntätigkeit, die Charakterentwicklung und die Gemütsverfassung.

Jetzt, gegen Ende des Buchs, fällt mir Tamara wieder ein, meine Akupunktur- und Chinesischlehrerin. Sie ist gebürtige Polin und spricht fünf Sprachen, interessiert sich zudem für alles und hört wohlwollend all jenen zu, die sich ihr anvertrauen. Das Schönheitsgeheimnis der Achtzigjährigen ist ihre Güte und ihr Interesse an anderen Menschen. Tamara hat zwanzig Jahre ihres Lebens und einen Großteil ihrer Jugend in chinesischen Gefängnissen verbracht, wo sie mit Philosophen, Ärzten und einigen Tao-Meistern in Kontakt kam. Trotz der schlechten Erinnerungen liebt sie China nach wie vor.

Tamaras Stärke und Lebendigkeit begeistern mich. Sie ist wunderschön mit ihren hellen Augen und ihrem vollen weißen Haar, das sie sich neulich kurzschneiden ließ.

Ihr Haus liegt versteckt in den Schweizer Bergen, in der Nähe eines Sees, und ist von einem ringförmigen Gebirge geschützt. Ich liebe dieses Versteck: Alles hat dort seinen Platz, es gibt nur das Notwendigste, es ist sehr gemütlich, und nichts ist überflüssig. Ein bisschen wie Tamara selbst.

Der Garten ist zauberhaft, immer blüht dort etwas, als hätte Tamara Macht über die Jahreszeiten. In der Mitte steht majestätisch ein großer Mammutbaum. Die alte Dame sagt, in ein paar hundert Jahren werde man in seinen Ästen ein Haus bauen können.

Trotz ihres hohen Alters arbeitet sie noch, übersetzt chinesische Texte, gibt Sprachunterricht oder schreibt Texte, die sie per Computer versendet, den sie wie ein Profi beherrscht.

Sie versucht, ihre lange Lebenserfahrung allen zugänglich zu machen, ihr gesammeltes Wissen zu teilen und andere in der Kunst des Älterwerdens zu unterweisen – und ist immer noch im Vollbesitz ihrer körperlichen und geistigen Kräfte!

Ich erinnere mich an einen ihrer Besuche in Paris. Sie hatte in allen chinesischen Buchhandlungen von Paris gestöbert, weil sie ein sehr seltenes Handbuch suchte. Dabei hatte sie mit den Chinesen chinesisch und mit den Franzosen französisch gesprochen. Irgendwann fand sie dann das besagte Buch. Als wir wieder zu Hause waren, war ich von diesem Marathon total erschöpft, während sie uns frisch wie immer mit einem Lächeln eine gute Tasse Tee zubereitete.

Vielleicht hat dieses Buch mit ihr begonnen, als wir an ihrem kleinen, niedrigen Holztisch saßen und Tee schlürften.

In einem schwachen Moment sagte ich: »Tamara, ich will nicht, dass du alt wirst, ich habe Angst, ich will nicht mit ansehen, wie du alt wirst!«

Sie antwortete mit einem Lächeln: »Das ist ganz lieb von dir, aber Altwerden ist noch immer die einzige Methode, um lange zu leben!«

Damals dachte ich: Ein langes Leben ist etwas Wunderbares, aber noch ungewöhnlicher ist es, lange *gut* zu leben.

Ich hoffe, dass dank dieses Buchs ein langes und schönes Leben vor Ihnen liegt.

Anhang 1
Die Kunst der Verführung und des Liebesspiels

Verführung, das Geheimnis der Konkubinen

Über Jahrtausende hinweg haben die Konkubinen chinesischer Kaiser eine Geheimwaffe entwickelt – die Kunst der Verführung. Ihr Ziel: dem Kaiser zu gefallen und ihn immer wieder zu verlocken. Will man den Legenden glauben, so verfügten die chinesischen Kaiser über außergewöhnliche Fähigkeiten. Sie waren in der Lage, im Laufe einer Nacht mit mehreren ihrer Konkubinen zu schlafen – oft sogar mehrere Tage und Nächte am Stück! Dies war nur möglich dank der Kenntnisse dieser Frauen, die es verstanden, das sexuelle Vergnügen des Kaisers zu verlängern, ohne ihn zu erschöpfen. Natürlich wurden sie dank dieser Kunst noch begehrenswerter und unentbehrlicher.

Die Techniken der Akupunkturmassage spielen bei dieser Kunst eine wichtige Rolle. Hier ist das Geheimnis der Konkubinen:

So wecken Sie das Verlangen

Der Punkt »Das erste der Passtore« *(guanyuan)* liegt auf der Mittellinie des Unterbauchs, vier Fingerbreit unterhalb des Nabels. Die Stimulierung dieses Punktes – eine sanfte kreisende Massage, die ruhig kurz sein darf (ein paar Bewegungen genügen) – weckt das Verlangen und sorgt dafür, dass der Mann eine dauerhafte Erektion hat.

So verlängern Sie die sexuelle Lust

Dies geschieht durch Massieren der acht heiligen Punkte *(baliao)* – der vier symmetrischen Punktepaare in jeder Öffnung des Steißbeins. Die Stimulation (eine leichte, kurze Massage) erhöht die Blutzufuhr in den Geschlechtsorganen, sorgt für eine lang anhaltende Erektion und verlängert so den Liebesakt erheblich.

Beim Mann war der Punkt »Zusammenkunft des Yin« *(huiyin)* ein über Jahrhunderte hinweg streng gehütetes Geheimnis – so die Legende. Indem die Konkubinen diesen Punkt stimulierten, verhinderten sie, dass der Kaiser seine Samenessenzen während des Liebesspiels verlor. Denn die Ejakulation, die den Orgasmus begleitet, erschöpft die Energie. Die Kunst der Konkubinen bestand also darin, den Samenerguss zu verhindern, indem sie kurz vor dem Orgasmus auf den Punkt »Zusammenkunft des Yin« drückten. Er liegt genau in der Mitte des Damms zwischen Hoden und Anus. Durch sanften Druck auf diesen Punkt wird die Samenröhre blockiert, das sexuelle Verlangen jedoch bleibt. Auf diese Weise können Sie die Zahl der Orgasmen unendlich steigern.

Anhang 2
So gehen Sie gegen Suchtmittel an

Alkohol

Während der Fastenzeit wurde einst ein ehrwürdiger Mann von Piraten entführt. Die Kidnapper stellten ihn vor die Wahl: Er musste eines der drei Fastengebote brechen, sonst würden sie ihn umbringen. Die drei heiligen Fastengebote sind: keinen Alkohol trinken, keinen Geschlechtsverkehr haben und keinen Hammel töten. Der ehrwürdige Mann dachte sich, dass Alkohol trinken die harmloseste dieser drei Sünden sei, also trank er Wein. Danach tötete er jedoch einen Hammel und vergewaltigte eine Frau.

Diese Anekdote erzählt man sich in Russland, wo die Menschen gerne mal ein Glas Wodka zu viel trinken, dessen schlimme Folgen wohlbekannt sind. Alkohol zerstört nämlich nicht nur das Zentralnervensystem und beeinträchtigt so die Gedächtnisleistung und die Konzentrationsfähigkeit, sondern macht auch müde. Alkoholkonsum ist nicht umsonst eine Ursache zahlreicher schlimmer Verkehrsunfälle. Selbst in geringen Dosen wirkt er stark toxisch auf die Leber, weshalb Sie möglichst wenig davon konsumieren sollten.

Die Massage der richtigen Akupunkturpunkte ist extrem wirksam, wenn Sie einen Kater loswerden, aber auch, wenn Sie mit dem Trinken aufhören wollen.[1]

Massieren Sie folgende Punkte

Den Punkt »Der König des Gesichts« *(suliao)* an der Nasenspitze.

Die beiden symmetrischen Punkte »Die unterdrückte Heiterkeit« *(lidui)*, die auf beiden Füßen am äußeren Rand des zweiten Zehennagels liegen. Durch Stimulation dieser Punkte können Sie alle neurologischen Anzeichen von Trunkenheit reduzieren, aber auch die Leber vor der giftigen Wirkung des Alkohols schützen.

Die Punkte »Einflusspunkt des Leber-Funktionskreises« *(ganshu)*. Sie liegen auf dem Rücken, zwei Fingerbreit außerhalb der Wirbelsäule, zwischen dem neunten und zehnten Rückenwirbel, jeweils zwei Fingerbreit unterhalb der unteren Spitze der Schulterblätter. Da diese Punkte nur schwer zugänglich sind, sollten Sie sich von jemandem massieren lassen.

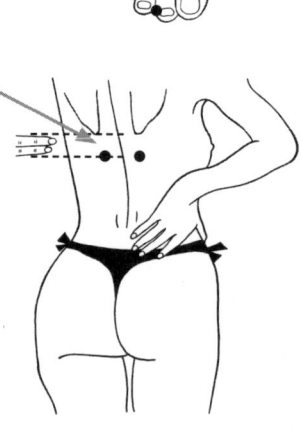

Tabak

Immer mehr Frauen fangen mit dem Rauchen an, obwohl die verheerenden Folgen des Tabakkonsums allgemein bekannt sind: Nikotin macht unter anderem müde, erhöht den Stress, lähmt das Gehirn, verunreinigt die Lunge, schädigt die Immunabwehrkräfte, lässt die Haut früher altern und leistet Krebserkrankungen Vorschub. Trotzdem ist es recht schwierig, damit aufzuhören – auch wenn man weiß, dass Tabak der Feind Nummer eins ist –, weil Nikotin irgendwann in den Stoffwechsel gelangt. Eine derartige Abhängigkeit lässt sich nicht nach Belieben heilen. Wenn Sie motiviert sind, kann Ihnen die Stimulierung der Akupunkturpunkte dabei helfen, das Rauchen aufzugeben. Dadurch werden nämlich die Rezeptoren der nikotingesättigten Nervenzellen neu sensibilisiert und jegliche physiologische Abhängigkeit wird neutralisiert.

Massieren Sie folgende Punkte

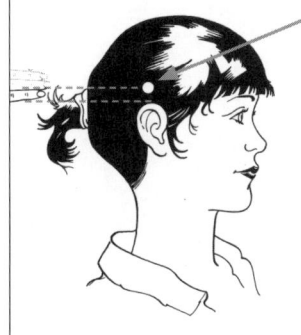

Den Punkt »Oberer Punkt des Ohres« (*shuaigu*). Er liegt auf beiden Seiten des Kopfes in einer Vertiefung, einen Fingerbreit oberhalb der Ohrmuscheln. Dieser Punkt kommt auch beim Entzug von Drogen aller Art zum Einsatz. In diesem Fall sollten Sie ihn, wann immer Sie Lust auf eine Zigarette haben, täglich zwei bis drei Minuten lang mit spiralförmige Bewegungen im Uhrzeigersinn massieren.

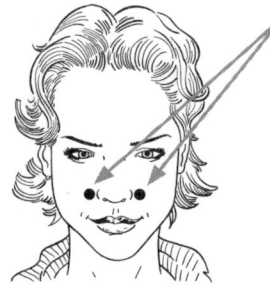

Die beiden symmetrischen Punkte »Empfangen der Wohlgerüche« (*yingxiang*), die auf den Geruchssinn wirken: Der Geruch einer Zigarette wird dann unerträglich. Drücken Sie dazu mit Zeige- oder kleinem Finger auf die Vertiefung am unteren seitlichen Rand des Nasenflügels.

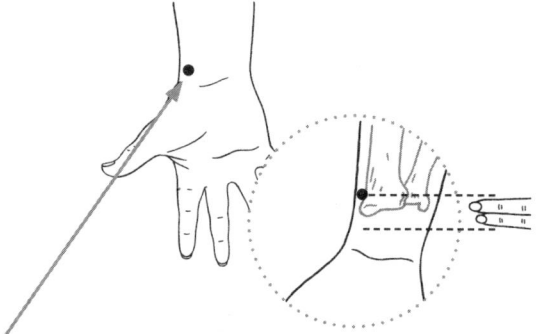

Die beiden symmetrischen Punkte »Reihe von Lücken« (*lieque*). Sie liegen auf der Außenseite des Unterarms, zwei Fingerbreit oberhalb der Handgelenksfalte, direkt oberhalb vom Handgelenksknochen. Sie wirken sowohl auf die Psyche als auch auf die Atemwege.

Diese Punkte sind alle leicht zugänglich, und Sie können sie immer dann massieren, wenn Sie Lust auf eine Zigarette verspüren.

Anhang 3
Unbeschwert reisen

Die richtigen Maßnahmen auf Reisen

Zwei Wochen vor der Abreise

Bei einer Reise nach Asien oder Afrika kann die Klimaveränderung und die ungewohnte Nahrung Ihren Darm durcheinanderbringen. Dem können Sie vorbeugen, indem Sie vor der Abreise morgens und abends eine Probiotika-Kapsel einnehmen. Setzen Sie diese Behandlung auch vor Ort fort, um Ihre Abwehrkräfte zu stärken.

Das gehört in Ihre Reiseapotheke

- Ihre persönlichen Medikamente.

- Für Tropengebiete ein Trinkwasserdesinfektionsmittel, zum Beispiel Natriumsilberchlorid-Tabletten.

- Gegen Durchfall: Trinken Sie nur in Flaschen abgefülltes Wasser, essen Sie kein rohes Gemüse oder Obst (es sei denn, Sie schälen es). Ein Darmantiseptikum (etwa Pentofuryl) und ein Mittel gegen Durchfall (zum Beispiel Imodium) leisten gute Dienste. Vorsicht: Nehmen Sie niemals ein Mittel gegen Durchfall ohne das dazugehörige Antiseptikum ein, sonst verbleiben alle Gifte im Darm. Medizinische Kohle (Kohle-Compretten) ist ebenfalls ratsam, da sie sehr gut gegen Mikroben wirkt. Nehmen Sie, soweit nicht anders angegeben, bei Durchfall, Übelkeit oder Erbrechen sechs Tabletten pro Tag ein.

- Medikamente gegen einen eventuellen Jetlag.

Auf Flügen

Nehmen Sie am Tag vor, während und nach dem Flug (oder vor, während und nach einer langen Autofahrt) täglich drei Kapseln Ginkgo biloba ein, um mithilfe des Venentonikums Durchblutungsbeschwerden zu lindern. Die Durchblutung der Beine wird durch langes Sitzen nämlich beeinträchtigt.

Stehen Sie während des Flugs wenn möglich regelmäßig auf, und gehen Sie ein paar Schritte.

Ziehen Sie Kompressionsstrümpfe oder -socken an, um zu verhindern, dass die Venen sich erweitern und um den Venenrückfluss zu verbessern.

Tragen Sie bei Nacken- oder Schulterbeschwerden einen Nacken- oder Lumbalgurt. Er mildert schmerzhafte, transportbedingte Mikroverletzungen ab.

Gegen Reiseübelkeit

Massieren Sie bei Übelkeit auf Auto-, Bus- oder Schiffsreisen bereits bei der Abfahrt so oft wie möglich den Punkt »Inneres Passtor« *(neiguan)* auf der Innenseite des Unterarms, drei Fingerbreit oberhalb der Handgelenksfalte, zwischen den beiden hervortretenden Sehnen. Es gibt auch ein Armband mit einem kleinen Plastikknopf, der an dieser Stelle punktgenau Druck ausübt. Dieses Akupressurband (das so genannte Seaband) hat sich bei Schwindelanfällen und Übelkeit bestens bewährt.

Gegen Jetlag

In den ersten drei Tagen reagiert man im Allgemeinen auf die Zeitverschiebung, danach stellt sich der Organismus auf den Tag-Nacht-Wechsel ein. Gegen Jetlag helfen auch homöopathische Mittel: Lassen Sie drei Globuli *Berberis* D10 an den ersten drei Abenden vor dem Schlafengehen unter der Zunge zergehen.

An den ersten drei Abenden eine 3-mg-Tablette Melatonin beim Zubettgehen einnehmen. Das Melatonin hat den Vorteil, dass es auch die Immunabwehr stärkt.

Damit Sie besser einschlafen können, sollten Sie den Punkt »Olympus« *(kunlun)* in der Vertiefung zwischen dem äußeren Knöchel (Malleolus externus) und der Achillessehne massieren.

Gegen Reiseübelkeit

Massieren Sie bei Übelkeit auf Auto-, Bus- oder Schiffsreisen bereits bei der Abfahrt so oft wie möglich den Punkt »Inneres Passtor« *(neiguan)* auf der Innenseite des Unterarms, drei Fingerbreit oberhalb der Handgelenksfalte, zwischen den beiden hervortretenden Sehnen.

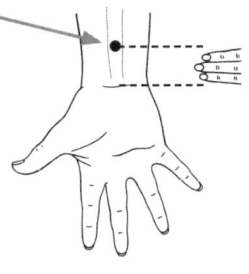

Gegen Jetlag

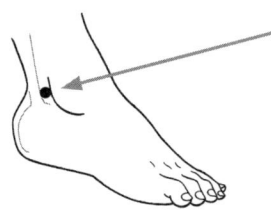

Damit Sie besser einschlafen können, sollten Sie den Punkt »Olympus« *(kunlun)* in der Vertiefung zwischen dem äußeren Knöchel (Malleolus externus) und der Achillessehne massieren.

Anhang 4
Ein starkes Immunsystem zu jeder Jahreszeit

Jede Jahreszeit bringt so ihre eigenen Störfaktoren mit sich. Deshalb müssen Sie die durch Klimaveränderungen geschwächten Organe stärken, indem Sie Ihre Immunabwehrkräfte unterstützen.

Frühjahr

Störfaktoren: Wind, Pollen, Regen
Geschwächte Organe: Leber und Gallenblase
Häufige Erkrankungen: Heuschnupfen (die Nase läuft, die Augen tränen)
Prävention:

- Machen Sie eine Kur mit schwarzem Rettich (jeden Morgen eine Ampulle), und trinken Sie viel Lindenblütentee, um die Leber durchzuspülen.

- Essen Sie in der Zeit um Ostern herum weniger und leichter, also nicht so viel Fleisch und Saucen, sondern mehr Gemüse und Obst. Nicht von ungefähr empfehlen alle Religionen, in dieser Zeit zu fasten.

Sommer

Störfaktor: Hitze
Geschwächte Organe: Herz, Blutgefäße
Prävention:

- Essen Sie Trockenfrüchte, die viel Kalium (unerlässlich für den Herzmuskel) und Antioxidantien enthalten: Aprikosen, Rosinen,

Feigen, Bananen und Pflaumen, aber auch Mandeln, Nüsse und Pistazien.

● Decken Sie sich mit Ginkgo biloba und Rutin ein (Dosierung laut Verpackung), um die Venen- und Arterienwände zu stärken.

● Trinken Sie viel frisches Wasser, um den wärmebedingten Wasserverlust auszugleichen.

● Machen Sie gegen Ende des Sommers (ebenso wie in allen Übergangszeiten) eine Kur mit Verdauungsenzymen und medizinischer Kohle, um die Leber zu entgiften.

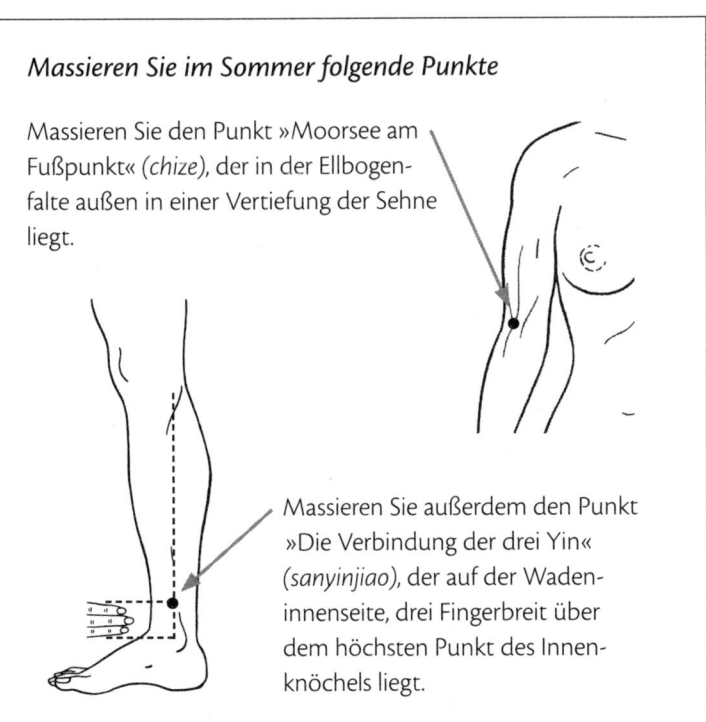

Massieren Sie im Sommer folgende Punkte

Massieren Sie den Punkt »Moorsee am Fußpunkt« *(chize)*, der in der Ellbogenfalte außen in einer Vertiefung der Sehne liegt.

Massieren Sie außerdem den Punkt »Die Verbindung der drei Yin« *(sanyinjiao)*, der auf der Wadeninnenseite, drei Fingerbreit über dem höchsten Punkt des Innenknöchels liegt.

Herbst

Störfaktoren: Kühle, Trockenheit

Geschwächte Organe: Lunge, Atemwege

Prävention:

- Machen Sie eine Kur mit Echinacea oder Lapacho. Diese beiden Pflanzen sind unübertroffen, wenn es um Winterleiden, Schnupfen und Grippe geht.
- Bringen Sie an den Heizkörpern in Wohn- und Schlafzimmer Luftbefeuchter an, in die Sie vorher ein paar Tropfen ätherisches Eukalyptusöl gegeben haben. Das Öl wirkt antiseptisch auf die Atemwege.
- Spülen Sie Ihre Nase täglich mit Salzwasser.

Winter

Störfaktoren: Kälte, Trockenheit

Geschwächte Organe: Gelenke, Lendenbereich

Prävention:

- Halten Sie Füße und Rücken warm.
- Machen Sie eine Schachtelhalmkur (Dosierung laut Verpackung), um der Zerstörung des Knorpelgewebes vorzubeugen und die Gelenke zu stärken.

Anmerkungen

Anmerkungen zum Vorwort

1 STÉPHAN J.-M., »Mécanismes neurophysiologiques de l'électroacupuncture dans les algies«, Acupuncture & Moxibustion, Nr. 7 (2), 2008, S. 127–137.

2 VOLF N., FERDMAN L., ANTIPOV L., »Résistance immunitaire spécifique et non spécifique chez les enfants souffrant de maladies contagieuses«, in Résistance immunitaire spécifique et non spécifique chez les enfants souffrant de maladies contagieuses, 1983, S. 23–27.

3 VOLF N., FERDMAN L., »Le rôle du diagnostic d'acupuncture dans le traitement des enfants souffrant d'asthme bronchique«, Synthèse des rapports du 2e Congrès mondial d'acupuncture et de moxibustion, 1990, S. 334.

4 NARONGPUNCT V., ALIMI D., DACTU S., IBOS L., FONTAS B., CANDAU Y., BLOCH S., »La symétrie anatomique d'un méridien d'acupuncture traditionnelle chinoise par visualisation thermographique infrarouge«, Acupuncture & Moxibustion, Nr. 5, 2006, S. 132–141.

5 Stimulation der Akupunkturpunkte und Wirkung auf das Gehirn: Forschungsstudien zur funktionellen Magnetresonanz des Gehirns bei der Akupunktur haben bewiesen, dass jeder Akupunkturpunkt auf bestimmte Gehirnbereiche wirkt, die sich hinsichtlich des stimulierten Punktes unterscheiden, während der »Placebo«-Punkt keinerlei Auswirkung auf das Gehirn hat.

FANG S. H., ZHANG S. Z., LIU H., »Study on brain response to acupuncture by functional magnetic resonance imaging – observation on 14 healthy subjects«, Zhongguo Zhong Xi Yi Jie He Za Zhi, Nr. 26, November 2006, S. 965–968.

YAN B., LI K., XU J., WANG W., LI K., LIU H., SHAN B., TANG X., »Acupoint-specific fMRI patterns in human brain«, Neuroscience Letters, Nr. 383 (3), 5. August 2005, S. 236–240.

LI G., LIU H. L., CHEUNG R. T., HUNG Y. C., WONG K. K., SHEN G. G., MA Q. Y., YANG E. S., »An fMRI study comparing brain activation between word generation and electrical stimulation of language-implicated acupoints«, Human Brain Mapping, Nr. 18 (3), März 2003, S. 233–238.

CHEN A. C., LIU F. J., WANG L., ARENDT-NIELSEN L., »Mode and site of acupuncture modulation in the human brain: 3D (124-ch) EEG power spectrum mapping and source imaging«, Neuroimage, Nr. 29 (4), Februar 2006, S. 1080–1091.

KONG J., MA L., GOLLUB R.L., WEI J., YANG X., LI D., WENG X., JIA F., WANG C., LI F., LI R., ZHUANG D., »A pilot study of functional magnetic resonance imaging of the brain during manual and electroacupuncture stimulation of acupuncture point (LI-4

Hegu) in normal subjects reveals differential brain activation between methods«, J. Altern. Complement. Med., Nr. 8 (4), August 2002, S. 411–419.

NAPADOW V., MAKRIS N., LIU J., KETTNER N. W., KWONG K. K., HUI K. K., »Effects of electroacupuncture versus manual acupuncture on the human brain as measured by fMRI«, Human Brain Mapping, Nr. 24 (3), März 2005, S. 193–205.

LI K., SHAN B., XU J., LIU H., WANG W., ZHI L., LI K. ,YAN B., TANG X., »Changes in fMRI in the human brain related to different durations of manual acupuncture needling«, J. Altern. Complement. Med., Nr. 12 (7), September 2006, S. 615–623.

CHIU J. H., CHUNG M. S., CHENG H. C., YEH T. C., HSIEH J. C., CHANG C. Y., KUO W. Y., CHENG H., HO L. T., »Different central manifestations in response to electroacupuncture at analgesic and nonanalgesic acupoints in rats: a manganese-enhanced functional magnetic resonance imaging study«, Can. J. Vet. Res., Nr. 67 (2), Mai 2003, S. 94–101.

HUI K. K., LIU J., MAKRIS N., GOLLUB R. L., CHEN A. J., MOORE C. I., KENNEDY D. N., ROSEN B. R., KWONG K. K., »Acupuncture modulates the limbic system and subcortical gray structures of the human brain: evidence from fMRI studies in normal subjects«, Human Brain Mapping, Nr. 9 (1), 2000, S. 13–25.

HUI K. K., LIU J., MARINA O., NAPADOW V., HASELGROVE C., KWONG K. K., KENNEDY D. N., MAKRIS N., »The integrated response of the human cerebro-cerebellar and limbic systems to acupuncture stimulation at ST 36 as evidenced by fMRI«, Neuroimage, Nr. 27 (3), September 2005, S. 479–496.

HSIEH J. C., TU C. H., CHEN F. P., CHEN M. C., YEH T. C., CHENG H. C., WU Y. T., LIU R. S., HO L. T., »Activation of the hypothalamus characterizes the acupuncture stimulation at the analgesic point in human: a positron emission tomography study«, Neuroscience Letters, Nr. 307 (2), 13. Juli 2001, S. 105–108.

GONG P., ZHANG M. M, JIANG L. M., »Research on effect of acupuncture at Sanyinjiao on brain function by means of positron emission tomographic imaging«, Zhongguo Zhong Xi Yi Jie He Za Zhi, Nr. 26 (2), Februar 2006, S. 119–222.

WU M. T., SHEEN J. M., CHUANG K. H., YANG P., CHIN S. L., TSAI C. Y., CHEN C. J., LIAO J. R., LAI P. H., CHU K. A., PAN H. B., YANG C.F., »Neuronal specificity of acupuncture response: a fMRI study with electroacupuncture«, Neuroimage, Nr. 16 (4), 2002, S. 1028–1037.

ZHANG W. T., JIN Z., HUANG J., ZHANG L., ZENG Y. W., LUO F., CHEN A. C., HAN J. S., »Modulation of cold pain in human brain by electric acupoint stimulation: evidence from fMRI«, Neuroreport, Nr. 14 (12), 2003, S. 1591–1596.

6 NIBOYET J., Traité d'acupuncture, Maisonneuve, Metz, 1970.

TSENG C. C., CHANG C. L., LEE J. C., CHEN T. Y., CHENG J. T., »Attenuation of the catecholamine responses by electroacupuncture on Jen-Chung point during postoperative recovery period in humans«, Neuroscience Letters, Nr. 228 (3), 13. Juni 1997, S. 187–190.

Anmerkungen zum Kapitel »Von zwanzig bis dreißig«

1 WELLS P. G., MCCALLUM G. P., CHEN C. S., HENDERSON J. T., LEE C. J., PERSTIN J., PRESTON T. J., WILEY M. J., WONG A. W., »Oxidative stress in developmental origins of disease: teratogenesis, neurodevelopmental deficits and Cancer«, Toxicol. Sci., 6. Januar 2009.

RIBOLI E., NORAT T., »Epidemiologic evidence of the protective effect of fruits and vegetables on cancer risk«, Am. J. Clin. Nutr., Nr. 78 (3 Suppl.), September 2003, S. 559S–569S.

LA VECCHIA C., ALTIERI A., TAVANI A., »Vegetables, fruits, antioxidants and cancer: a review of italian studies«, Eur. J. Nutr., Nr. 40 (6), Dezember 2001, S. 261–267.

2 Auswirkungen der Akupunktur auf schmerzhafte Regel

LI W. L., LIU L., SUN L. H., »Analysis on therapeutic effect of substance-partitioned moxibustion at guanyuan (CV 4) and shenque (CV 8) for treatment of primary dysmenorrhea of cold-damp type«, Zhongguo Zhen Jiu, Nr. 26 (7), Juli 2006, S. 481–482.

WANG S. M., LI X. G., ZHANG L. Q., XU Y. C., LI Q., »Clinical observation on medicine-separated moxibustion for treatment of primary dysmenorrhea and study on the mechanism«, Zhongguo Zhen Jiu., Nr. 25 (11), November 2005, S. 773–775.

3 Orale Empfängnisverhütung

KRAUSE D. N., DUCKLES S. P., PELLIGRINO D. A., »Influence of sex steroid hormones on cerebrovascular function«, J. Appl. Physiol., Nr. 101 (4), Oktober 2006, S. 1252–1261.

SILBERSTEIN S. D., MERRIAM G. R., »Sex hormones and headache«, Journal of Pain and Symptom Management, Nr. 8 (2), Februar 1993, S. 98–114.

SCHIPPER H. M., »Neurology of sex steroids and oral contraceptives«, Neurol. Clin., Nr. 4 (4), November 1986, S. 721–751.

4 Haschisch

TASCHNER K. L., »Psychopathology and differential diagnosis of so-called cannabis psychoses«, Fortschr. Neurol. Psychiatr., Nr. 51 (7), Juli 1983, S. 235–248.

WITTCHEN H. U., FROHLICH C., BEHRENDT S., GUNTHER A., REHM J., ZIMMERMANN P., LIEB R., PERKONIGG A., »Cannabis use and cannabis use disorders and their relationship to mental disorders: A 10-year prospective-longitudinal community study in adolescents«, Drug Alcohol Depend., 24. Januar 2007.

MEDINA K. L., SHEAR P. K., CORCORAN K., »Ecstasy (MDMA) exposure and neuropsychological functioning: a polydrug perspective«, J. Int. Neuropsychol. Soc., Nr. 11 (6), Oktober 2005, S. 753–765.

MEDINA K. L., SHEAR P. K., »Anxiety, depression and behavioral symptoms of executive dysfunction in ecstasy users: Contributions of polydrug use«, Drug Alcohol Depend., 28. Oktober 2006.

Wirksamkeit der Akupunkturpunkte bei Drogen

BREWINGTON V., SMITH M., LIPTON D., »Acupuncture as a detoxification treatment: an analysis of controlled research«, J. Subst. Abuse Treat., Nr. 11 (4), Juli–August 1994, S. 289–307.

5 Wirkung von Vitamin E
DORJGOCHOO T., SHRUBSOLE M. J., SHU X. O., LU W., RUAN Z., ZHENG Y., CAI H., DAI Q., GU K., GAO Y. T., ZHENG W., »Vitamin supplement use and risk for breast cancer: the Shanghai Breast Cancer Study«, Breast Cancer Res. Treat., 5. Oktober 2007.
CHRISTEN W. G., LIU S., GLYNN R. J., GAZIANO J. M., BURING J. E., »Dietary carotenoids, vitamins C and E and risk of cataract in women: a prospective study«, Arch. Ophthalmol., Nr. 126 (1), Januar 2008, S. 102–109.
RINO Y., SUZUKI Y., KUROIWA Y., YUKAWA N., SAEKI H., KANARI M., WADA H., INO H., TAKANASHI Y., IMADA T., »Vitamin E malabsorption and neurological consequences after gastrectomy for gastric cancer«, Hepatogastroenterology, Nr. 54 (78), September 2007, S. 1858–1861.

6 VOLLE D. H., LOBACCARO J. M., »Role of the nuclear receptors for oxysterols LXRs in steroidogenic tissues: beyond the »foie gras», the steroids and sex?«, Mol. Cell. Endocrinol., Nr. 265–266, Februar 2007, S. 183–189.

7 HACQUEBARD M., CARPENTIERY. A., »Vitamin E: absorption, plasma transport and cell uptake«, Curr. Opin. Clin. Nutr. Metab. Care, Nr. 8 (2), März 2005, S. 133–138.
HUANG H. S., MA M. C., CHEN J., »Low-vitamin E diet exacerbates calcium oxalate crystal formation via enhanced oxidative stress in rat hyperoxaluric kidney«, Am. J. Physiol. Renal Physiol., Nr. 296 (1), Januar 2009, S. F34–45.

8 FREDERIKSEN H., TAXVIG C., HASS U., VINGGAARD A. M., NELLEMANN C., »Higher levels of ethyl paraben and butyl paraben in rat amniotic fluid than in maternal plasma after subcutaneous administration«, Toxicol. Sci., Nr. 106 (2), Oktober 2006, S. 376–383.
KOPPE J. G., BARTONOVA A., BOLTE G., BISTRUP M. L., BUSBY C., BUTTER M., DORFMAN P., FUCIC A., GEE D., VAN DEN HAZEL P., HOWARD V., KOHLHUBER M., LEIJS M., LUNDQVIST C., MOSHAMMER H., NAGINIENE R., NICOLOPOULOUSTAMATI P., RONCHETTI R., SALINES G., SCHOETERS G., TEN TUSSCHER G., WALLIS M. K., ZUURBIER M., »Exposure to multiple environmental agents and their effect«, Acta Paediatr. Suppl., Nr. 95 (453), Dezember 2008, S. 106–113.

9 GERSHON M., Der kluge Bauch, Goldmann 2001.

10 KOZIN V., »L'arme secrète des champions olympiques chinois«, Komsomolskaya Pravda, Nr. 22, 28. August 2008, S. 32.

11 Milchprodukte und Akne
ADEBAMOWO C. A., SPIEGELMAN D., BERKEY C. S., DANBY F. W., ROCKETT H. H., COLDITZ G. A., WILLETT W. C., HOLMES M. D., »Milk consumption and acne in adolescent girls«, J. Am. Acad. Dermatol., Nr. 58 (5), Mai 2008, S. 787–793.

12 Regulieren der Appetitpunkte und Magenschmerzen
XU F., CHEN R., »Reciprocal actions of acupoints on gastrointestinal peristalsis du-

ring electroacupuncture in mice«, J. Tradit. Chin. Med., Nr. 19 (2), Juni 1999, S. 141–144.

QIAN L. W., LIN Y. P., »Effect of electroacupuncture at zusanli (ST36) point in regulating the pylorus peristaltic function«, Zhongguo Zhong Xi Yi Jie He Za Zhi, Nr. 13 (6), Juni 1993, S. 324, 336–339.

XU J., HUANG X., WU B., HU X., »Influence of mechanical pressure applied on the stomach meridian upon the effectiveness of acupuncture of zusanli«, Zhen Ci Yan Jiu, Nr. 18 (2), 1993, S. 137–142.

LI X. P., YAN J., YI S. X., CHANG X. R., LIN Y. P., YANG Z. B., HUANG A., HU R., »Effect of electroacupuncture on gastric mucosal intestinal trefoil factor gene expression of stress-induced gastric mucosal injury in rats«, World J. Gastroenterol., Nr. 12 (12), 28 März 2006, S. 1962–1965.

ZHOU B., HOU S. Z., »Application of acupuncture in imaging of changing pyloric antrum and duodenal bulb metamorphosis«, Zhongguo Zhen Jiu, Nr. 26 (9), September 2006, S. 633–634.

13 Antidepressive Wirkung von Omega 3

STOLL A. L., DAMICO K. E., DALY B. P., SEVERUS W. E., MARANGELL L. B., »Methodological considerations in clinical studies of omega 3 fatty acids in major depression and bipolar disorder«, World Rev. Nutr. Diet., Nr. 88, 2001, S. 58–67.

FERRAZ A. C., KISS A., ARAÚJO R. L., SALLES H. M., NALIWAIKO K., PAMPLONA J., MATHEUSSI F., »The antidepressant role of dietary long-chain polyunsaturated in 3 fatty acids in two phases in the developing brain«, Prostaglandins Leukot. Essent. Fatty Acids, Nr. 78 (3), März 2008, S. 183–188.

Anmerkungen zum Kapitel »Von dreißig bis vierzig«

1 Positive Emotionen und verbesserte Immunabwehr

KIMATA H., »Kissing selectively decreases allergen-specific IgE production in atopic patients«, J. Psychosom. Res., Nr. 60 (5), Mai 2006, S. 545–547.

KIMATA H., »Suckling reduces allergic skin responses and plasma levels of neuropeptide and neurotrophin in lactating women with atopic eczema/dermatitis syndrome«, Int. Arch. Allergy Immunol., Nr. 132 (4), Dezember 2003, S. 380–383.

2 Wirkung von Vitamin E

DORJGOCHOO T., SHRUBSOLE M. J., SHU X. O., LU W., RUAN Z., ZHENG Y., CAI H., DAI Q., GU K., GAO Y. T., ZHENG W., »Vitamin supplement use and risk for breast cancer: the Shanghai Breast Cancer Study«, Breast Cancer Res. Treat., 5. Oktober 2007.

CHRISTEN W. G., LIU S., GLYNN R. J., GAZIANO J. M., BURING J. E., »Dietary carotenoids, vitamins C and E, and risk of cataract in women: a prospective study«, Arch. Ophthalmol., Nr. 126 (1), Januar 2008, S. 102–109.

RINO Y., SUZUKI Y., KUROIWA Y., YUKAWA N., SAEKI H., KANARI M., WADA H., INO H., TAKANASHI Y., IMADA T., »Vitamin E malabsorption and neurological consequences after gastrectomy for gastric cancer«, Hepatogastroenterology, Nr. 54 (78), September 2007, S. 1858–1861.

3 Ernährungsweise und Migräne
PEATFIELD R. C., GLOVER V., LITTLEWOOD J. T., SANDLER M., CLIFFORD ROSE F., »The prevalence of diet-induced migraine«, Cephalalgia, Nr. 4 (3), September 1984, S. 179–183.

SAVI L., RAINERO I., VALFRÈ W., GENTILE S., LO GIUDICE R., PINESSI L., »Food and headache attacks. A comparison of patients with migraine and tension-type headache«, Panminerva Med., Nr. 44 (1), März 2002, S. 27–31.

PEATFIELD R. C., »Relationships between food, wine, and beer-precipitated migrainous headaches«, Headache, Nr. 35 (6), Juni 1995, S. 355–357.

4 Musik und Allergien
KIMATA H., »Listening to Mozart reduces allergic skin wheal responses and in vitro allergen-specific IgE production in atopic dermatitis patients with latex allergy«, Behav. Med., Nr. 29 (1), Frühjahr 2003, S. 15–19.

5 GERSHON M., Der kluge Bauch, Goldmann 2001.

Anmerkungen zum Kapitel »Schwangerschaft«

1 Akupunktur während der Schwangerschaft
COUTURIER L., »L'acupuncture à toutes les étapes de la grossesse«, Le Quotidien du médecin, Nr. 7949, 27 April 2006.

2 Empfängnisverhütung und Fruchtbarkeit
ALAM S. M., PAL R., NAGAR S., ISLAM M. A., SAHA A., »Pharmacophore search for anti-fertility and estrogenic potencies of estrogen analogs«, J. Mol. Model., Nr. 14 (11), November 2008, S. 1071–1082.

STUCKEY B. G., »Female sexual function and dysfunction in the reproductive years, the influence of endogenous and exogenous sex hormones«, J. Sex. Med., Nr. 5 (10), Oktober 2008, S. 2282–2290.

3 Einfluss der Ernährung und des pH-Wertes auf die Fruchtbarkeit
WHYTE J. J., ALEXENKO A. P., DAVIS A. M., ELLERSIECK M. R., FOUNTAIN E. D., ROSENFELD C. S., »Maternal diet composition alters serum steroid and free fatty acid concentrations and vaginal pH in mice«, J. Endocrinol., Nr. 192 (1), Januar 2007, S. 75–81.

GRUBEROVA J., BIKOVA S., ULCOVA-GALLOVA Z., REISCHIG J., ROKYTA Z., »Ovulatory mucus and its pH, arborization and spermagglutination antibodies in women with fertility disorders«, Ceska Gynekol., Nr. 71 (1), Januar 2006, S. 36–40.

HELMERHORST F. M., VAN VLIET H. A., GORNAS T., FINKEN M. J., GRIMES D. A.,

»Intrauterine insemination versus timed intercourse for cervical hostility in subfertile couples«, Obstet. Gynecol. Surv., Nr. 61 (6), Juni 2006, S. 402–414.

RATH D., TOPFER-PETERSEN E., MICHELMANN H. W., SCHWARTZ P., VON WITZENDORFF D., EBELING S., EKHLASI-HUNDRIESER M., PIEHLER E., PETRUNKINA A., ROMAR R., »Structural, biochemical and functional aspects of sperm-oocyte interactions in pigs«, Soc. Reprod. Fertil. Suppl., Nr. 62, 2006, S. 317–330.

4 Wirksamkeit der Akupunktur bei In-vitro-Befruchtungen

MANHEIMER E., ZHANG G., UDOFF L., HARAMATI A., LANGENBERG P., BERMAN B. M., BOUTER L. M., »Effects of acupuncture on rates of pregnancy and live birth among women undergoing in vitro fertilisation: systematic review and metaanalysis«, BMJ, Nr. 336 (7643), 8. März 2008, S. 545–549.

5 Wirksamkeit des »Punktes der schönen Babys« zur Vermeidung von Kaiserschnitten

NERI I., AIROLA G., CONTU G., ALLAIS G., FACCHINETTI F., BENEDETTO C., »Acupuncture plus moxibustion to resolve breech presentation: a randomized controlled study«, J. Matern. Fetal. Neonatal. Med., Nr. 15 (4), April 2004, S. 247–252.

CARDINI F., WEIXIN H., »Moxibustion for correction of breech presentation: a randomized controlled trial«, JAMA, Nr. 280 (18), 11. November 1998, S. 1580–1584.

BOOG G., »Alternative methods instead of external cephalic version in the event of breech presentation. Review of the literature«, J. Gynecol. Obstet. Biol. Reprod., Nr. 33 (2), April 2004, S. 94–98.

6 Wirksamkeit der Akupunktur bei der Entbindung

GAUDERNACK L. C., FORBORD S., HOLE E., »Acupuncture administered after spontaneous rupture of membranes at term significantly reduces the length of birth and use of oxytocin. A randomized controlled trial«, Acta Obstet. Gynecol. Scand., Nr. 85 (11), 2006, S. 1348–1353.

SKILLMAN E., FOSSEN D., HEIBERG E., »Acupuncture in the management of pain in labor«, Acta Obstet. Gynecol. Scand., Nr. 81 (10), Oktober 2002, S. 943–948.

NESHEIM B. I., KINGE R., BERG B., ALFREDSSON B., ALLGOT E., HOVE G., JOHNSEN W., JORSETT I., SKEI S., SOLBERG S., »Acupuncture during labor can reduce the use of meperidine: a controlled clinical study«, Clin. J. Pain, Nr. 19 (3), Mai–Juni 2003, S. 187–191.

RAMNERO A., HANSON U., KIHLGREN M., »Acupuncture treatment during labour – a randomised controlled trial«, BJOG, Nr. 109 (6), Juni 2002, S. 637–644.

TERNOV K., NILSSON M., LOFBERG L., ALGOTSSON L., AKESON J., »Acupuncture for pain relief during childbirth«, Acupunct. Electrother. Res., Nr. 23 (1), 1998, S. 19–26.

MARTENSSON L., WALLIN G., »Use of acupuncture and sterile water injection for labor pain: a survey in Sweden«, Birth., Nr. 33 (4), Dezember 2006, S. 289–296.

7 Risiken der Hormoneinnahme

NELSON H. D., HUMPHREY L. L., NYGREN P., TEUTSCH S. M., ALLAN J. D., »Postmenopausal hormone replacement therapy: scientific review«, JAMA, Nr. 288 (7), 21. August 2002, S. 872–881.

CHLEBOWSKI R. T., HENDRIX S. L., LANGER R. D., STEFANICK M. L., GASS M., LANE D., RODABOUGH R. J., GILLIGAN M. A., CYR M. G., THOMSON C. A., KHANDEKAR J., PETROVITCH H., MCTIERNAN A., »WHIMS Investigators. Influence of estrogens plus progestin on breast cancer and mammography in healthy postmenopausal women: the Women's Health Initiative Randomized Trial«, JAMA, Nr. 289 (24), 25. Juni 2003, S. 3243–3253.

Anmerkungen zum Kapitel »Von vierzig bis fünfzig«

1 Verstopfung und Akupunkturpunkte
  JEON S. Y., JUNG H. M., »The effects of abdominal meridian massage on constipation among CVA patients«, Taehan Kanho Hakhoe Chi., Nr. 35 (1), Februar 2005, S. 135–142.
  IWA M., NAKADE Y., PAPPAS T. N., TAKAHASHI T., »Electroacupuncture improves restraint stress-induced delay of gastric emptying via central glutaminergic path ways in conscious rats«, Neuroscience Letters, Nr. 399 (1–2), 15. Mai 2006, S. 6–10.
  IWA M., NAKADE Y., PAPPAS T. N., TAKAHASHI T., »Electroacupuncture elicits dual effects: stimulation of delayed gastric emptying and inhibition of accelerated colonic transit induced by restraint stress in rats«, Dig. Dis. Sci., Nr. 51 (8), August 2006, S. 1493–1500.
2 Wirkung von Chrom
  DJORDJEVIC P. B., DIMITRIJEVIC V., MAKSIMOVIC R., VRVIC M., VUCETIC J., »Application of organic bound chrome in disturbed glycoregulation therapy«, Transplant. Proc., Nr. 27 (6), Dezember 1995, S. 3333–3334.
3 Gewichtsreduktion und Wirksamkeit der Akupunkturpunkte
  CABYOGLU M. T., ERGENE N., TAN U., »The treatment of obesity by acupuncture«, Int. J. Neurosci., Nr. 116 (2), Februar 2006, S. 165–175.
  WANG S. J., LI Q., SHE Y. F., LI A. Y., XU H. Z., ZHAO Z. G., »Effect of electroacupuncture on metabolism of lipids in rats of obesity induced by sodium glutamate«, Zhongguo Zhen Jiu, Nr. 25 (4), April 2005, S. 269–271.
  YU A. S., YANG J. S., WEI L. X., XIE Y. Y., »Observation on therapeutic effect of simple obesity treated with acupuncture, auricular point sticking and TDP«, Zhongguo Zhen Jiu, Nr. 25 (11), November 2005, S. 828–830.
  MI Y. Q., »Clinical study on acupuncture for treatment of 80 cases of simple obesity«, Zhongguo Zhen Jiu, Nr. 25 (2), Februar 2005, S. 95–97.
  KANG S. B., GAO X. L., WANG S. J., WANG Y. J., »Acupuncture for treatment of simple obesity and its effect on serum leptin level of the patient«, Zhongguo Zhen Jiu, Nr. 25 (4), April 2005, S. 243–245.
  WANG L. L., YIN G. Z., »Effects of acupuncture on leptin level and relative factors in the simple obesity Uigur patient«, Zhongguo Zhen Jiu, Nr. 25 (12), Dezember 2005, S. 834–836.

XU B., YUAN J. H., LIU Z. C., CHEN M., WANG X. J., »Effect of acupuncture on plasma peptide YY in the patient of simple obesity«, Zhongguo Zhen Jiu, Nr. 25 (12), Dezember 2005, S. 837–840.

4 Ohrpunkte und Appetitregulierung

SHIRAISHI T., ONOE M., KAGEYAMA T., SAMESHIMA Y., KOJIMA T., KONISHI S., YOSHIMATSU H., SAKATA T., »Effects of auricular acupuncture stimulation on non-obese, healthy volunteer subjects«, Obes. Res., Suppl. 5, 3. Dezember 1995, S. 667S–673S.

ASAMOTO S., TAKESHIGE C., »Activation of the satiety center by auricular acupuncture point stimulation«, Brain Res. Bull., Nr. 29 (2), August 1992, S. 157–164.

RICHARDS D., MARLEY J., »Stimulation of auricular acupuncture points in weight loss«, Aust. Fam. Physician., Suppl. 2, 27. Juli 1998, S. S73–77.

5 Wirksamkeit der Akupunktur bei Lumbalgien

WEIDENHAMMER W., LINDE K., STRENG A., HOPPE A., MELCHART D., »Acupuncture for chronic low back pain in routine care: a multicenter observational study«, Clin. J. Pain., Nr. 23 (2), Februar 2007, S. 128–135.

LINDE K., WEIDENHAMMER W., STRENG A., HOPPE A., MELCHART D., »Acupuncture for osteoarthritic pain: an observational study in routine care«, Rheumatology, Nr. 45 (2), Februar 2006, S. 222–227.

COCHRANE T., DAVEY R. C., MATTHES EDWARDS S. M., »Randomised controlled trial of the cost-effectiveness of water-based therapy for lower limb osteoarthritis«, Health Technol. Assess., Nr. 9 (31), August 2005, S. III-IV, IX-XI, 1–114.

ITOH K., KATSUMI Y., KITAKOJI H., »Trigger point acupuncture treatment of chronic low back pain in elderly patients – a blinded RCT«, Acupunct. Med., Nr. 22 (4), Dezember 2004, S. 170–177.

MANHEIMER E. et al., »Meta-analysis: acupuncture for low back pain«, Ann. Int. Med., Nr. 142, S. 651–663.

WITT C. M., JENA S., SELIM D., et al., »Pragmatic randomized trial evaluating the clinical and economic effectiveness of acupuncture for chronic low back pain«, Am. J. Epidemiol., Bd. 164, Nr. 5, 1. September 2006, S. 487–496.

6 Lumbalgien und Wirksamkeit der Ohrpunkte

SATOR-KATZENSCHLAGER S. M., MICHALEK-SAUBERER A., »P-Stim auricular electroacupuncture stimulation device for pain relief«, Expert Rev. Med. Devices, Nr. 4 (1), Januar 2007, S. 23–32.

SATOR-KATZENSCHLAGER S. M., SCHARBERT G., KOZEK-LANGENECKER S. A., SZELES J. C., FINSTER G., SCHIESSER A. W., HEINZE G., KRESS H. G., »The short and long-term benefit in chronic low back pain through adjuvant electrical versus manual auricular acupuncture«, Anesth. Analg., Nr. 98 (5), Mai 2004, S. 1359–1364, table of contents.

Anmerkungen zum Kapitel »Von fünfzig bis sechzig«

1 Akupunktur und die Verbesserung der Herzfrequenz
YU Y., CUI C., YU J., »Tachycardia ameliorated by electroacupuncture in morphine withdrawal rats«, Zhongguo Zhong Xi Yi Jie He Za Zhi, Nr. 20 (5), Mai 2000, S. 353–355.
GAO J., FU W., JIN Z., YU X., »A preliminary study on the cardioprotection of acupuncture pretreatment in rats with ischemia and reperfusion: involvement of cardiac beta-adrenoceptors«, J. Physiol. Sci., Nr. 56 (4), August 2006, S. 275–279.

2 Psychologie und Krebs
SCHWARZ S., MESSERSCHMIDT H., DÖREN M., »Psychosocial risk factors for cancer development«, Med. Klin., Nr. 102 (12), 15. Dezember 2007, S. 967–979.
BLEIKER E. M., VAN DER PLOEG H. M., »Psychosocial factors in the etiology of breast cancer: review of a popular link«, Patient Educ. Couns., Nr. 37 (3), Juli 1999, S. 201–214.

3 Hormone und Brustkrebs
MUKHERJEE S., MAJUMDER D., »Computational molecular docking assessment of hormone receptor adjuvant drugs: breast cancer as an example, Pathophysiology, 13. Januar 2009.

4 Sport und Krebs
LAHMANN P. H., FRIEDENREICH C., SCHUIT A. J., SALVINI S., ALLEN N. E., KEY T. J., KHAW K. T., BINGHAM S., PEETERS P. H., MONNINKHOF E., BUENO-DE-MESQUITA H. B., WIRFÄLT E., MANJER J., GONZALES C. A., ARDANAZ E., AMIANO P., QUIRÓS J. R., NAVARRO C., MARTINEZ C., BERRINO F., PALLI D., TUMINO R., PANICO S., VINEIS P., TRICHOPOULOU A., BAMIA C., TRICHOPOULOS D., BOEING H., SCHULZ M., LINSEISEN J., CHANG-CLAUDE J., CHAPELON F. C., FOURNIER A., BOUTRONRUAULT M. C., TJØNNELAND A., FØNS JOHNSON N., OVERVAD K., KAAKS R., RIBOLI E., »Physical activity and breast cancer risk: the european prospective investigation into cancer and nutrition«, Cancer Epidemiol. Biomarkers. Prev., Nr. 16 (1), Januar 2007, S. 36–42.

5 Wirkung von Johanniskraut gegen Depressionen
RAHIMI R., NIKFAR S., ABDOLLAHI M., »Efficacy and tolerability of Hypericum perforatum in major depressive disorder in comparison with selective serotonin reuptake inhibitors: a meta-analysis«, Prog. Neuropsychopharmacol. Biol. Psychiatry, Nr. 33 (1), 1. Februar 2009, S. 118–127.

6 Soja und Menopause
DALAIS F. S., RICE G. E., WAHLQVIST M. L., GREHAN M., MURKIES A. L., MEDLEY G., AYTON R., STRAUSS B. J., »Effects of dietary phytoestrogens in postmenopausal women«, Climacteric., Nr. 1 (2), Juni 1998, S. 124–129.

7 Akupunktur und Hitzewallungen
HUANG M. I., NIR Y., CHEN B., SCHNYER R., MANBER R., »A randomized controlled

pilot study of acupuncture for postmenopausal hot flashes: effect on nocturnal hot flashes and sleep quality«, Fertil. Steril., Nr. 86 (3), September 2006, S. 700–710.

COHEN S. M., ROUSSEAU M. E., CAREY B. L., »Can acupuncture ease the symptoms of menopause?«, Holist. Nurs. Pract., Nr. 17 (6), November–Dezember 2003, S. 295–299.

NIR Y., HUANG M. I., SCHNYER R., CHEN B., MANBER R., »Acupuncture for postmenopausal hot flashes«, Maturitas., 18. Dezember 2006.

8 Der Punkt »baihui« und die Hormonregulierung

LAI X.S., HUANG Y., »A comparative study on the acupoints of specialty of baihui, shuigou and shenmen in treating vascular dementia«, Chin. J. Integr. Med., Nr. 11 (3), September 2005, S. 161–166.

9 Akupunktur und Östrogenausschüttung

ZHAO H., TIAN Z. Z., CHENG L., CHEN B. Y., »Electroacupuncture enhances extragonadal aromatization in ovariectomized rats«, Reprod. Biol. Endocrinol., Nr. 2, 27. April 2004, S. 18.

ZHAO H., TIAN Z.Z., CHEN B.Y., »Electroacupuncture stimulates hypothalamic aromatization«, Brain Res., Nr. 1037 (1–2), 10. März 2005, S. 164–170.

YAO X., WANG X. Q., MA S. L., CHEN B. Y., »Electroacupuncture stimulates the expression of prolactin-releasing peptide (PrRP) in the medulla oblongata of ovariectomized rats«, Neuroscience Letters, Nr. 411 (3), 16. Januar 2007, S. 243–248.

CHEN B. Y., CHENG L. H., GAO H., JI S. Z., »Effects of electroacupuncture on the expression of estrogen receptor protein and mRNA in rat brain«, Sheng Li Xue Bao, Nr. 50 (5), Oktober 1998, S. 495–500.

10 Risiken von Hormonbehandlungen in der Menopause

NELSON H. D., HUMPHREY L. L., NYGREN P., TEUTSCH S. M., ALLAN J. D., »Postmenopausal hormone replacement therapy: scientific review«, JAMA, Nr. 288 (7), 21. August 2002, S. 872–881.

CHLEBOWSKI R. T., HENDRIX S. L., LANGER R. D., STEFANICK M. L., GASS M., LANE D., RODABOUGH R. J., GILLIGAN M. A., CYR M. G., THOMSON C. A., KHANDEKAR J., PETROVITCH H., MCTIERNAN A., »WHIMS Investigators. Influence of estrogen plus progestin on breast cancer and mammography in healthy postmenopausal women: the Women's Health Initiative Randomized Trial«, JAMA, Nr. 289 (24), 25. Juni 2003, S. 3243–3253.

SHUMAKER S. A., LEGAULT C., RAPP S. R., THAL L., WALLACE R. B., OCKENE J. K., HENDRIX S. L., JONES B. N. 3rd, ASSAF A. R., JACKSON R. D., KOTCHEN J. M., WASSERTHEIL-SMOLLER S., WACTAWSKI-WENDE J., »WHIMS Investigators. Estrogen plus progestin and the incidence of dementia and mild cognitive impair ment in postmenopausal women: Women's Health Initiative Memory Study: a randomized controlled trial«, JAMA, Nr. 289 (20), 28. Mai 2003, S. 2651–2662.

ESPELAND M. A., RAPP S. R., SHUMAKER S. A., BRUNNER R., MANSON J. E., SHERWIN B. B., HSIA J., MARGOLIS K. L., HOGAN P. E., WALLACE R., DAILEY M., FREE-

MAN R., HAYS J., »WHIMS. Conjugated equine estrogens and global cognitive function in postmenopausal women: Women's Health Initiative Memory Study«, JAMA, Nr. 291 (24), 23. Juni 2004, S. 2959–2968.

SHUMAKER S. A., LEGAULT C., RAPP S. R., THAL L., WALLACE R. B., OCKENE J. K., HENDRIX S. L., JONES B. N. 3rd, ASSAF A. R., JACKSON R. D., KOTCHEN J. M., WASSERTHEIL-SMOLLER S., WACTAWSKI-WENDE J., »WHIMS Investigators. Conjugated equine estrogens and incidence of probable dementia and mild cognitive impairment in postmenopausal women: Women's Health Initiative Memory Study«, JAMA, Nr. 291 (24), 23. Juni 2004, S. 2947–2958.

TONIOLO P. G., LEVITZ M., ZELENIUCH-JACQUOTTE A., BANERJEE S., KOENIG K. L., SHORE R. E., STRAX P., PASTERNACK B. S., »A prospective study of endogenous estrogens and breast cancer in postmenopausal women«, J. Natl. Cancer. Inst., Nr. 87 (3), 1. Februar 2009, S. 190–197.

LACUT K., OGER E., »Hormone therapy and risk for venous thromboembolism in postmenopausal women«, Rev. Prat., Nr. 55 (4), 28. Februar 2005, S. 389–392.

WU O., »Postmenopausal hormone replacement therapy and venous thromboembolism«, Gend. Med., Nr. 2, Suppl. A, 2005, S. S18–27.

CIRILLO D. J., WALLACE R. B., RODABOUGH R. J., GREENLAND P., LACROIX A. Z., LIMACHER M. C., LARSON J. C., »Effect of estrogen therapy on gallbladder disease«, JAMA, Nr. 293 (3), 19. Januar 2005, S. 330–339.

POTISCHMAN N., HOOVER R. N., BRINTON L. A., SIITERI P., DORGAN J. F., SWANSON C. A., BERMAN M. L., MORTEL R., TWIGGS L. B., BARRETT R. J., WILBANKS G. D., PERSKY V., LURAIN J. R., »Case-control study of endogenous steroid hormones and endometrial cancer«, J. Natl. Cancer Inst., Nr. 88 (16), 21. August 1996, S. 1127–1135.

11 Der Punkt »Inneres Passtor« (neiguan) und seine Auswirkung aufs Herz

GAO J., FU W., JIN Z., YU X., »Acupuncture pretreatment protects heart from injury in rats with myocardial ischemia and reperfusion via inhibition of the beta (1)-adrenoceptor signaling pathway«, Life Sci., 20. Januar 2007.

LUJAN H. L., KRAMER V. A., DICARLO S. E., »Electro-acupuncture decreases the susceptibility to ventricular tachycardia in conscious rats by reducing cardiac metabolic demand«, Am. J. Physiol. Heart Circ. Physiol., 5. Januar 2007.

ZENG Q., LI M., OUYANG X., NONG Y., LIU X., SHI J., GUAN X., »Effect of electroacupuncture on reperfusion ventricular arrhythmia in rats«, J. Huazhong Univ. Sci. Technolog. Med. Sci., Nr. 26 (3), 2006, S. 269–271, 277.

WANG X. R., XIAO J., SUN D.J., »Myocardial protective effects of electroacupuncture and hypothermia on porcine heart after ischemia/reperfusion«, Acupunct. Electrother. Res., Nr. 28 (3–4), 2003, S. 193–200.

TSOU M. T., HUANG C. H., CHIU J. H., »Electroacupuncture on PC6 (neiguan) attenuates ischemia/reperfusion injury in rat hearts«, Am. J. Chin. Med., Nr. 32 (6), 2004, S. 951–965.

12 Vorteile der Kalorienbeschränkung
    MLACNIK E., BOCKSTAHLER B. A., MULLER M., TETRICK M. A., NAP R. C., ZEN-
    TEK J., »Effects of caloric restriction and a moderate or intense physiotherapy pro-
    gram for treatment of lameness in overweight dogs with osteoarthritis«, J. Am. Vet.
    Med. Assoc., Nr. 229 (11), 1. Dezember 2006, S. 1756–1760.
    SMITH G. K., PASTER E. R., POWERS M. Y., LAWLER D. F., BIERY D. N., SHOFER F. S.,
    MCKELVIE P. J., KEALY R. D., »Lifelong diet restriction and radiographic evidence of
    osteoarthritis of the hip joint in dogs«, J. Am. Vet. Med. Assoc., Nr. 229 (5), 1. Septem-
    ber 2006, S. 690–693.
    KEALY R. D., LAWLER D. F., »Evaluation of the effect of limited food consumption on
    radiographic evidence of osteoarthritis in dogs«, J. Am. Vet. Med. Assoc., Nr. 217 (11),
    1. Dezember 2000, S. 1678–1680.
    MILLER G. D., NICKLAS B. J., DAVIS C., LOESER R. F., LENCHIK L., MESSIER S. P.,
    »Intensive weight loss program improves physical function in older obese adults with
    knee osteoarthritis«, Obesity (Silver Spring), Nr. 14 (7), Juli 2006, S. 1219–1230.
    MESSIER S. P., LOESER R. F., MITCHELL M. N.,VALLE G., MORGAN T. P., REJESKI
    W. J., ETTINGER W. H., »Exercise and weight loss in obese older adults with knee
    osteoarthritis: a preliminary study«, J. Am. Geriatr. Soc., Nr. 48 (9), September 2000,
    S. 1062–1072.
    JOHNSON J. B., LAUB D. R., JOHN S., »The effect on health of alternate day calorie re-
    striction: eating less and more than needed on alternate days prolongs life«, Med. Hy-
    potheses., Nr. 67 (2), 2006, S. 209–211.
    JOHNSON J. B., SUMMER W., CUTLER R. G., MARTIN B., HYUN D. H., DIXIT V. D.,
    PEARSON M., NASSAR M., TELLEJOHAN R., MAUDSLEY S., CARLSON O., JOHN S.,
    LAUB D. R., MATTSON M. P., »Alternate day calorie restriction improves clinical fin-
    dings and reduces markers of oxidative stress and inflammation in overweight adults
    with moderate asthma«, Free Radic. Biol. Med., Nr. 42 (5), 1. März 2007, S. 665–674.

Anmerkungen zum Kapitel »Von sechzig bis siebzig«

1 Biologisches und psychologisches Alter
    ALAPHILIPPE D., »Self-esteem in the elderly«, Psychol. Neuropsychiatr. Vieil., Nr. 6
    (3), September 2008, S. 167–176.
    PRUESSNER J. C., LORD C., MEANEY M., LUPIEN S., »Effects of self-esteem on age re-
    lated changes in cognition and the regulation of the hypothalamic-pituitary-adrenal
    axis«, Ann. N. Y. Acad. Sci., Nr. 1032, Dezember 2004, S. 186–190.
2 Akupunkturpunkte und Arthrose
    VAS J., MENDEZ C., PEREA-MILLA E., VEGA E., PANADERO M. D., LEON J. M., BOR-
    GE M. A., GASPAR O., SANCHEZ-RODRIGUEZ F., AGUILAR I., JURADO R., »Acu-
    puncture as a complementary therapy to the pharmacological treatment of osteo-

arthritis of the knee: randomised controlled trial«, BMJ, Nr. 329 (7476), 20. November 2004, S. 1216.

WITT C. M., JENA S., BRINKHAUS B., LIECKER B., WEGSCHEIDER K., WILLICH S. N., »Acupuncture in patients with osteoarthritis of the knee or hip: a randomized, controlled trial with an additional nonrandomized arm«, Arthritis. Rheum., Nr. 54 (11), November 2006, S. 3485–3493.

LI C. D., HUANG X. Y., YANG X. G., WANG Q. F., HUANG S. Q., »Observation on therapeutic effect of warming needle moxibustion on knee osteoarthritis of deficiency-cold type«, Zhongguo Zhen Jiu, Nr. 26 (3), März 2006, S. 189–191.

BERMAN B. M., LAO L., LANGENBERG P., LEE W. L., GILPIN A. M., HOCHBERG M. C., »Effectiveness of acupuncture as adjunctive therapy in osteoarthritis of the knee: a randomized, controlled trial«, Ann. Intern. Med., Nr. 141 (12), 21. Dezember 2004, S. 901–910.

MANHEIMER E., LIM B., LAO L., BERMAN B., »Acupuncture for knee osteoarthritis – a randomised trial using a novel sham«, Acupunct. Med., 24. Suppl., Dezember 2006, S. S7–14.

3 Ernährung und Arthrose

HAILU A., KNUTSEN S. F., FRASER G. E., »Associations between meat consumption and the prevalence of degenerative arthritis and soft tissue disorders in the adventist health study«, California U.S.A. J. Nutr. Health Aging, Nr. 10 (1), Januar/Februar 2006, S. 7–14.

4 Ursachen für nachlassendes Gedächtnis

CAO Q., JIANG K., ZHANG M., LIU Y., XIAO S., ZUO C., HUANG H., »Brain glucose metabolism and neuropsychological test in patients with mild cognitive impairment«, Chin. Med. J. (Engl.), Nr. 116 (8), August 2003, S. 1235–1238.

CAO Q., JIANG K., LIU Y., ZHANG M., XIAO S., ZUO C., HUANG H., »The comparison of the regional cerebral metabolism rate of glucose in Alzheimer's disease with mild cognitive impairment«, Zhonghua Yi Xue Za Zhi, Nr. 82 (23), 10. Dezember 2002, S. 1613–1616.

DRZEZGA A., LAUTENSCHLAGER N., SIEBNER H., RIEMENSCHNEIDER M., WILLOCH F., MINOSHIMA S., SCHWAIGER M., KURZ A., »Cerebral metabolic changes accompanying conversion of mild cognitive impairment into Alzheimer's disease: a PET follow-up study«, Eur. J. Nucl. Med. Mol. Imaging, Nr. 30 (8), August 2003, S. 1104–1113.

HARA Y., HAYABARA T., SASAKI K., FUJISAWA Y., KAWADA R., YAMAMOTO T., NAKASHIMA Y., YOSHIMUNE S., KAWAI M., KIBATA M., KURODA S., »Free radicals and superoxide dismutase in blood of patients with Alzheimer's disease and vascular dementia«, J. Neurol. Sci., Nr. 153 (1), 9. Dezember 1997, S. 76–81.

5 Das Herzgedächtnis

BUZIASHVILI Y. I. und Mitautoren (AMBAT'ELLO S. G., ALEKSAKHINA Y. A., PASHCHENKOV M. V.), »Influence of cardiopulmonary bypass on the state of cognitive functions in patients with ischemic heart disease«, Neurosci. Behav. Physiol., Nr. 36 (2), Februar 2006, S. 107–113.

SHAPIRA M., THOMPSON C. K., SOREQ H., ROBINSON G. E., »Changes in neuronal acetylcholinesterase gene expression and division of labor in honey bee colonies«, J. Mol. Neurosci., Nr. 17 (1), August 2001, S. 1–12.

WILSON D. A., FLETCHER M. L., SULLIVAN R. M., »Acetylcholine and olfactory perceptual learning«, Learn. Mem., Nr. 11 (1), Januar/Februar 2004, S. 28–34.

FERREIRA G. (MEURISSE M., GERVAIS R., RAVEL N. and LÉVY F.), »Extensive immunolesions of basal forebrain cholinergic system impair offspring recognition in sheep«, Neuroscience, Bd. 106, Ausg. 1, 3. September 2001, S. 103–116.

IWANAGA M., KOBAYASHI A., KAWASAKI C., »Heart rate variability with repetitive exposure to music«, Biol. Psychol., Nr. 70 (1), September 2005, S. 61–66.

SARTER M., BRUNO J.P., GIVENS B., »Attentional functions of cortical cholinergic inputs: what does it mean for learning and memory?«, Neurobiol. Learn. Mem., Nr. 80 (3), November 2003, S. 245–256.

LANEY C., CAMPBELL H. V., HEUER F., REISBERG D., »Memory for thematically arousing events, Mem. Cognit., Nr. 32 (7), Oktober 2004, S. 1149–1159.

6 Die Wirkung von Omega 3 auf das Gehirn

HAMILTON J. A., HILLARD C. J., SPECTOR A. A., WATKINS P. A., »Brain uptake and utilization of fatty acids, lipids and lipoproteins: application to neurological disorders«, J. Mol. Neurosci., Nr. 33 (1), September 2007, S. 2–11.

KATZ R., HAMILTON J. A., POWNALL H. J., DECKELBAUM R. J., HILLARD C. J., LEBOEUF R. C., WATKINS P. A., »Brain uptake and utilization of fatty acids, lipids & lipoproteins: recommendations for future research«, J. Mol. Neurosci., Nr. 33 (1), September 2007, S. 146–150.

7 KELDER P., Die fünf Tibeter, Fischer 2006.

8 BREG P., Les Clefs en or vers la santé physique interne, 1999.

9 Silizium, Osteoporose und Arthrose

KHODYREV V. N., BEKETOVA N. A., KODENTSOVA V. M., VRZHESINSKAIA O. A., KOSHELEVA O. V., PEREVERZEVA O. G., RZHANIKOV E. B., SPIRICHEV V. B., »The influence of the vitamin-mineral complex upon the blood vitamin, calcium and phosphorus of patients with ostreoarthrosis«, Vopr. Pitan., Nr. 75 (2), 2006, S. 44–47.

10 Vorteile der Kalorienbeschränkung

MLACNIK E., BOCKSTAHLER B. A., MULLER M., TETRICK M.A., NAP R. C., ZENTEK J., »Effects of caloric restriction and a moderate or intense physiotherapy program for treatment of lameness in overweight dogs with osteoarthritis«, J. Am. Vet. Med. Assoc., Nr. 229 (11), 1. Dezember 2006, S. 1756–1760.

SMITH G. K., PASTER E. R., POWERS M. Y., LAWLER D. F., BIERY D. N., SHOFER F. S., MCKELVIE P. J., KEALY R. D., »Lifelong diet restriction and radiographic evidence of osteoarthritis of the hip joint in dogs«, J. Am. Vet. Med. Assoc., Nr. 229 (5), 1. September 2006, S. 690–693.

KEALY R. D., LAWLER D. F., »Evaluation of the effect of limited food consumption on radiographic evidence of osteoarthritis in dogs«, J. Am. Vet. Med. Assoc., Nr. 217 (11), 1. Dezember 2000, S. 1678–1680.

MILLER G. D., NICKLAS B. J., DAVIS C., LOESER R. F., LENCHIK L., MESSIER S. P., »Intensive weight loss program improves physical function in older obese adults with knee osteoarthritis«, Obesity (Silver Spring), Nr. 14 (7), Juli 2006, S. 1219–1230.

MESSIER S. P., LOESER R. F., MITCHELL M. N., VALLE G., MORGAN T. P., REJESKI W. J., ETTINGER W. H., »Exercise and weight loss in obese older adults with knee osteoarthritis: a preliminary study«, J. Am. Geriatr. Soc., Nr. 48 (9), September 2000, S. 1062–1072.

JOHNSON J. B., LAUB D. R., JOHN S., »The effect on health of alternate day calorie restriction: eating less and more than needed on alternate days prolongs life«, Med. Hypotheses., Nr. 67 (2), 2006, S. 209–211.

JOHNSON J. B., SUMMER W., CUTLER R. G., MARTIN B., HYUN D. H., DIXIT V. D., PEARSON M., NASSAR M., TELLEJOHAN R., MAUDSLEY S., CARLSON O., JOHN S., LAUB D. R., MATTSON M. P., »Alternate day calorie restriction improves clinical findings and reduces markers of oxidative stress and inflammation in overweight adults with moderate asthma«, Free Radic. Biol. Med., Nr. 42 (5), 1. März 2007, S. 665–674.

11 Ingwer und Arthrose

SHEN C. L., HONG K. J., KIM S. W., »Comparative effects of ginger root (Zingiber officinale Rosc.) on the production of inflammatory mediators in normal and osteoarthrotic sow chondrocytes«, J. Med. Food., Nr. 8 (2), Sommer 2005, S. 149–153.

SHEN C. L., HONG K. J., KIM S. W., »Effects of ginger (Zingiber officinale Rosc.) on decreasing the production of inflammatory mediators in sow osteoarthrotic cartilage explants«, J. Med. Food., Nr. 6 (4), Winter 2003, S. 323–328.

THOMSON M., AL-QATTAN K. K., AL-SAWAN S. M., ALNAQEEB M. A., KHAN I., ALI M., »The use of ginger (Zingiber officinale Rosc.) as a potential anti-inflammatory and antithrombotic agent«, Prostaglandins Leukot Essent Fatty Acids., Nr. 67 (6), Dezember 2002, S. 475–478.

12 Fette und Arthrose

RICHARDSON D. C., SCHOENHERR W. D., ZICKER S. C., »Nutritional management of osteoarthritis«, Vet. Clin. North Am. Small Anim. Pract., Nr. 27 (4), Juli 1997, S. 883–911.

KREMER J. M., BIGAUOETTE J., MICHALEK A. V., TIMCHALK M. A., LININGER L., RYNES R. I., HUYCK C., ZIEMINSKI J., BARTHOLOMEW L. E., »Effects of manipulation of dietary fatty acids on clinical manifestations of rheumatoid arthritis«, Lancet., Nr. 1 (8422), 26. Januar 1985, S. 184–187.

SURETTE M. E., KOUMENIS I. L., EDENS M. B., TRAMPOSCH K. M., CHILTON F. H., »Inhibition of leukotriene synthesis, pharmacokinetics, and tolerability of a novel dietary fatty acid formulation in healthy adult subjects«, Clin. Ther., Nr. 25 (3), März 2003, S. 948–971.

13 Pflanzen und Arthrose

MCALINDON T. E., »Nutraceuticals: do they work and when should we use them?«, Best Pract. Res. Clin. Rheumatol., Nr. 20 (1), Februar 2006, S. 99–115.

14 Nahrungsergänzungsmittel und Gelenke

BUI L. M., BIERER T. L., »Influence of green lipped mussels (Perna canaliculus) in alleviating signs of arthritis in dogs«, Vet. Ther., Nr. 4 (4), Winter 2003, S. 397–407.

15 Anti-Aging-Wirkung von Akupunkturpunkten

LIU C. Z., YU J. C., ZHANG X. Z., FU W. W., WANG T., HAN J. X., »Acupuncture prevents cognitive deficits and oxidative stress in cerebral multi-infarction rats«, Neuroscience Letters, Nr. 393 (1), 23. Januar 2006, S. 45–50.

GAO H., YAN L., LIU B., WANG Y., WEI X., SUN L., CUI H., »Clinical study on treatment of senile vascular dementia by acupuncture«, J. Tradit. Chin. Med., Nr. 21 (2), Juni 2001, S. 103–109.

LAI X., MO F., JIANG G., »Observation of clinical effect of acupuncture on vascular dementia and its influence on superoxide dismutase, lipid peroxide and nitric oxide«, Zhongguo Zhong Xi Yi Jie He Za Zhi, Nr. 18 (11), November 1998, S. 648–651.

16 Akupunkturpunkte und Gedächtnis

1. Vaskularisation des Gehirns

NEWBERG A. B., LARICCIA P. J., LEE B. Y., FÁRRAR J. T., LEE L., ALAVI A., »Cerebral blood flow effects of pain and acupuncture: a preliminary single-photon emission computed tomography imaging study«, J. Neuroimaging., Nr. 15 (1), Januar 2005, S. 43–49.

DONG J. C., LI J., ZUO C. T., »Influence of needling at yin-yang meridian points on cerebral glucose metabolism«, Zhongguo Zhong Xi Yi Jie He Za Zhi, Nr. 22 (2), Februar 2002, S. 107–109.

JIA S. W., WANG Q. S., XU W. G., »Study on influence of acupunctural signal on energy metabolism of human brain by positron emission tomography«, Zhongguo Zhong Xi Yi Jie He Za Zhi, Nr. 22 (7), Juli 2002, S. 508–111.

ZHANG X. Y., GAO S., ZHAO J. G., CAI L., PANG J. P., LU M. X., »PET study of effects of combination of different points on glucose metabolism in the patient of cerebral infarction«, Zhongguo Zhen Jiu, Nr. 27 (1), Januar 2007, S. 26–30.

HUANG Y., LI D. J., TANG A. W., LI Q. S., XIA D. B., XIE Y. N., GONG W., CHEN J., »Effect of scalp acupuncture on glucose metabolism in brain of patients with depression«, Zhongguo Zhong Xi Yi Jie He Za Zhi, Nr. 25 (2), Februar 2005, S. 119–122.

2. Erhaltung und Verbesserung der kognitiven Funktionen

YU J., YU T., HAN J., »Aging-related changes in the transcriptional profile of cerebrum in senescence-accelerated mouse (SAMP10) is remarkably retarded by acupuncture«, Acupunct. Electrother. Res., Nr. 30 (1–2), 2005, S. 27–42.

YU J., LIU C., ZHANG X., HAN J., »Acupuncture improved cognitive impairment caused by multi-infarct dementia in rats«, Physiol. Behav., Nr. 86 (4), 15. November 2005, S. 434–441.

YU J., ZHANG X., LIU C., MENG Y., HAN J., »Effect of acupuncture treatment on vascular dementia«, Neurol. Res., Nr. 28 (1), Januar 2006, S. 97–103.

LAI X. S., HUANG Y., »A comparative study on the acupoints of specialty of baihui, shuigou and shenmen in treating vascular dementia«, Chin. J. Integr. Med., Nr. 11 (3), September 2005, S. 161–166.

WANG L., TANG C., LAI X., »Effects of electroacupuncture on learning, memory and formation system of free radicals in brain tissues of vascular dementia model rats«, J. Tradit. Chin. Med., Nr. 24 (2), Juni 2004, S. 140–143.

ZHANG A., LUO F., PAN Z., ZHOU Y., »Influence of cerebral traumatic dementia treated with acupuncture at houxi and shenmen«, Zhen Ci Yan Jiu, Nr. 21 (1), 1996, S. 12–14.

Anmerkungen zum Nachwort

1 Das Anti-Aging-Gen

LIANG X. B., LIU X. Y., LI F. Q., LUO Y., LU J., ZHANG W. M., WANG X. M., HAN J. S., »Long-term high-frequency electroacupuncture stimulation prevents neuronal degeneration and up-regulates BDNF mRNA in the substantia nigra and ventral tegmental area following medial forebrain bundle axotomy«, Brain Res. Mol., Nr. 108 (1–2), Dezember 2002, S. 51–59.

WANG S., CAI Y. Y., SHANG Y. J., JIN-RONG L., »Effects of head point-throughpoint electroacupuncture on SOD and LPO in the patient of Parkinson's disease«, Zhongguo Zhen Jiu, Nr. 26 (4), April 2006, S. 240–242.

MA J., WANG Y. C., GAN S. Y., »Effects of electroacupuncture on behaviors and dopaminergic neurons in the rat of Parkinson's disease«, Zhongguo Zhen Jiu, Nr. 26 (9), September 2006, S. 655–657.

LIU C. Z., YU J. C., HAN J. X., »Effects of acupuncture on expression CuZnSOD mRNA and protein in hippocampus of the rat with multi-infarct dementia«, Zhongguo Zhen Jiu, Nr. 26 (2), Februar 2006, S. 129–132.

YU J., LU M., YU T., HAN J., »Differential expression of age-related genes in the cerebrum of senescence-accelerated mouse (SAMP10) and analysis of acupuncture interference using DD-PCR technique«, Acupunct. Electrother. Res., Nr. 27 (3–4), 2002, S. 183–189.

FU Y., YU J. C., DING X. R., HAN J. X., »Study on expression of brain aging-relative genes HSP86 and HSP84 and effects of acupuncture in the SAMP10 mouse«, Zhongguo Zhen Jiu, Nr. 26 (4), April 2006, S. 283–286.

WEN T., FAN X., LI M., HAN J., SHI X., XING L., »Changes of metallothionein 1 and 3 mRNA levels with age in brain of senescence-accelerated mice and the effects of acupuncture«, Am. J. Chin. Med., Nr. 34 (3), 2006, S. 435–447.

DING X., YU J., YU T., FU Y., HAN J., »Acupuncture regulates the aging-related changes in gene profile expression of the hippocampus in senescence-accelerated mouse (SAMP10)«, Neuroscience Letters, Nr. 399 (1–2), 15. Mai 2006, S. 11–16.

2 Akupunktur und Anti-Aging-Effekt

ZHU D., MA Q., LI C., WANG L., »Effect of stimulation of shensu point on the aging process of genital system in aged female rats and the role of monoamine neurotransmitters«, Shaanxi Provincial Academy of Traditional Chinese Medicine and Pharmacy.

3 DING X., YU J., YU T., FU Y., HAN J., »Acupuncture regulates the aging-related changes in gene profile expression of the hippocampus in senescence-accelerated mouse (SAMP10)«, Acupunct. Electrother. Res., Nr. 30 (1–2), 2005, S. 27–42.

YU J., YU T., HAN J., »Aging-related changes in the transcriptional profile of cerebrum in senescence-accelerated mouse (SAMP10) is remarkably retarded by acupuncture«, Zhongguo Zhen Jiu, Nr. 26 (9), September 2006, S. 651–654.

FU Y., YU J. C., DING X. R., HAN J. X., »Effects of acupuncture on expressions of transcription factors NF-E2,YB-1,LRG47 in the SAMP10 mouse«, Am. J. Chin. Med., Nr. 34 (3), 2006, S. 435–447.

WEN T., FAN X., LI M., HAN J., SHI X., XING L., »Changes of metallothionein 1 and 3 mRNA levels with age in brain of senescence-accelerated mice and the effects of acupuncture«, Sheng Wu Yi Xue Gong Cheng Xue Za Zhi, Nr. 23 (2), April 2006, S. 450–454.

LI X., ZHANG J., SONG J., HONG W., »Moxibustion and its application in antiaging study«, Acupunct. Electrother. Res., Nr. 30 (1–2), 2005, S. 27–42.

YU J., YU T., HAN J., »Aging-related changes in the transcriptional profile of cerebrum in senescence-accelerated mouse (SAMP10) is remarkably retarded by acupuncture«, J. Tradit. Chin. Med., Nr. 20 (1), März 2000, S. 59–62.

4 Gedächtnisschwund

GEESAMAN B. J., »Genetics of aging: implications for drug discovery and development«, Am. J. Clin. Nutr., Nr. 83 (2), Februar 2006, S. 466S-469S.

Anmerkung zu Anhang 2

1 Alkohol

THORER H., VOLF N., »Acupuncture after alcohol consumption: a share controlled Assessment«, J. of the British Medical Acupuncture Society, Bd. XIV, Nr. 2, November 1996, S. 63–68.

Register

Seitenangaben in *Kursivdruck* verweisen auf Abbildungen.

Abnehmen 172–181
Ohrpunkte *181*
»Acht-mal-acht-Massage«, Baby *135*
Actylcholin 246ff.
Adrenalin 51, 89, 101, 220
Akne(pickel) 32f., 40, 47, 56
Akupunktur 13f., 17, 21, 23, 25ff., 45, 53, 74f., 102, 109, 115, 120, 131, 165, 199, 220f., 278
Akupunkturlifting 162
Akupunkturpunkte 25ff., 36f., 39, 51, 80, 105, 108, 114f., 117, 121, 123, 175, 193, 204, 211, 221, 271, 274, 278, 283, 285
»Appetitpunkt« *175*
auffinden 24
baihui (»Zusammenkunft aller Leitbahnen«) *68, 91, 133, 182, 213, 219, 271*
bailao (»acht heilige Punkte«) 130, 281
biguan (»Passtor des Femurs«) *67*
chengshan (»Säule des Fleisches«) *94*
chize (»Moorsee am Fußpunkt«) *291*
dachangshu (»Einflusspunkte des Dickdarm-Funktionskreises«) *262*
dadu (»Die große Stadt«) *180*
daying (»Punkt, der Großes empfängt«) *163*
dicang (»Zwischenspeicher der Erde«) *164*
dubi (»Kalbsnase«) *264*
fengchi (»Teich des Windes«) *103, 188, 268*
fengshi (»Marktplatz der Winde«) *138f.*
ganshu (»Einflusspunkt des Leber-Funktionskreises«) *284*
guanyuan (»Das erste der Passtore«) *66, 179,* 281
guanyuan (»Das erste der Passtore«) *66, 179,* 281
heding (»Kranich-Scheitel«) *139, 264*

hegu (»Vereinte Täler«) 17, *52,* 66, 93, 105, 137, 170
houxi (»Der hinere Wasserlauf«) *268*
houxi (»Der hintere Wasserlauf«) *187*
huantiao (»Angelpunkt des Femurs«) *265*
huiyin (»Zusammenkunft des Yin«) *282*
jiache (»Maxilla«) *163*
jianyu (»Spalt unter der Schulterhöhe«) *136*
jiexi (»Befreiter Wasserlauf«) *139*
juliao (»Weites Kellerloch«) *163*
kunlun (»Olympus«) *143, 263, 289*
lidui (»Die unterdrückte Heiterkeit«) *284*
lieque (»Reihe von Lücken«) 286
luozhen (»Nackenstarre«) *188, 268*
massieren 25f.
neiguan (»Inneres Passtor«) *125f., 220,* 221, *222, 269,* 288, *289*
Ohr-shenmen 181
quchi (»Gekrümmter Teich«) *102, 136f., 190*
rangu (»Drachenquelle«) *264*
renzhong (»Wassergraben«) *271*
sanyinjiao (»Die Verbindung der drei Yin«) *66, 68, 183, 211, 219, 291*
shangqiu (»Kleiner Fersenberg«) *267*
shangxing (»Oberer Stern«) *99*
shanzong (»Vorhof der Brust«) *223*
shaochong (»Die kleinere Straße«) 90
shaoze (»Der kleine Moorsee«) *144*
shenmai (»Ursprung der Emporziehenden Yang-Leitbahn«) *129*
shenmen (»Die Straße/Die Pforte zur Heiterkeit«) *52, 57, 103, 133, 213, 219, 222,* 272
shenmen (»Pforte der Heiterkeit«) *103*
shenshu (»Einflusspunkt des Nieren-Funktionskreises«) *89, 193, 220,* 278
shenting (»Vorhalle der konstellierenden Kraft«) *52, 94*

shuaigu (»Oberer Punkt des Ohres«) *285*
shuiquan (»Wasserquelle«) *127*
sizhukong (»Mit Geigen und Flöten«) *134*
suliao (»Der König des Gesichts«) *284*
taiba (»Das größte Weiße«) 57, *180*
taichong (»Die mächtige Große Straße)«
95, 96, *128, 224, 273*
taixi (»Mächtiger Wasserlauf«) *69, 211,
233*
tianshu (»Angel des Himmels«) *179*
tongziliao (»Kellerloch der Pupille«) *164,
273*
weizhong (»Die Mitte des Staugewässers«) *143*
xiajuxu (»Untere Enge des weiten
Feldes«) *265*
xuehai (»Meer des Xue«) *102*
yangbai (»Die Weiße des Yang«) *164*
yanlingquan (»Quelle am sonnenbeschienenen Grabhügel«) *138*
yingxiang (»Empfangen der Wohlgerüche«) *99, 286*
yinlingquan (»Die Quelle am Yin-Grabhügel«) *69, 170, 183, 194, 265, 267*
yintang (»Siegelhalle«) *99, 164*
zhaohai (»Das Meer der Erhellung«) *129*
zhiyin (»Das äußerste Yin«) *128*
zhongwan (»Sammlungspunkt des
Magen-Funktionskreises«) *56, 175*
zhubin (»Punkt der hübschen Babys«,
»Gästehaus«) *123, 126*
zulinqi (»Am Rand der Tränen des
Fußes«) *193, 263*
zusanli (»Dritter Weiler am Fuß«,
»Lebensenergiepunkte«) *56, 67, 93*, 105,
127, 131, 139, 170, 180
Algen 178
Alkohol 33, 44f., 63, 11, 184, 191, 212, 248,
283f.
Allergien/allergisch 15ff., 33, 38f., 73, 75, 80f.,
118, 224
Allgemeinbefinden 238f.
Alterungsprozess 46, 79, 82, 168, 227, 271,
277f.
Anämie 65

Anfälligkeit 209
Angelikawurzel *(Angelica sinensis)* 212
Angewohnheiten, schlechte 43ff.
Angst(attacken/-zustände)/Ängste 13, 33,
44f., 51, 73, 75, 81, 110, 132f., 156, 167,
198f., 210, 244, 254, 280 *siehe auch* Panik
Anti-Aging 36, 46, 226f., 278
Antibiogramm 59, 61
Antibiotikum 14ff., 59
Antioxidantien 36, 46, 82, 121, 223ff., 227,
254f., 258, 273, 290
Appetit 111, 113, 151f., 178, 181
regulieren 36f., *56*
Appetitpunkt, Ohr 57, 175, 181
Appetitzentrum, Gehirn 181
Arganöl, Anwendung 226
Armmassage, Baby *136f.*
Aromatogramm 59ff.
Artemisia vulgaris (Beifuß) 27
Arterienverkalkung *siehe* Arteriosklerose
Arteriosklerose (Arterienverkalkung) 46f.,
203, 206, 236
Arthrose 21, 47, 79, 82, 173, 230, 240–245,
258ff., 262
Körperübungen 260f.
–, Massieren bei 262
Arztsprechstunde 161
Atemwege 38, 60, 80, *100*, 280, 286, 292
Atemwegsinfektionen 33, 38f., 60
Atmen (Ein-/Aus-/Durchatmen) 16, 54, 92,
97, 101f., 171f., 184, 186f., 191f., 217, 249,
256f.
Atmung, richtige 171
Augen 273
Fußreflexzonen *216*
Augenleiden 79
Aurikulotherapie 189
Auswendiglernen 272
Autoimmunkrankheiten 58

Baby
Geschlecht 111
Lage 128
Magenrückfluss 117
Verdauung 144

Babyblues 132
Babymassage 116, 134, *135–143*
Bandscheiben 30, 39, 87, 159f., 241, 244
Bärentraubenextrakt 61
Basisstoffwechsel 154ff.
Bauchatmung 54, 101f., 171, 217, 249–252
　Übung *217*
Bauchmassage 453, *135*
　Baby *135*
Bauchspeicheldrüse, Fußreflexzonen *215*
Beckenbodengymnastik, postnatale 119
Befruchtung, künstliche 119f.
Beifuß *siehe* Artemisia vulgaris
Beindurchblutung 245f., 266f.
Beine, schwere 181f.
Beinmassage, Baby *138f.*
Beinrückenmassage, Baby *143*
Beruhigungsmittel 44
Beruhigungstees 58
Besenreiser 157
Betakarotin *siehe* Provitamin A
Bewegen/Bewegung 231 *siehe auch* Sport
Biokosmetik 86
Blähungen 39, 92, 113, 157, 160
Blasenentzündungen 38f., 59–63
Blick ins Unendliche, Der (Übung) *187, 256*
Blutdruck 21, 79, 204, 221, 247
Bluthochdruck 204, 220
Blutkreislauf 266f.
　Übungen, hilfreiche 266
Blutungen, starke 65
Borretschöl 226
Botox (Botulinumtoxin) 165
Bronchien *100, 214*
　Fußreflexzonen *215*
Brustkorbmassage, Baby *136*
Brustkrebs 47, 62, 64, 77, 82, 199, 208
Brustmassage 84
Bulimie 37

Cannabis 44f.
Ceylonzimt-Öl 61
Check-up, Zeitpunkt 77
Chinazimt-Öl 61
Chlorophyll 228f.

Cholesterin 47f., 77, 82, 176, 201, 204ff., 210, 223f., 254f.
Chondroitinsulfat 260
Chrom 178
Cranberries (Moosbeeren) 61
Cremes, Haut 84
Cun *siehe* Proportionalmaß

Darm/Gedärme *siehe* Dickdarm *sowie* Dünndarm
Darmantiseptikum 287
Darmausscheidungen 62, 157
Darmbeschwerden 34
Darmflora 32, 34, 38, 41, 59f., 80f., 101, 116, 118, 123, 171, 173
　Immunsystem 59
Darmkeime 39
Darmkoliken 144
Darmkrebs 208
Darmmassage 171
Darmmilieu 225
Darmmotorik/-peristaltik 156f., 171
Darmschleimhaut 228
Darmspiegelung 77
Darmwand 81, 157, 169, 228
Dehnungen (griechische Methode) 252f.
Diabetes 47, 82, 153
Dickdarm 22, 48, 54f., 59f., 65, 80, 113, 151f., 156f., 159, 169, 171, 214, 217, 228, 255, 287
　Fußreflexzonen *215*
　Gifte 287
Dickdarm-Funktionskreis 262
Drogen 44f., 285
Dünndarm 22, 54f., 60, 65, 80, 113, 151f., 156f., 159, 169, 214, 217, 228, 255, 287
　Gifte
Durchblutung
　–, bessere 183
　–, schlechte 157f., 181–185
Durchblutungsstörungen 243–246

Eierstöcke, Fußreflexzonen *216*
Eierstockkrebs 133
Ei-Hafer-Maske 85
Einschlafschwierigkeiten 34, 76

Ei-Olivenöl-Zitronen-Maske 85
»Eisenbrücke«, Übung *217f.*
Eisenverlust 65
Ekzeme 33, 80f., 101ff.
Eleutherokokk *siehe* Taigawurzel
Ellbogenentzündungen 190f.
Emotionen, Beruhigung *57*
Empfängnis, Chancen 109
Empfängnisverhütung 108f., 132, 153
    –, orale 42f.
Endometrium *siehe*
    Gebärmutter(schleimhaut)
Endorphine 23, 25, 45, 231
Energiequelle(n) 35ff., 232
Energieräuber 231
Enkephaline 45
Entbindung 115f.
    –, nach der 131ff.
    Vorbereitung 114
Entgiften 172f.
»Entgiftungstag« 167
Erektion halten 281
Erinnerungsvermögen 245
Ernährung(sweise) 26, 33, 35ff., 55, 70, 81,
    149, 156, 173, 208, 227–230, 232, 242f.,
    254–257, 278 *siehe auch* Nahrungsergän-
    zung
    Arthrose 258f.
    Bluthochdruck 220
    Cholesterin 204ff., 223f.
    Ekzeme 101
    Energie tanken 92
    Entbindung, nach 131
    Gedächtnisleistung 270
    Hals-Nasen-Ohren-Bereich 97f.
    Hautallergien 101
    Hitzewallungen 212
    Kreuzschmerzen 191
    Migräne(anfälle) 95
    Regelbeschwerden 63
    Schlafrhythmus 90
    Schwangerschaft 109ff., 123f.
    Schwangerschaftsvorbereitung 121
    Stillen 144
    Stress 88

Ernährungsergänzung 171
Ernährungssünden 152
Erschöpfung(szustände) 22, 32f., 35, 77f., 108,
    113, 132, 148, 153, 155, 195, 203 *siehe auch*
    Müdigkeit
Erschöpfungsresistenz 196
Essgewohnheiten 55–59
Eukalyptus 257

Fastfood 35, 37
Fettstoffwechsel 47, 82, 203
Flohsamen 169
Flüge (Flugreisen) 288
Folsäure *siehe* Vitamin B(-Komplex)/
    Folsäure
Frauenmantel 212
Fruchtbarkeit 23, 42, 119
Fruchtsaft(kur) 167ff.
Frühjahr, Immunsystem stärken 290
Frühstück 174
Fußmassage *215*
    Baby *140*
Fußsohle, Reflexzonen
    Magen *215*
    Dickdarm *215*
Fußsohlenmassage, Baby *140*

Gallenblase, Fußreflexzonen *215*
Gebärmutter, Fußreflexzonen *216*
Gebärmutterkrebs 214
Gebärmutter(schleimhaut) 23, 32, 47, 64,
    110, 114, 122f., 133, 196, 214, 216
Geburtsschmerzen lindern 129f.
Gedächtnisleistung 44, 50, 52f., 88, 244ff.,
    255, 278, 283
    erhalten 270ff.
Gedächtnisstörungen 244
Gedächtnisverlust 44
Gedärme/Darm *siehe* Dickdarm *sowie*
    Dünndarm
Gehirn, Fußreflexzonen *216, 272*
Gehirndurchblutung 243ff.
Gemüt, Sonne fürs 86
Genicksteife 160f.
Gewalttätigkeit 44

Gewichtsabnahme, erfolgreiche (Tipps) 178
Gewichtsregulierung 151f.
Gewichtszunahme 112f., 124f., 149, 151f., 155f., 178, 224
Ginkgo biloba 184, 266, 288, 291
Gleichgewicht verbessern 268f.
Gleichgewichtsorgan 244
Grauer Star 79
Grünlippmuschel *(Perna canaliculus)* 260
Gurkenmaske 85

Haar, schönes 165ff.
Haarausfall 166
Halluzinationen 44
Hals-Nasen-Ohren-Bereich, Übungen 97
Halswirbelsäule, Arthrose 79
Hämorrhoiden 158f., 182ff.
Harnverhaltung, Schwangerschaft 126
Harnwegsinfektionen 61, 60
Haschischkonsum 44
Haut 23f., 27, 40f., 43, 47, 79f., 82–86, 102, 112f., 116, 125, 130, 149f., 162, 172, 176, 200, 214, 225ff., 230, 239, 254f., 259, 285
–, schöne 48f.
Hautallergien 101ff. *siehe auch* Allergien/allergisch
Hautkrankheit, Musik 103
Hautprobleme 40f.
Hefe, Haut 84f.
Heidekrautextrakt 61
Heidelbeere 273
Herbst, Immunsystem stärken 292
Herz, Fußreflexzonen *215*
Herzflattern 88
»Herzgedächtnis« 246f.
Herz-Kreislauf-Beschwerden/-Krankheiten 47, 82, 229
Herzmuskel 239
Herzrhythmus, Normalisierung 222
Herzrhythmusstörungen 203f.
Himmelstrommel«, »Die (Körperübung) 270
Hirschübung, Beckenboden 132, 184
Hitzewallungen 198f., 212ff.

Hometrainer 176
Homöopathie 213
Hormone 32, 37, 41f., 47, 51, 77, 82, 89, 108f., 124, 132f., 155, 201f., 204, 212, 214, 225
Hormonersatztherapie 214
Hormonhaushalt 31, 39f., 72, 104, 131, 153, 160, 213, 217
regulieren 68
Hüftschmerzen lindern 265
Hungergefühl (dämpfen) 152, 175
Hyaluronsäure 260
Hyperöstrogenämie 41, 63, 208 *siehe auch* Östrogen
Hyperthyreose 156
Hypervitaminose 48
Hypoglykämie (Unterzucker) 35, 153, 178
Hypophyse 42
Hypothalamus 42
Hypothyreose 155

Idealgewicht 174
Immunabwehr(kräfte)/-system 22, 25, 30, 32,f., 38f., 47, 60, 88, 104, 116, 124, 195f., 208f., 230, 285, 289
Darmflora 59
–, starkes 290ff.
Infektionen (häufige) 19, 32, 40, 42, 47, 70, 241, 257
Infektionsanfälligkeit 34
Infektionsfaktoren 60, 248
Ingwer(pulver/-saft/-wurzel) 92, 126, 168, 220, 257
Inhalation 100

Jetlag 288f.
Jod(spiegel) 98, 155f., 178f.
Johanniskraut *(Hypericum perforatum)* 209
Jojo-Effekt 172

Kaffee 62f., 88, 90, 95, 101, 174, 191, 204, 212, 220
Kalzium 55, 58, 86, 98, 182, 206f., 224ff., 230, 241, 255, 259
Kalziumaufnahme, bessere 224

Kalzium-Phosphor-Stoffwechsel 241
Kardiotraining 155, 176
Karpaltunnelsyndrom 245
Kieselerde/-säure 58, 225, 255 *siehe auch*
 Silizium
Kniebeschwerden lindern 264
Knochen(bau/-struktur) 24, 33, 55, 86, 206ff.,
 225, 230, 236, 240f., 254f., 259, 261
Kolibakterium 59
Kolon *siehe* Dickdarm
Kompressionsstrümpfe 182
Konservierungsmethoden/-mittel 58f., 81
Konzentrationsfähigkeit 44, 52f., 76, 94, 244,
 283
Kopfschmerzen 21, 78f., 88, 95f., 161 *siehe*
 auch Migräne(anfälle)
Kortison 51, 89, 153
Krampfadern, Verödung 158
Krämpfe 158, 184
Kranich, Der (Übung) *186, 257*
Krebs(erkrankungen) 13, 36, 43, 77, 201, 228,
 230, 285
 Maßnahmen, vorbeugende 207f.
Kreuzschmerzen 191–194
 lindern 263
 –, Übungen bei 192
Kurkuma 254f.

Lachen, Das dreifache (Übung) 253f.
Lebensenergie 13f., 22f., 232, 237, 270
Lebenshygiene 76
Lebensmittel, probiotische 60
Leber 184f.
 Fußreflexzonen *215*
Leberenzyme 223
Leberfunktion 47, 63, 82
Leberkrebs 62
Lendenschmerzen lindern 263
Liebesspiels, Kunst des 281f.
Lifting ohne Chirurgie 162–165
Luft, saubere 62
Lumbalgien 159f.
Lunge, Fußreflexzonen *215*
Lust verlängern, sexuelle 281f.
Lymphfluss 84, 105, 196

Magen/-grube 22, 53, 56, 97, 124, 152, 160,
 167, 175
 Muskeltonus 181
Magenbalsam 58
Magenbeschwerden/-probleme/-schmerzen
 34, 37
Magen-Darm-Infektionen 60
Magen-Darm-System/-Trakt 60, 170, 228
Magen-Funktionskreis 56, 175
Magengeschwür 16
Magenmeridian 23
Magen(punkte)
 Fußreflexzonen *215*
 Fußsohle 215
 Ohr 181
Magenrückfluss, Baby 117
Magensäfte/-säure/-sekretion 32, 56, 118,
 169, 259
 Überproduktion 34, 36f.
Magenschleimhaut 37
Magenvolumen 181
Magersucht 37
Magnesium/-sulfat 55, 65, 98, 171, 228
Mahlzeiten, Menopause 229f.
Majoranextrakt 61
Makrophagen 207
Meditationsübung (Der lachende Knochen)
 261
Medizin, traditionelle chinesische (TCM)
 14, 17f., 31f., 37f., 108, 145, 166f., 200, 236,
 242, 271
 Prinzipien 21–27
 Wirkungsweise 22–25
Melaleuca (Teebaum) 61
Melatonin 76, 289
Menopause 197–233
Menstruation *siehe* Zyklus, weiblicher
Migräne(anfälle) 21f., 41f., 72f., 78, 87, 95f.
 siehe auch Kopfschmerzen
Milch/-produkte 38, 55, 60, 81, 97, 101, 110,
 117, 174, 208, 224f.
 –, pflanzliche 118, 212
Milchbildung 84
Milchfluss fördern *144*
Mineralsalze, fettende 241

Moosbeeren *siehe* Cranberries
Moxibustion 27
Müdigkeit 31, 33ff., 50f., 65, 70, 72f., 76ff., 86,
  88, 151, 153, 158 *siehe auch*
  Erschöpfung(szustände)
Musik, Hautkrankheit 103
Muskelkontrolle 238
Muskeltonus, Magen 181
Muttermilch 118, 144
  Antikörper 117
Muttermund, Öffnung 128

Nachtkerzenöl 226
Nackenschmerzen 160f.
Nährstoffe 124
Nahrungsergänzung(smittel) 47, 58f., 82,
  120f., 171, 173, 260, 272
Nahrung(smittel)
  –, basische/säurehaltige 258
  –, eisenhaltige 65
Nasennebenhöhlenentzündungen
  33, 80f.
Nervosität 36f., 210 *siehe auch* Stress
Nieren, Fußreflexzonen *215*
Nierenmeridian 22f., 32, 149, 233, 241
Nierensteine 173
Nikotin 42ff., 88, 208, 285
Noradrenalin 51, 89, 101, 220

Ödeme 182 *siehe auch*
  Wasseransammlung(en)
Ohr(reflex)punkte
  Appetitpunkt *57*
  Halswirbel 269
  Hirnstamm 269
  Hypothalamus 269
  Magen 181
  Scheitel 269
Öle, essenzielle 255ff.
Omega-3(-Fettsäuren) 65, 82f., 104, 121, 195,
  230, 233, 246, 259, 270, 274
Opioide 25, 45, 74
Orangenblütenwasser 91
Organismus, Vergiftung 156–159
Orgasmus 282

Osteoporose 206f., 214, 224ff., 230, 236, 240,
  255, 261
Östrogen 30, 37, 41f., 47, 63f., 82, 160, 203,
  208, 212, 214, 224, 241 *siehe auch* Hormone

Panik 51ff. *siehe auch* Angst(attacken/
  -zustände)/Ängste
PC, Sitzhaltung 69
Pestizide 58
Pflanzen, hilfreiche
  Arthrosen 259f.
  Beruhigung 58
  Blasenentzündung 59ff.
  Bluthochdruck 220
  Cholesterin 224
  Energie tanken 92f.
  Gedächtnisleistung 272
  Gemüt 212
  Hals-Nasen-Ohren-Bereich 98
  Kopfschmerzen 96
  Kreuzschmerzen 192
  Migräne 96
  Pilzerkrankungen 59ff.
  Schlaf(en) 212
  Schlafrhythmus 90f.
  Schwangerschaft 121
  Stress 88
  Überempfindlichkeit, altersbedingte 218
  Verdauung 169ff.
Phosphor 53, 55, 167, 206, 241, 270, 272
Phytoöstrogene 64
Pickel *siehe* Akne(pickel)
Pilates 231
Pilzinfektionen 63
Pilzkrankheiten 38f., 59–63, 113, 125
Plaques 47, 206, 223
Power Plate 87
Prämenstruelles Syndrom 63
Präservativ 42
Progesteron 30, 41f., 47, 82, 113, 160, 203,
  212, 214, 225, 241 *siehe auch* Hormone
Proportionalmaß 24
Provitamin A (Betakarotin) 273
Prüfungsstress, Umgang mit 51–55

Psychosen 45
Pubertät 13, 32, 39f., 112, 199
Puls(frequenz) 176

Qi (Lebensenergie) 13, 22, 54
Qi Gong 54, 231, 266

Radikale, freie 46, 79, 82, 205, 227, 229, 245,
247, 258, 271
Rauchen *siehe* Tabak
Regelbeschwerden 41
    Ernährung 63–68
Reiseapotheke 2878
Reisen, unbeschwert 287ff.
Reiseübelkeit 288f.
Reizbarkeit 41
Rezepte, Entgiftung 168
Rücken schonen 130
Rückenmassage, Baby *141f.*
Rückenschmerzen 30ff., 39f., 69, 87, 130, 150,
159ff., 185–195
Rückfälle, Blasenentzündungen 61
Ruhe, innere
    Kräutertees 55
Ruhelosigkeit 34 *siehe auch* Nervosität
Ruhepausen, Schwangerschaft 113

Saftrezepte, Entgiftung 168
Salz 98, 126, 178, 220
Sauerstoff 79, 92, 94, 97, 158, 184, 228, 232,
243, 266
Schachtelhalm 259
Schilddrüse 77, 155f., 179, 216
    Fußreflexzonen *216*
Schilddrüsenkrebs 62
Schilddrüsenunterfunktion 178f.
Schildkröte, Die (Übung) *186, 256f.*
Schildkröte, Geschichte von der 185
Schizophrenie 45
Schlaf 76, 208, 212
Schlaflosigkeit/-störungen 75f., 92, 161,
198f., 244
Schlafrhythmus wiederfinden 90ff.
Schönheitsmasken 85
Schulterschmerzen lindern 265

Schwangerschaft 107–145
    –, Vorbereitung auf 121f.
Schwangerschaft, Pilzerkrankungen 113
Schwangerschaftsstreifen 112f., 125
Schwangerschaftsübelkeit 124f.
Schwefel 55
Schweißausbrüche 88, 199 *siehe auch* Hitze-
wallungen
Schwimmen 176
Schwindelanfälle 243–246
Sehkraft 248
Selen 46, 82f., 104, 121, 195, 224, 227, 233,
273f.
Sexualhormone, Energie der 232
Silizium 55 *siehe auch* Kieselsäure
Sitzhaltung, PC 69
Skoliose 32
Sodbrennen 37, 56, 110
Sommer, Immunsystem stärken 290f.
Sonne fürs Gemüt 86
Spannkraft, Körper 249–254
Speiseöl 83
Spiral-Übung, Hals-Nasen-Ohren-Bereich 97
Sport 87, 105, 131, 148–151, 154, 174ff., 208,
231, 245, 274
Spurenelemente 46, 55, 65, 83, 98, 166, 184
Steckbriefe
    Angelica sinensis (Engelwurz) 64
    Johanniskraut (Hypericum perforatum)
    210
    Taigawurzel (Eleutherokokk) 50
Steroidhormone 41
Stillen 116–120, 144
Stillprobleme 117f.
Stimmungsschwankungen 41, 45
Stress 33f., 37, 39, 43, 50–54, 72, 76, 78, 80f.,
88, 114, 151ff., 167, 204, 208f., 238, 247, 285
    Auswirkungen 30
    –, chronischer 73ff.
    –, oxidativer 231
Stressbekämpfung/-dämpfung 220, 256
Stresshormone 89, 220
Stressresistenz 25, 34, 196, 203, 218
Stresssymptome 90
Suchtmittel 283–286

Tabak(konsum) 43f., 11, 184, 208, 285
Taigawurzel (Eleutherokokk) 49ff.
Tanz des Drachen (Übung) 177
TCM *siehe* Medizin, traditionelle chinesische
Teebaumöl *siehe* Melaleuca
Teufelskralle 260
Thymian 257
Tiger versetzt Berge«, »Der (Übung) *191*
Torschlusspanik 199
Toxikose 112
Trauben-Silberkerze (Actaea racemosa) 212
Trinken 259

Übelkeitsanfälle 111f.
Überaktivität 72, 78, 104
Überempfindlichkeit (altersbedingte) 202f., 218ff. *siehe auch* Verletzlichkeit
Übungen bei Kreuzschmerzen 192
Umweltenergie 232
Unannehmlichkeiten, Menopause 202–207
Ungleichgewicht, hormonelles 30, 39ff., 77, 166, 200f., 203
Unsterblichen, Die Fünf (Übungsreihe) 249, *250–251*, 252
Urogenitaltrakt, Infektionen 108

Vaginalinfektionen 61
Vaginalkeime 39
Verdauung 23, 30, 33, 60, 63, 75, 90, 112, 114, 117, 149, 151, 153, 159, 169, 170f., 259
Baby 144
Verdauungsbeschwerden/-probleme/-störungen 36, 54, 96, 150, 224
Verdauungsenzyme 36, 56, 291
Verführung, Kunst der 281f.

Verhütung 132f. *siehe auch* Empfängnisverhütung
Verletzlichkeit 200 *siehe auch* Überempfindlichkeit (altersbedingte)
Verstopfung 39, 113, 155f., 160, 182
Vitamin 56, 58f., 83, 85, 120, 144, 167, 173
Vitamin A 46, 83, 104, 167, 182, 195, 224, 227, 233, 273, 274
Vitamin B(-Komplex)/Folsäure 53, 55, 60, 65, 84, 110, 121, 124, 228, 230
Vitamin C 46, 83, 89, 104, 124, 167, 182, 195, 224, 227, 233, 255, 274
Vitamin D 86, 225, 230
Vitamin E 46ff., 70, 82f., 104, 109, 121, 167, 182, 195, 226f., 230, 233, 273f.
Dosierung 48
Quelle 48
Wirkungsweise 46f.
Vitamin K 60
Vitaminstoß 53ff.

Wasser, sauberes 62
Wasseransammlung(en) 30, 41, 153, 195, 220 *siehe auch* Ödeme
Weinerlichkeit 41
Winter, Immunsystem stärken 292
Wirbelsäule, Fußreflexzonen *216*

Yams, wilder 212
Yin und Yang 22, 25
Yoga 231

Zink 98, 121, 124, 178, 272
Zungendehnung, Die (Übung) 252, *253*
Zyklus, weiblicher (Menstruation) 21f., 41f., 47, 63ff., 72, 78, 108, 121, 160, 202, 203